有料 有趣 有用 有互动
一网尽扫 学习无忧

U0383004

护理专业微信教学平台

打开手机微信，直接"扫一扫"上面的二维码，或者查找公众号"护理专业资源库"添加关注即可。

传 医护领域最新资讯动态

融 职业教育护理专业国家级资源库教学内容

汇 护理专业多门主干课程

集 护理专业主要知识点、技能点

聚 微课、图片、动画、视频、虚拟仿真等全媒体资源

智 能题库系统，支持护考自测、错题汇总、智能出题

创 新资源配套方式，全面支持移动学习与翻转课堂教学要求

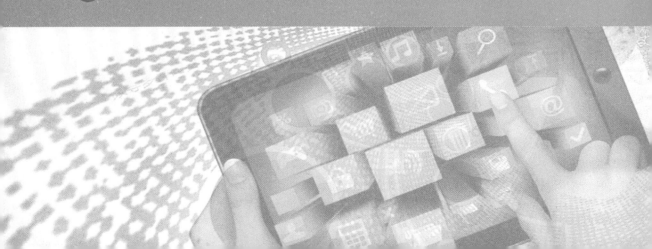

"十二五"职业教育国家规划教材

经全国职业教育教材审定委员会审定

YANERBIYANHOUKOUQIANGKE HULIXUE

眼耳鼻咽喉口腔科护理学

（第3版）

王文涛　主编

高等教育出版社·北京

内容提要

　　本书为"十二五"职业教育国家规划教材。全书共 3 篇,分为眼科护理学、耳鼻咽喉科护理学、口腔科护理学。全书内容以护理为主体,提出学习要点,除介绍眼耳鼻咽喉口腔各科应用解剖与生理学知识外,着重对常见病、多发病及急重症的病因、发病机制、临床表现、治疗原则、护理诊断、护理措施和健康指导等内容进行了系统而全面的阐述,同时介绍了眼耳鼻咽喉口腔科护理管理及常用护理技术操作。编写中强调以人为本,注重突出专科护理特点和技能培养,突出护理人员在临床护理中与医生的协调,重视对病人的心理护理及人文关怀。

　　本书适用于高职高专院校护理专业的教学,也可供眼耳鼻咽喉口腔科临床护理和社区护理人员使用,并可作为国家执业护士考试的参考用书。

图书在版编目(C I P)数据

眼耳鼻咽喉口腔科护理学 / 王文涛主编. --3 版
.-- 北京:高等教育出版社,2015.8 (2018.9 重印)
　ISBN 978-7-04-043162-9

　Ⅰ.①眼… Ⅱ.①王… Ⅲ.①五官科学 - 护理学 - 高等职业教育 - 教材　Ⅳ.① R473.76

中国版本图书馆 CIP 数据核字(2015)第 134409 号

策划编辑　肖　娴	责任编辑　夏　宇	封面设计　李小璐	版式设计　于　婕
责任校对　刁丽丽	责任印制　赵义民		

出版发行	高等教育出版社	网　　址	http://www.hep.edu.cn
社　　址	北京市西城区德外大街4号		http://www.hep.com.cn
邮政编码	100120	网上订购	http://www.landraco.com
印　　刷	大厂益利印刷有限公司		http://www.landraco.com.cn
开　　本	787mm×1092mm　1/16		
印　　张	18.75	版　　次	2003年12月第1版
字　　数	440千字		2015 年 8 月第3版
购书热线	010-58581118	印　　次	2018 年 9 月第3次印刷
咨询电话	400-810-0598	定　　价	32.00元

本书如有缺页、倒页、脱页等质量问题,请到所购图书销售部门联系调换
版权所有　侵权必究
物 料 号　43162-00

《眼耳鼻咽喉口腔科护理学》(第3版)编写人员

主　编　王文涛

副主编　胡卫东　姜宪辉

编　者　(按姓氏汉语拼音排序)

曹翠萍　商丘医学高等专科学校

胡卫东　湖北理工学院

姜宪辉　大连大学职业技术学院

姜国雄　黄冈职业技术学院

李巧会　湖北职业技术学院

刘丽妍　永州职业技术学院

刘杏芳　江汉大学护理与医学技术学院

史艳莉　武汉轻工大学医学技术与护理学院

王文涛　湖北职业技术学院

张　颖　黑龙江护理高等专科学校

出版说明

　　教材是教学过程的重要载体,加强教材建设是深化职业教育教学改革的有效途径,推进人才培养模式改革的重要条件,也是推动中高职协调发展的基础性工程,对促进现代职业教育体系建设,切实提高职业教育人才培养质量具有十分重要的作用。

　　为了认真贯彻《教育部关于"十二五"职业教育教材建设的若干意见》(教职成〔2012〕9号),2012 年 12 月,教育部职业教育与成人教育司启动了"十二五"职业教育国家规划教材(高等职业教育部分)的选题立项工作。作为全国最大的职业教育教材出版基地,我社按照"统筹规划,优化结构,锤炼精品,鼓励创新"的原则,完成了立项选题的论证遴选与申报工作。在教育部职业教育与成人教育司随后组织的选题评审中,由我社申报的 1 338 种选题被确定为"十二五"职业教育国家规划教材立项选题。现在,这批选题相继完成了编写工作,并由全国职业教育教材审定委员会审定通过后,陆续出版。

　　这批规划教材中,部分为修订版,其前身多为普通高等教育"十一五"国家级规划教材(高职高专)或普通高等教育"十五"国家级规划教材(高职高专),在高等职业教育教学改革进程中不断吐故纳新,在长期的教学实践中接受检验并修改完善,是"锤炼精品"的基础与传承创新的硕果;部分为新编教材,反映了近年来高职院校教学内容与课程体系改革的成果,并对接新的职业标准和新的产业需求,反映新知识、新技术、新工艺和新方法,具有鲜明的时代特色和职教特色。无论是修订版,还是新编版,我社都将发挥自身在数字化教学资源建设方面的优势,为规划教材开发配备数字化教学资源,实现教材的一体化服务。

　　这批规划教材立项之时,也是国家职业教育专业教学资源库建设项目及国家精品资源共享课建设项目深入开展之际,而专业、课程、教材之间的紧密联系,无疑为融通教改项目、整合优质资源、打造精品力作奠定了基础。我社作为国家专业教学资源库平台建设和资源运营机构及国家精品开放课程项目组织实施单位,将建设成果以系列教材的形式成功申报立项,并在审定通过后陆续推出。这两个系列的规划教材,具有作者队伍强大、教改基础深厚、示范效应显著、配套资源丰富、纸质教材与在线资源一体化设计的鲜明特点,将是职业教育信息化条件下,扩展教学手段和范围,推动教学方式方法变革的重要媒介与典型代表。

　　教学改革无止境,精品教材永追求。我社将在今后一到两年内,集中优势力量,全力以赴,出版好、推广好这批规划教材,力促优质教材进校园、精品资源进课堂,从而更好地服务于高等职业教育教学改革,更好地服务于现代职教体系建设,更好地服务于青年成才。

高等教育出版社

2014 年 7 月

第3版前言

随着时间的推移及高等职业教育改革的不断深入,"工学结合""任务驱动""理实一体化""基于工作过程的项目教学"等教学理念受到了越来越多学校的认可和积极实践。借此,我们对本教材第2版进行了修订。

本次修订过程遵循"以服务为宗旨,以就业为导向,以岗位需求为标准"的职业教育指导思想,以"三基、五性"为原则,以"必需、够用"为基本要求,对第2版教材的反馈意见进行反复的分析与讨论,保留了上一版的基本内容、基本框架,结合国内外眼耳鼻咽喉口腔护理专业发展的动态,进行整体、系统的修订。着重做了如下几方面的工作:

① 将护理诊断、预期目标和护理措施相统一。预期目标与护理诊断一一对应,护理措施根据预期目标来制定。② 完善护理诊断。将第2版教材不完善的护理诊断进一步完善。③ 完善健康指导。现代护理观提倡整体护理是以人的健康为中心,护理对象不仅是病人,而且也包括健康人,护理服务范畴不仅在医院,而且还包括家庭和社区。因此,完善健康指导内容,能充分体现将临床护理向预防、保健、健康、社区及家庭护理等领域延伸的现代护理理念。④ 淡化护理目标。因为在临床中病人的病情是复杂的,不论临床实践,还是课堂教学,都不宜提出僵化的目标。⑤ 重视护理措施。护理措施是解决护理问题的关键内容。护理措施应详细、具体、实用,从理论上解释清楚措施依据,且与护理诊断相呼应。⑥ 围绕岗位需求,紧密结合实践,与职业教育考试、国家执业护士资格考试接轨,以便学生通过本教材的学习,能顺利通过相应的执业或职称资格考试。

在本教材的修订过程中,承蒙各位同仁的通力合作,顺利完成修订工作,在此谨向所有对本教材做出贡献的编者表示衷心的感谢。

由于水平和编写时间有限,书中可能有不足之处,恳请广大师生和同行在使用过程中予以批评、指正,以便再版时改进。

王文涛

2015 年 4 月

第1版前言

在湖北省卫生厅领导下,由省医学职业技术教育研究室组织,并在湖北试验版全国高职高专医学规划教材(护理专业)建设委员会指导下,我们编写了这本"湖北试验版全国高职高专医学规划教材(护理专业)"——《五官科护理学》教材。本教材的编写根据教育部、卫生部关于高职高专人才培养目标,力求做到科学性、先进性、启发性、创新性和适用性相结合。考虑到医学专业基础学科的相通性,本书也适用于高职高专医学其他专业。

本教材突出高职高专护理专业教学特色,对相近护理程序的疾病集中编写,引入新的、先进的护理措施,培养学生正确的学习方法、自学能力和综合分析问题的能力,对指导学生自学、检测学习效果具有十分重要的参考价值。

全书分为眼科护理学、耳鼻咽喉科护理学、口腔科护理学3篇,每篇内容分为4章,共12章。全书内容以护理为主体,从五官科护理工作的实际出发,在介绍各篇相关解剖生理知识的基础上,为反映护理学的完整性、系统性及五官科护理学的特殊性,强化各项护理技能操作,介绍了五官科病人的基本特征、护理评估、常用护理诊断,护理管理与常用护理操作;在介绍五官科病人的护理中提出了学习要点、临床特征、治疗原则、护理诊断、护理目标、护理措施、健康指导,布置了章后的思考题。为加强本教材的适用性,结合临床医学知识、护理知识及技术的进展,对一些传统的、陈旧的内容进行了修改和增删,努力做到融传授知识、培养能力、强化人文于一体。

本教材着重做了如下几个方面的工作:① 增加了学习要点、思考题。② 以常见病、多发病为主。贯穿护理程序,充分体现以病人为中心的整体护理理念;强调医学模式和护理模式的转变。③ 每章后附有参考文献。④ 编排了100多幅图表,图文并茂,增强了直观性,有利于提高学生的感性认识,体现高等职业教育的护理专业特色,具有很强的临床指导作用和实用价值。

本教材的编写过程中,承蒙李友政、魏小燕、刘杏芳、王万枝、陈俊操、周平等老师的通力合作,顺利完成了编写工作,在此谨向所有对本教材作出贡献的教师表示衷心的感谢。

由于编写时间仓促,书中难免存在缺点和不足之处,恳请广大师生在使用过程中予以批评指正,以便再版时改正。

周旺红
2003 年 8 月

目　录

第三篇　口腔护理学

第一篇

眼科护理学

第一章　眼的应用解剖生理

学习要点：

1. 描述眼球壁各层的解剖结构及生理特征。
2. 描述眼球内容物的解剖结构及生理特征。
3. 简述视路的组成。
4. 说出眼附属器各部解剖结构及生理特征。
5. 树立整体观念和辩证唯物主义观点。

眼为视觉器官(visual organ)，包括眼球、视路和眼附属器三部分。眼球接受外界光线刺激产生神经冲动，通过视路传导至大脑枕叶视中枢形成视觉，眼附属器对眼球起到运动和保护作用。

第一节　眼　　球

眼球(eye ball)近似球形。正常成年人眼球的前后径约为 24 mm，垂直径约为 23 mm，水平径约为 23.5 mm。眼球位于眼眶前部，借眶筋膜、韧带与眶壁联系，周围有脂肪垫衬，以减少眼球的震动。眼球前面有眼睑保护，后面与视神经相连。眼球由眼球壁和眼球内容物组成(图 1-1-1)。

一、眼球壁

眼球壁由外、中、内三层膜构成。

(一)外层

由坚韧致密的纤维组织构成，亦称纤维膜(fibrous tunic)。具有保护眼球内部组织、维持眼球形状的作用。前 1/6 为透明的角膜，后 5/6 为瓷白色不透明的巩膜。两者移行处称角巩膜缘。

1. 角膜(cornea)　位于眼球正前方，略呈横椭圆形，稍向前突出。横径为 11.5~12 mm，垂直径为 10.5~11 mm。周边厚度约 1 mm，中央稍薄约 0.6 mm。其前表面的曲率半径约 7.8 mm，后表面约 6.8 mm。

(1)角膜的结构：组织学上，角膜由外向内分为 5 层(图 1-1-2)。

1)上皮细胞层：由 5~6 层鳞状上皮细胞构成，无角化。在角膜缘处与球结膜上皮细胞相连。对细菌有较强的抵抗力，再生能力强，损伤后修复较快，不留瘢痕。

2)前弹力层(Bowman's membrane)：为一层均质无细胞成分的透明膜，损伤后不能再生。

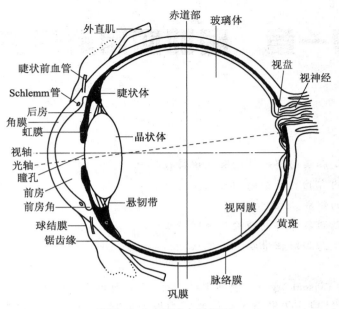

图 1-1-1　眼球水平切面

3）基质层（实质层）：占角膜厚度的 90% 以上。由约 200 层排列规则的胶原纤维束薄板组成，具有相同的屈光指数。基质层延伸至周围的巩膜组织中。损伤后不能再生，由不透明的瘢痕组织所代替。

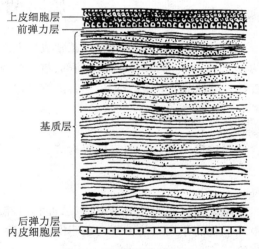

图 1-1-2　角膜的横切面

4）后弹力层（Descemet's membrane）：为较坚韧富有弹性的透明均质膜，损伤后可迅速再生。

5）内皮细胞层：由一层六角形扁平细胞构成。具有角膜-房水屏障作用。损伤后不能再生，常引起基质层水肿，其缺损区依靠邻近的内皮细胞扩展和移行来填补。

除上述 5 层外，在角膜表面还有一层泪液膜，具有防止角膜干燥和维持角膜平滑及光学性能的作用。

（2）角膜的生理特点

1）透明性：无角化层，无血管，细胞无色素，保证外界光线的透入。

2）屈光性：角膜的屈光力约有 +43 D。

3）无血管：其营养主要来源于角膜缘血管网和房水，故损伤时修复缓慢。

4）感觉敏锐：有丰富的第 V 对脑神经末梢分布，对保护角膜具有重要的作用。

5）角膜与结膜、巩膜、虹膜在组织学上有密切联系。一些疾病常互相影响。

2. 巩膜（sclera）　由致密且相互交错的胶原纤维组织构成，质地坚韧，呈瓷白色，前部与角膜相连,后部与视神经交接处巩膜分内外两层,外 2/3 移行于视神经鞘膜,内 1/3 呈网眼状,称巩膜筛板,视神经纤维束由此处穿出眼球。巩膜的厚度各处不一,为 0.3～1 mm,在视神经周围最厚,眼外肌附着处最薄。巩膜的生理特点如下。

(1)血管少、神经极少,代谢缓慢。

(2)巩膜各处厚度不同。视神经穿过的筛板处最薄弱,易受眼内压影响,在青光眼时形成特异性凹陷,称青光眼性视盘凹陷。

(3)巩膜致密坚韧,故对维护眼球形状、保护眼球及遮光等具有重要作用。

3. 角膜缘(limbus) 是角膜和巩膜的移行区,平均宽约 1 mm,呈半透明状,嵌入巩膜,并逐渐移行于巩膜组织。角膜缘有一血管网,此血管网包括两层,浅层由结膜血管分支构成,位于结膜内,血管行径弯曲;深层由睫状前血管分支构成,位于巩膜浅层,行径较直。当角膜、巩膜或虹膜睫状体发炎时,此血管网呈环绕角膜的暗红色充血,称睫状充血。

前房角位于周边角膜与虹膜根部的连接处(图 1-1-3)。在角膜缘内面有巩膜内沟,沟内有小梁网和 Schlemm 管。Schlemm 管外壁通过 25～35 条集液管与巩膜内静脉(房水静脉)沟通,房水静脉又与巩膜表面的睫状前静脉相通。

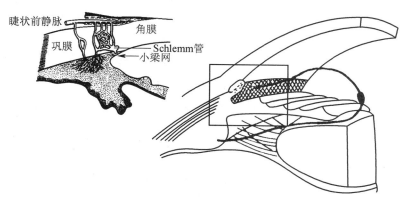

图 1-1-3 前房角的解剖及房水流出途径

临床上角膜缘的重要性在于:① Schlemm 管、小梁网等前房角结构位于此,是房水排出的主要通道。② 角膜缘是内眼手术切口的重要进路。③ 此处组织结构薄弱,眼球受伤时容易破裂。

(二)中层

中层为葡萄膜(uvea),由于含有丰富的色素和血管亦称色素膜和血管膜。葡萄膜具有遮光、供给眼球营养的功能,自前向后分为虹膜、睫状体和脉络膜三部分。

1. 虹膜(iris) 形如圆盘状膜,呈棕褐色。位于角膜后面,晶状体前面,周边与睫状体相连续,是葡萄膜最前部分。虹膜中央有一个 2.5～4 mm 的圆孔,称瞳孔(pupil)。虹膜表面有高低不平的隐窝和辐射状皱褶,称虹膜纹理。距瞳孔缘约 1.5 mm 处有一环形锯齿状隆起,称虹膜卷缩轮。虹膜与睫状体相连处称虹膜根部。虹膜的环行瞳孔括约肌受副交感神经支配,其放射状的瞳孔开大肌受交感神经支配,能调节瞳孔的大小。瞳孔可随光线的强弱而改变其大小,称瞳孔对光反射。瞳孔在交感神经兴奋时散大。一般婴儿和老人的瞳孔较小,儿童和青少年时瞳孔较大。虹膜的生理特点如下。

（1）调节进入眼内的光线。

（2）眼痛：由于密布第 V 对脑神经纤维网，在炎症时反应重，可引起剧烈的眼痛。

2. 睫状体（ciliary body）　贴附于巩膜内面，位于虹膜根部与脉络膜之间，宽约 6 mm 的环状组织，其矢状面略呈三角形，尖端向后，底向前。睫状体前 1/3 宽约 2 mm，较肥厚，称睫状冠，富含血管，其内侧面有 70~80 个纵行放射状突起叫睫状突，主要功能是产生房水。后 2/3 宽约 4 mm 薄而平坦，称睫状体平坦部，睫状体平坦部与脉络膜连结处呈锯齿状，称锯齿缘。从睫状体至晶状体赤道部有纤细的晶状体悬韧带与晶状体联系。睫状体内有睫状肌，与瞳孔括约肌、瞳孔开大肌统称为眼内肌。睫状肌含有纵行、放射状和环行三种肌纤维。睫状体的生理特点如下。

（1）产生房水：睫状突的上皮细胞产生房水，与眼压及眼内组织营养代谢有关。

（2）调节作用：当睫状肌收缩时，悬韧带松弛，晶状体变凸，屈光力增加。

（3）睫状体也富有三叉神经末梢，炎症时眼痛明显。

3. 脉络膜（choroid）　介于巩膜与视网膜之间，前起于锯齿缘，后止于视乳头周围。含有丰富的血管和色素细胞，脉络膜和巩膜联系疏松，二者之间有潜在性间隙叫脉络膜上腔；但和视网膜色素上皮层则连接紧密。脉络膜生理特点如下。

（1）营养作用：富有血管，有眼球的"血库"之称，对视网膜外层、晶状体和玻璃体等营养及代谢有重要作用。

（2）遮光作用：含有丰富的色素，有遮光作用。

（三）内层

内层为视网膜（retina），是一层透明的薄膜，位于脉络膜的内侧，前起于锯齿缘，后止于视盘周围，其外与脉络膜紧贴，内与玻璃体毗邻。视网膜由色素上皮层和视网膜神经感觉层组成，两层间有一潜在间隙，在病理情况下两层间的分离，称为视网膜脱离。

组织学上，视网膜由外向内可分 10 层（图 1-1-4）。

视网膜神经感觉层由三级神经元组成。最外层为第一级神经元，称光感受器细胞层，是接受、转变光刺激的神经上皮细胞。视细胞有两种：一种是锥细胞，主要集中在黄斑区，有辨色作用，能感受强光，司明视觉，有精细辨别力，形成中心视力。一种是杆细胞，分布在黄斑区以外的视网膜，无辨色功能，感受弱光，司暗视觉，形成周边视力（视野）。居于内层的为第三级神经元是传导神经冲动的神经节细胞，其轴突汇集一起形成视神经。第二级神经元为双极细胞，位于第一、第三级神经元之间，起联络作用。

视盘（optic disc），也称视乳头（optic papille），位于眼球后极稍偏鼻侧，直径约 1.5 mm，是视神经节细胞纤维汇集穿出眼球的部位。视盘中央有小凹陷区，称生理凹陷，视盘无感光细胞，故无视觉。在视野上称为生理盲点。

黄斑（macula lutea），视网膜内面正对视轴处，距视盘约 3 mm 的颞侧稍偏下方，有一直径约 2 mm 椭圆形凹陷区称黄斑。黄斑区中央有一凹陷称中心凹，是中心视力最敏锐之处，黄斑区无视网膜血管，营养主要依靠脉络膜毛细血管层供应（图 1-1-5）。

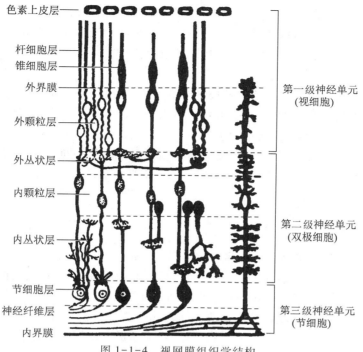

图 1-1-4 视网膜组织学结构

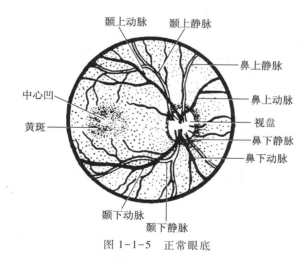

图 1-1-5 正常眼底

二、眼球内容物

眼球内容物包括房水、晶状体和玻璃体。通常与角膜一起共同构成眼的屈光系统。特点是透明、无血管、具有一定的屈光指数,保证光线通过。

(一)房水

房水(agueous humor)为无色透明液体。房水由睫状突上皮细胞产生,充满于前房和后房内。总量为 0.25~0.3 mL。主要成分为水,含有少量氯化物、蛋白质、维生素 C、尿素及无机盐类等,房水呈弱碱性。在角膜后面与虹膜和晶体前面之间的空隙叫前房,中央部深2.5~3 mm,其周边部渐浅。在虹膜后面,睫状体和晶状体赤道部之间的环形间隙叫后房。房水的主要功能如下。

（1）营养作用:供给角膜、晶状体及玻璃体的营养,排出新陈代谢产物。

（2）维持眼内压:房水的产生和排出与眼内压关系密切,正常时两者处于平衡状态。

（3）屈光作用:房水的屈光指数为 1.336。

房水循环途径:房水由睫状突上皮分泌→后房→瞳孔→前房→前房角→小梁网→Schlemm 管→经集液管和房水静脉→睫状前静脉→全身血液循环。少量房水在虹膜表面隐窝被吸收。

（二）晶状体

晶状体(lens)是双凸透镜状富于弹性的透明体。位于虹膜瞳孔之后,玻璃体之前,借晶状体悬韧带与睫状体联系。前表面中央称为前极,后表面中央称为后极,前后两面交界处称为赤道部。成年人晶状体直径为 9~10 mm,厚为 4~5 mm。

晶状体由晶状体囊和晶状体纤维组成。晶状体囊为一层富于弹性的透明薄膜,前囊和赤道部下有一层立方上皮,后囊下缺如。晶状体纤维为赤道上皮细胞向前后伸展、延长而成。其结构层次类似洋葱,一生中晶状体纤维不断生成,并将旧的纤维被挤向中央、逐渐硬化而形成晶状体核。晶状体核外较新的纤维称为晶状体皮质。

晶状体的生理特点如下。

（1）屈光作用:晶状体透明、无血管,是重要的屈光间质,其屈光力约为+19 D。营养主要来自房水。当代谢障碍或囊膜受损时,晶状体变混浊形成白内障。

（2）调节作用:晶状体具有弹性,随着年龄的增长,晶状体逐渐变硬、弹性减弱从而导致调节作用减退形成老视。

（三）玻璃体

玻璃体(vitreous)为透明的胶质体,位于晶状体之后,视网膜之前,占眼球内容积的 4/5,约4.5 mL。玻璃体的生理特点如下。

（1）屈光作用:玻璃体无血管、无神经、透明,具有屈光作用。其营养来自脉络膜和房水,代谢极低,无再生能力。当玻璃体周围组织发生病变时,其代谢受到影响而发生液化和混浊。

（2）支撑视网膜和维持眼内压的作用:玻璃体充满眼球后 4/5 的玻璃体腔内,起着支撑视网膜和维持眼内压的作用。如果玻璃体脱失、液化或形成机化条带,则易导致视网膜脱离。

（曹翠萍）

第二节　视　　路

视路(visual pathway)是指从视网膜到大脑枕叶视中枢的视觉通路,包括视神经、视交叉、视束、外侧膝状体、视放射和枕叶视中枢。

视网膜神经节细胞发出的纤维(轴突)汇集成视神经,入颅后在蝶鞍处形成视交叉。来自双眼视网膜鼻侧的纤维在此处互相交叉到对侧,与对侧未交叉的视网膜颞侧的纤维合成视束。视束终止到外侧膝状体,交换神经元后发出的纤维进入视放射,再经过内囊到大脑枕叶视中枢纹状区(图1-1-6)。

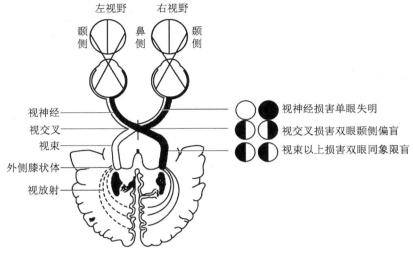

图 1-1-6　视路及其损害

由于视觉纤维在视路不同路段中有精细的排列和投射部位,当视觉传导在不同部位受损时,则出现特定视野改变。临床上检查视野,按其缺损变化对中枢神经系统病变的定位诊断具有重要意义。

第三节　眼的附属器

眼的附属器包括眼睑、结膜、泪器、眼外肌和眼眶。

一、眼睑

眼睑(eyelids,palpebrae)是覆盖在眼球表面的帘状组织,分为上睑和下睑,上下睑缘之间的裂隙称为睑裂(图1-1-7)。上下睑的连接处称为眦部,鼻侧为内眦,颞侧为外眦,在内眦角处有一粉红色肉状隆起称泪阜。近内眦部上下睑缘各有一乳头状隆起,其上有一小孔,称为泪小点。眼睑的游离缘称为睑缘,分前唇和后唇。前唇钝圆,有排列整齐的睫毛,睫毛根部有毛囊,并有皮脂腺及汗腺。后唇边缘较锐,紧贴于眼球前部,有睑板腺开口。两唇间皮肤与黏膜交界处称唇间灰线。眼睑的组织学结构从外向内分5层(图1-1-8)。

1. 皮肤层　是人体最薄的皮肤之一,细嫩而富于弹性,易形成皱褶。
2. 皮下组织　为疏松结缔组织和少量的脂肪,是人体最松软的组织之一。

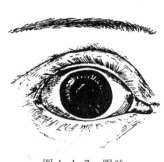

图 1-1-7　眼睑

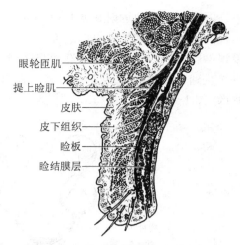

图 1-1-8　眼睑组织结构(矢状切面)

3. 肌肉层　包含眼轮匝肌、提上睑肌、Müller 肌。眼轮匝肌由面神经支配,司眼睑闭合动作;提上睑肌受动眼神经支配,提起上睑,开启睑裂。此外 Müller 肌受交感神经支配,兴奋时使睑裂增大。

4. 睑板层　由致密结缔组织及弹力纤维构成,是眼睑的支架。睑板中含有与睑缘垂直排列的睑板腺,开口于睑缘后唇,分泌油脂状物,以润滑睑缘,防止泪液外溢。

5. 睑结膜层　为紧贴于睑板内面的透明膜。

眼睑的主要生理功能是保护眼球,防止损伤,湿润角膜。

二、结膜

结膜(conjunctiva)为一层薄而透明的黏膜组织,表面光滑,覆盖在眼睑内面和眼球前部的巩膜面,按其部位分为睑结膜、球结膜、穹隆部结膜。三部分结膜形成以睑裂为开口的囊状间隙称为结膜囊(图 1-1-9)。

(一)结膜的分部

1. 睑结膜　覆贴于睑板内面和睑板紧密相连,不能推动。正常情况下可见小血管和部分睑板腺管,上睑结膜距睑缘 2 mm 处有一与睑缘平行的浅沟,称睑板下沟。常为异物存留处。

2. 球结膜　覆盖于眼球前部的巩膜表面,止于角膜缘。与巩膜表面的球筋膜疏松相连,富于弹性,易推动。球结膜下注射即在此部位进行。

3. 穹隆部结膜　为球结膜和睑结膜的移行部分,多皱襞,便于眼球转动,是结膜中最松弛的部分。

(二)结膜的分泌腺

有副泪腺分泌泪液。杯状细胞分泌黏液。

（三）结膜的血管

来自眼睑的动脉弓和睫状前动脉。睑动脉弓穿过睑板分布于睑结膜、穹隆部结膜和距角膜缘 4 mm 以外的球结膜。此血管充血称为结膜充血。睫状前动脉在角膜缘3~5 mm处分出细小的巩膜上支,组成角膜缘周围血管网并分布于球结膜,充血时称睫状充血。两种不同的充血对眼部病变部位的诊断有重要意义。

（四）结膜的神经

结膜的感觉神经来自三叉神经的第一、二分支。

三、泪器

泪器(lacrimal organs)包括分泌泪液的泪腺和排泄泪液的泪道两部分(图 1-1-10)。

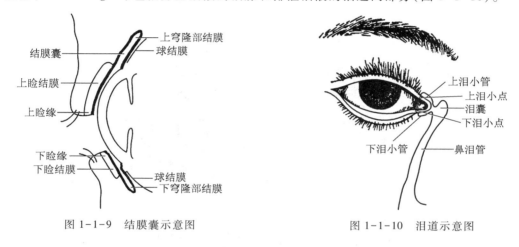

图 1-1-9 结膜囊示意图   图 1-1-10 泪道示意图

（一）泪腺

泪腺(lacrimal glaud)位于眼眶前部外上方的泪腺窝内,被提上睑肌肌腱分隔为较大的眶部和较小的睑部泪腺。其排泄导管达 10~12 根。开口于外侧上穹隆结膜。在结膜上尚有副泪腺。

（二）泪道

泪道(lacrimal passages)是泪液的排出通道,包括泪小点、泪小管、泪囊和鼻泪管。

1. 泪小点(lacrimal puncta) 为泪道的起始部,位于上、下睑缘距内眦约 6 mm 的乳头状突起的小孔。直径为 0.2~0.3 mm。

2. 泪小管(lacrimal canaliculi) 为连接泪小点与泪囊的小管,开始时垂直于睑缘为1~2 mm。然后再转水平向鼻侧长约 8 mm,到达泪囊前,上、下泪小管连合成泪总管,之后进入泪囊。也可直接进入泪囊。

3. 泪囊(lacrimal sac) 位于泪骨的泪囊窝内,上方为一盲端,下方与鼻泪管相接。长约

12 mm,宽约 3 mm。

4. **鼻泪管**(masolacrimal duct)　位于骨性鼻泪管内。上接泪囊,向下开口于下鼻道,全长约 18 mm。鼻泪管下端有一黏膜皱襞(Hasner 瓣),如出生后留有膜状物,则可发生婴儿溢泪。

泪液自泪腺分泌排出到结膜囊,依靠眼睑瞬目运动,分布于眼球表面,并向内眦汇集于泪湖,经泪点和泪小管虹吸作用进入泪囊、鼻泪管到鼻腔,经黏膜吸收。

泪液为弱碱性透明液体,除含有少量蛋白质和无机盐外,还含有溶菌酶、免疫球蛋白 A,补体系统、β 溶素和乳铁蛋白。泪液在角膜表面形成泪膜,具有湿润角膜和结膜、清洁、杀菌及营养作用。正常情况下 16 h 内分泌泪液 0.5~0.6 mL。在睡眠状态下,泪液的分泌基本停止,在疼痛和情绪激动时则大量分泌。

四、眼外肌

眼外肌(extraocular muscles)是司眼球运动的横纹肌,每眼各有 6 条,即 4 条直肌和 2 条斜肌(图 1-1-11)。

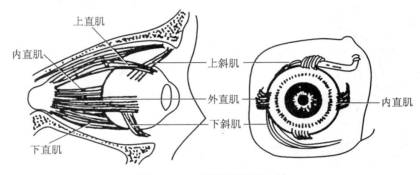

图 1-1-11　眼外肌的起止端

4 条直肌即上、下、内、外直肌,均起始于眶尖部视神经孔周围的总腱环。各直肌的肌纤维自成一束,包围视神经分别向前展开,附着在眼球赤道前方,距角膜缘不同距离的巩膜上。内、下、外、上直肌分别附着于角膜缘后 5.5 mm、6.5 mm、6.9 mm、7.7 mm 处。

2 条斜肌是上斜肌和下斜肌。上斜肌也起始于眶尖总腱环,沿眼眶上壁向前达眼眶内上缘,穿过滑车向后转折,经过上直肌下面到眼球赤道部后方,附着于眼球的外上巩膜处。下斜肌起于下壁的前内侧,经下直肌与眶下壁之间,向后外上伸展,附着于赤道部眼球的后外侧的巩膜上。

眼外肌的血液由眼动脉的肌支供给。6 条眼外肌的作用及神经支配如下(表 1-1-1)。

以上各条眼外肌对眼球的作用,是指眼球向正前方时而言。当变动眼位时,各肌肉作用也有所变动。眼球的每一运动都是各条肌肉协作共同完成的,两眼的运动也必须协调一致。

五、眼眶

眼眶(orbit)是由额骨、蝶骨、筛骨、腭骨、泪骨、上颌骨和颧骨 7 块颅骨构成的四边锥形骨腔,底在前,尖朝后,左右各一,互相对称。成人眶深达 4~5 cm。眼眶有四个壁,即上壁、下壁、内侧壁、外侧壁。眼眶除外侧壁较厚外,其他三壁骨质均较薄。与额窦、上颌窦、筛窦相毗邻,鼻窦发生病变时可累及眶内组织。眼眶主要对眼球起软垫样保护作用。

表 1-1-1　六条眼外肌的作用及神经支配

肌肉	主要作用	次要作用	神经支配
外直肌	外转		展神经
内直肌	内转		动眼神经
上直肌	上转	内转内旋	动眼神经
下直肌	下转	内转外旋	动眼神经
上斜肌	内旋	下转外转	滑车神经
下斜肌	外旋	上转外转	动眼神经

　　眼眶骨壁的主要结构包括视神经孔和视神经管;眶上裂;眶下裂;眶上切迹(或孔);眶下孔。眶外上角有泪腺窝,内上角有滑车窝,内侧壁前下方有泪囊窝。

　　眼眶内容物有眼球、眼外肌、泪腺、血管、神经及筋膜、脂肪。眼眶壁上有视神经孔、眶上裂、眶下裂等结构,为神经和血管的通道(图 1-1-12)。

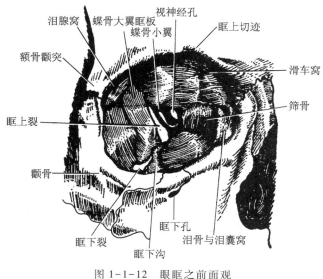

图 1-1-12　眼眶之前面观

第四节　眼的血管与神经

一、眼的血管

(一) 动脉系统

　　眼球的血供来自眼动脉。眼动脉自颈内动脉,经视神经孔入眶,发出分支供应眼球、眼外肌、泪腺和眼睑等,其主要分支:一是视网膜中央动脉,供应视网膜内层营养;二是睫状后动脉,供应色素膜、视网膜外层营养;三是睫状前动脉来自眼动脉的肌动脉,分布于角膜、球结膜及虹膜睫状体。

（二）静脉系统

视网膜中央静脉与同名动脉伴行,经眼上静脉或直接汇入海绵窦。在眼球赤道部后5~8 mm有涡静脉,共4~6条,收集部分虹膜、睫状体和全部脉络膜血液。经眼上静脉、眼下静脉进入海绵窦。睫状前静脉收集部分虹膜、睫状体的血液,大部分经眶上裂流入海绵窦。

二、神经支配

（一）视神经

视神经传导视觉冲动。

（二）运动神经

1. 动眼神经　支配提上睑肌和上直肌、下直肌、内直肌、下斜肌。
2. 滑车神经　支配上斜肌。
3. 展神经　支配外直肌。
4. 面神经　支配眼轮匝肌。

（三）感觉神经

感觉神经来自三叉神经一、二支,司眼部感觉。

（四）睫状神经节

睫状神经节位于视神经外侧,总腱环前10 mm处。其节前纤维由三个神经根组成:① 感觉根即长根,来自鼻睫状神经;② 运动根即短根,来自动眼神经中的副交感神经纤维;③ 交感根:来自颈内动脉的交感神经丛。支配眼血管的舒缩和瞳孔开大肌。临床上做眼内手术时常施行球后麻醉,以阻断此神经节,达到镇痛作用。

本 章 小 结

本章介绍了眼球、视路、眼的附属器、眼的血管及神经的应用解剖及生理。眼球由眼球壁和内容物组成,眼球接受外界光线成像于视网膜,信息由视路传导至视皮质而形成视觉,眼附属器对眼球起到保护、运动作用。

复 习 题

1. 眼球壁和眼的内容物各有哪些结构和功能?
2. 眼附属器包括哪些部分? 在保护眼球、维护眼球运动方面各有什么辅助作用?
3. 视路由哪几部分组成?

（李巧会）

第二章 眼科病人的护理评估和常用护理诊断

学习要点：

1. 说出眼科病人的基本特征。
2. 叙述常见眼科病人的主要症状、视功能检查项目及临床意义。
3. 能准确进行眼科病人的护理评估、找出护理诊断。

第一节 眼科病人的基本特征

眼科病人是眼科护理工作的主要对象，因此眼科护理必须从整体上了解和理解眼科病人。眼科病人的基本特征有以下几个方面。

一、眼科病人的症状体征突出

由于眼的结构精细与功能特殊，眼发生病变时症状、体征均突出，因此，眼科病人的护理项目和内容比较容易确定。例如，视功能障碍、眼痛、畏光、流泪、分泌物、充血、出血、肿胀、畸形、角膜混浊、晶体混浊，眼底病变等，可以直接观察或借助检查仪器窥视清楚。

二、眼科病人均有较明显的心理症状

由于眼的位置和功能的特殊性，一些眼病会导致视力减退或失明，给个人、家庭、社会造成难以估量的损失，故眼病时的痛苦感受尤为显著，均有较明显的心理因素影响。例如精神紧张，情绪激动可诱发青光眼，而青光眼发作又产生沉重的心理负担；眼科手术病人多有紧张、焦虑和恐惧心理；眼睑畸形病人常产生自卑心理等。

三、眼科病人常伴有全身相关病征

眼与全身各系统密切相关。许多眼病可以从全身找到原因，某些全身疾病常在眼部有所表现或早期先出现眼部症状。例如，风湿性关节炎容易引起虹膜睫状体炎；高血压及动脉硬化常出现视网膜血管改变；而眼部某些疾患也会出现全身表现。例如，急性闭角型青光眼可引起剧烈头痛、恶心、呕吐等胃肠道反应；眼眶蜂窝织炎可引起头痛、高热等全身症状。

因此，我们认识疾病时必须强调整体观念。眼科护理是以病人为中心的整体护理模式，眼科护理工作必须做到以病人为中心，以护理程序为基础。

15

第二节 眼科病人的护理评估

眼科病人的护理评估是有目的、有计划,系统地搜索资料的过程,是整个护理程序的基础。护理评估的目的在于为病人的健康状况建立基础资料;为正确列出护理诊断提供依据;为护理科研积累资料,以达到全面了解护理对象健康状态。

一、眼科病人的常见临床症状及心理状态评估

(一)眼科病人的心理社会因素评估

眼是人体最重要的感觉器官,是心灵的窗口。视功能的正常与否对工作、学习和生活影响极大,一旦发生疾病,可引起性格的异常。由于视力下降或失明,病人不能正常工作,甚至失去生活自理能力,因此易表现焦虑、失眠、悲观、情绪低落,孤独等心理失衡状况。家庭成员、经济状况、文化素质及亲戚朋友、同事提供的支持和关心对病人的精神状态也有影响。

(二)身体状态评估

1. 眼部充血、发红 充血是眼病的重要症状和体征,是病人最关注的症状之一,其变化反映眼病的性质和转归,也是护理观察的重要内容。眼睑皮肤充血、发红可见于各种炎症和过敏性反应,如睑腺炎可见睑缘局限性充血;急性泪囊炎可见泪囊区皮肤充血、肿胀。眼睑外伤、血管瘤,昆虫叮咬可见眼睑皮肤充血、淤血、发红。

眼部充血临床上有三种意义不同的类型,即结膜充血、睫状充血和混合性充血,混合性充血是指结膜充血、睫状充血混合存在。结膜充血与睫状充血的鉴别见表1-2-1。

表1-2-1 结膜充血与睫状充血的鉴别

鉴别点	结膜充血	睫状充血
性质	结膜血管的充血	睫状前血管的充血
颜色	鲜红色	暗红色
部位	越靠近穹隆部充血越明显	越靠近角膜缘充血越明显
结膜移动性	推动球结膜血管可随之移动	推动球结膜血管不随之移动
血管形态	血管呈网状,粗而弯曲,互相吻合,压迫退色	血管细直,不分支、不吻合,压迫不退色
滴1‰肾上腺素	充血迅速消退	充血消退缓慢
常见疾病	结膜炎	角膜炎,虹膜睫状体炎,青光眼

2. 眼睑肿胀和结膜水肿 眼睑皮肤较薄,皮下组织疏松,血管丰富,易于发生水肿、血肿和气肿。

眼睑炎性肿胀多伴有不同程度的眼睑充血,常见于眼睑、结膜、眼眶等处的急性炎症。非炎性肿胀多无眼睑充血,常见于肾炎、高血压、心力衰竭等全身疾病。

眼睑血肿为皮下出血,呈暗红或青紫色皮下肿胀,可见于眼部挫伤、眼眶或颅底骨折,出血性紫癜等。

眼睑气肿为组织肿胀,压之有捻发音,擤鼻时气肿更加明显,见于眶内侧筛板骨折。

球结膜水肿呈透明水疱状,重者暴露于睑裂外,可见于结膜、眼前部组织炎症,亦可见于过敏、药物反应,眼部术后反应等。

3. 疼痛　眼痛是临床上常见的主诉,是眼科病情的重要信息。必须了解疼痛的性质、部位、有无异物感和伴随症状,密切观察其变化,及时分析,准确判断,正确处理。

眼痛不伴有明显眼的刺激症状时,应考虑青光眼,神经性痛或肿瘤压迫引起;眼部异物感或刺痛见于急性结膜炎等。阅读后轻度眼眶周围痛或伴前额痛,经休息后缓解,则应考虑视疲劳、屈光不正或老视等。

4. 眼部分泌物　分泌物是感染性眼病重要的症状和体征。了解其分泌物的性状,在临床上有诊断意义。泡沫状分泌物附着于内、外眦部多见于慢性结膜炎,睑缘炎;浆液性分泌物多见于过敏性结膜炎及病毒性结膜炎;黏液性分泌物多见于丝状角膜炎;脓性分泌物多见于急性细菌性结膜炎。故清洁眼局部分泌物是感染性眼病病人的重要护理原则。

5. 视功能障碍　视功能的变化直接反映眼部病情的变化,反映治疗与护理效果,所以必须认真、准确地进行视功能(特别是视力)监测。

急性视力障碍发展迅速,程度严重,甚至光感消失,常见于视网膜中央动脉栓塞,急性球后视神经炎,眼底出血,颅脑损伤,亦可见于癔症、伪盲、皮质盲等,如伴有眼部充血,可能与急性闭角型青光眼的急性发作期有关。

慢性视力障碍,可随病情的发展而变化,不伴有眼部充血者,见于屈光间质病(角膜瘢痕,白内障,玻璃体混浊),开角型青光眼,屈光不正,中心性浆液性视网膜脉络膜炎,视网膜、视神经病变,先天性或遗传性眼病和早期眼内或颅内肿瘤等。伴有眼部充血者,见于角膜炎,虹膜睫状体炎,眼内炎,全眼球炎,眼眶蜂窝织炎和闭角型青光眼等。

6. 感觉异常　眼发痒,干涩感,烧灼感和异物感,是结膜病的常见症状。以痒为突出主诉者,考虑春季卡他性结膜炎等。

7. 视物变形　患眼视物变大或变小或直线变弯曲,物像失真。表示视网膜有水肿,渗出或脱离。

8. 眼前黑影　屈光间质混浊或视网膜病变,都可能出现眼前黑影。当眼球由运动转为静止时,黑影固定不变,多见于晶状体混浊。黑影随眼球转动而飘动,多见于玻璃体混浊。视线正前方的黑影,多见于黄斑和角膜中央部的病变。

9. 眼疲劳　眼疲劳表现眼眶周围不适或轻度钝痛,胀痛或有视物模糊,复视、串行,重者可有恶心、眩晕和全身不适。经适当休息后症状常可消失。多见于远视或散光眼。隐斜视、辐辏力弱,青光眼早期等亦可发生。

10. 白瞳　角膜混浊可见于角膜水肿、角膜炎症和瘢痕,角膜水肿呈雾状混浊,多由于眼压急剧升高而引起。瘢痕性混浊按混浊程度分为云翳、斑翳和白斑,对视力有不同程度的影响。

白瞳即瞳孔区发白或有黄白色反光,多见于晶状体混浊或玻璃体内有病变,眼底肿瘤突入玻璃体,视网膜漏斗状脱离和 Coats 病。

11. 斜视、复视　斜视指在异常情况下,双眼运动不协同,在双眼注视状态下出现的偏斜。分为共同性斜视和麻痹性斜性视。复视是将一个物体视为两个。单眼或双眼均可发生。双眼复视常见于眼外肌麻痹。单眼复视见于晶状体不全脱位,多瞳症、虹膜根部离断等。

12. 夜盲　分为全身性或眼病性。全身性多见于长期慢性营养不良,肝脏病,消化道疾病所致的维生素 A 缺乏等。先天性眼病多见于视网膜色素变性等。后天性眼病多见于青光眼,视神经萎缩和高度近视。

13. 色盲　色觉障碍分为先天性和获得性。先天性多属性连锁隐性遗传病,男性较多,红绿色盲多见。按其程度分色弱和色盲。获得性多见于视网膜、视神经疾病。

14. 眼球突出　正常眼球突出度为 12~14 mm,两眼相差一般不超过 2 mm。由于各种原因引起眼球向前移位,角膜顶点超过眶上缘冠状面的距离称眼球突出。单眼眼球突出者可见于眼眶蜂窝织炎,全眼球炎,海绵窦炎等。双眼眼球突出者可见于甲状腺和腺垂体功能亢进者。

15. 流泪和泪溢　泪液分泌过多,排出系统来不及排走而流出眼睑外,称为流泪。泪液分泌正常,排出受阻,使泪液不能流入鼻腔而溢出眼睑之外,称为泪溢。流泪多见于喜、悲、忧等精神冲动。可见于眼睑内外翻、倒睫、眼前部组织炎症。泪溢可见于泪点闭塞,泪点位置异常,泪囊炎,鼻泪管阻塞和先天性鼻泪管膜闭。

（三）眼部检查及护理配合

1. 视功能检查　包括视力、视野、色觉和暗适应等方面的检查。

（1）视力检查法:视力即视敏锐度(visual acuity),是眼辨别最小物像的能力,反映视网膜黄斑部中心凹的视功能,亦称中心视力。视力检查分为远视力检查和近视力检查。

1）远视力检查:远视力检查用远视力表,即对数视力表或国际标准视力表。视力表的高度以 1.0 的视标与受检眼同高为宜,照明要充足(500 Lux)。检查距离为 5 m 或在患眼前 2.5 m 处放置一平面反光镜,以反映视力表。检查前先向被检者说明方法、要求,一般先右后左或先健眼后患眼。查一眼时,可用遮眼板或手掌遮盖另眼,勿压迫眼球。嘱被检查者说出或用手势辨认 E 字缺口方向。检查者用杆指视标,自上而下依次辨认视标至看清最小视标为该眼的远视力。如果被检者能辨认"0.6"行,则记录视力为"0.6";如若对"0.6"行视标有 3 个能辨认,2 个不能辨认,则记录为 0.6^{-2} 或 0.5^{+3} 其余以此类推。戴镜者应记录裸眼视力及戴镜的屈光度和矫正视力。若被检者在 5 m 处不能辨认出视力表上 0.1 行视标,可让其前移至看清 0.1 行视标为止,并按以下公式计算视力。视力 = 0.1×被检查者所在距离(m)/5 m。如被检者距离 2 m 处认出"0.1"行视标,则:视力 = 0.1×2/5 = 0.04 计算。

如被检者在 1 m 处看不清"0.1"行视标,则让其辨认检查者的指数,并记录能辨清指数的距离,如指数/30 cm。如不能辨认指数,可让其背光辨认是否有手在眼前摆动,并记录能辨清手动的距离,如手动/20 cm。对于不能辨认手动者,应在暗室检查光感或光定位。将被检者带入暗室,另一眼严密遮盖,以烛光或手电筒光,自 5 m 处开始让被检者辨认,至辨认清楚为止,如5 m光感。光定位检查是将点状光源距离被检眼 1 m 处,并在 9 个方位检查对光源的分辨力。能准确辨认出光亮的方位记"+",辨认不出的记"-"。如 $\overset{+++}{\underset{\text{\,\,\,}}{}}$ 。在被检者眼前放置红、绿玻片,嘱被检者分辨颜色,同时可以了解视网膜各部位的功能。此法常用于白内障术前检查。如眼前不能辨认光感,即为无光感。

对数视力表采用对数原理设计,视标大小按几何级数增减,记录按算术级数增减,又称5分记录法。如用对数视力表,则采用5分记录法。

2)近视力检查:常用标准近视力表或对数近视力表。检查距离一般为30 cm,检查时把近视力表放在光线较明亮的地方,避免反光。检查基本方法及注意事项与远视力检查基本相同,但可以调整距离以获最佳视力。近视眼要把近视力表放得近些,远视眼或老视眼要放得远些,近视力记录时应同时记录视力和距离。如右眼,近视力 1.0/20 cm;右眼,近视力 1.0/40 cm等。学龄前儿童检查视力常采用幼儿视力表或简单的图形视力表。

(2) 视野检查法:视野(visual field)是指眼向前凝视时所见的空间范围,反映视网膜周边部的视功能,亦称周边视力。视野检查分为周边视野检查和中心视野检查。视野检查在视网膜病、视神经病、视路病及青光眼等疾病诊断中有重要意义。

1)周边视野检查对比法:简单易行,但准确性欠佳。此法根据检查者正常视野与被检查者视野进行比较,可以粗略估计被检查者的视野有无异常。方法为检查者与被检查者相对而坐,距离 50 cm,检查一眼时另眼遮盖。检查右眼时,被检查者右眼与检查者左眼相对注视。检查左眼则相反。检查者用食指作视标,置于两者之间从外向内移动,检查上下左右各个方向,如果被检查者与检查者在各方向同时看到手指,即属正常视野。如果检查者已看到手指而被检查者未能看到,则提示被检查者某方向视野有异常。

光投射弧形视野计检查法(图 1-2-1):被检查者在暗室静坐适应 30 min,检查时病人坐在视野计前,头颊固定在额颊架上,分别测试两眼,一眼测试时另眼遮盖,调整高度使被检眼注视弧板的中心注视点,用 3 mm 或 5 mm 直径大小不同颜色的视标(多用白色),由弧板周边向中间缓缓移动,看清视标后立即记录弧上刻度,每转30°查一次,最后连接各记录点,即可确定被检查眼的视野。检查结果绘制在周边视野记录图上,注明日期、检查者姓名、眼别、视力、视标的直径、颜色等。正常单眼视野范围用白色视标 5 mm 检查颞侧90°,下方 70°,鼻侧

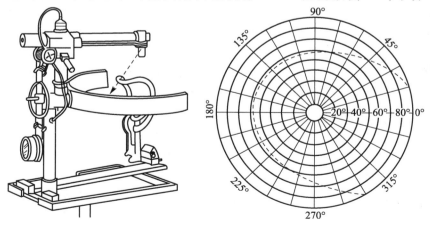

图 1-2-1　光投射弧形视野计及记录图

60°，上方 55°。

2）中心视野检查（图 1-2-2）：检查 30°以内视野有无病理性暗点，并能查出生理盲点位于注视点颞侧 15.5°，水平线之下约 1.5°，呈垂直椭圆形，垂直径 7.5°，横径 5.5°，为绝对暗点。检查方法是受检者坐在 1 m×1 m 正方形黑色呢绒布制成的平面视野屏前 1 m 处，在自然光线或人工照明下进行，检查方法大致同光投射弧形视野计检查法。先测生理盲点，再查各径线视野，发现异常改变，用大头针插在屏布上，最后绘制在中心视野图上。

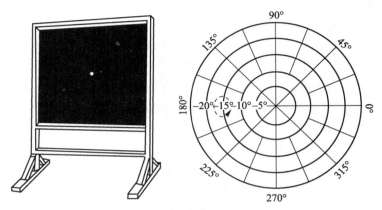

图 1-2-2　平面视野计及记录图

在视野范围内某一孤立的，不能看见的区域称为暗点。暗点有生理性暗点（生理盲点）和病理性暗点。按其所在部位可分为中心暗点、旁中心暗点和周边暗点。按其形态可分为圆形、椭圆形、弓形、环形和哑铃状暗点。按其致密度可分为绝对暗点和相对暗点。能辨别白色视标，但不能准确辨别各种其他颜色视标者称相对暗点；根本看不见任何视标者称绝对暗点。

随着视野学的不断发展，视野计的种类亦不断更新，且日趋自动化，总体来说，可分为静的定量视野计、自动定量视野计、国产 TBC 型中心视野分析仪。视野检查方法也有动的视野检查法、静的视野检查法、他觉视野检查法等。

（3）色觉检查法：色觉为视网膜视锥细胞的功能之一。视网膜黄斑部色觉敏感度最高。如视锥细胞感光色素缺乏，则辨色能力缺陷，即色觉障碍。色觉障碍按程度不同可分为色盲与色弱。正常人以颜色来辨认，色盲者以明暗来判断，完全不能辨认者为色盲，以红绿色盲为多；辨认困难或时间延长者为色弱。

色盲有先天性、后天性（又称获得性）两种，先天性多为性连锁隐性遗传病，发病率为5.14%，女性约为 0.73%。后天性为视网膜或视神经等疾病所致。

凡从事交通、美术、医学、化学、计算机等工作的人必须有正常的色觉，因此，色觉检查已成为参军、就业、入学前体检的常规项目。常用的色觉检查工具是色盲本，我国常用俞自萍等检查图。检查时将色盲本置于明亮的自然光线下，距被检者 0.5 m 处，双眼同时注视图表（可戴矫正眼镜），让其在 5 s 内读出表上的数字或图案。

（4）暗适应检查法：当眼从强光下进入暗处，起初一无所见，随着视网膜光敏度的逐渐增加，而能够看清暗处物体的过程。称为暗适应，反之为明适应。

暗适应检查有两种方法，一种是对比法，另一种是暗适应计检查。在视网膜色素变性和维生素 A 缺乏等疾病时,暗适应功能降低或丧失。

2. 眼附属器和眼前段检查 一般应按先右后左,由外向内地顺序进行,以免遗漏重要体征。但遇特殊情况应灵活掌握。如有眼球穿通伤,切忌压迫眼球,勿翻转眼睑。对小儿病人,一些带有不适感的操作如翻转眼睑等,应放在最后检查。眼附属器和眼前段检查包括眼睑、泪器、结膜、角膜、巩膜、前房、虹膜、瞳孔、晶状体、玻璃体、眼眶和眼球等 12 项。眼前段检查的顺序及要领如下。

(1)眼睑:注意两侧睑裂大小是否对称,睫毛及眉毛有无脱落、变色。注意有无充血、水肿、皮疹、包块、压痛、皮下出血、捻发音、压痛。睑缘和眦部有无糜烂、缺损、内翻或外翻、倒睫等。

(2)泪器:注意泪腺处有无红肿、硬结、压痛。泪小点位置是否正常,有无狭窄或闭塞。泪囊部有无红肿、压痛或瘘管,挤压泪囊部有无分泌物排出,其性质如何。

(3)结膜:注意球结膜有无充血、水肿、出血、贫血、干燥、色素、异物、溃疡、新生物、睑裂斑等。睑结膜血管是否清晰,有无乳头肥大、滤泡增生、瘢痕形成或睑球粘连。

翻转眼睑法:下睑翻转法检查下睑结膜及下穹隆部时,用拇指或示指将下睑向下牵拉,同时嘱被检者向上看。上睑翻转法检查上睑结膜及上穹隆部时,嘱受检者双眼向下看,检查者以左手拇指及示指捏起上睑中央部皮肤,并轻轻向前下方牵拉,使眼睑稍离开眼球,示指下压,拇指上推,上睑即可翻转;将上睑固定眶上缘,右手拇指或示指从下睑皮肤面轻轻推压眼球,上穹隆部即可暴露(图 1-2-3)。

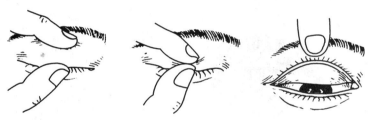

图 1-2-3 上眼睑翻转法

(4)角膜:注意其大小、透明度、弯曲度和知觉。有无深、浅层新生血管,异物,如有混浊了解其厚薄、部位、大小、形态、深浅及是否染色。

荧光素钠染色法:角膜上皮损伤或有溃疡时,可被荧光素染色。方法是用玻璃棒蘸少许 1%荧光素溶液置于结膜囊内,然后用生理盐水冲洗,角膜损伤区被染成黄绿色。必须注意的是荧光素钠溶液易受污染,尤其是铜绿假单胞菌,因此,必须定期消毒或更换。

角膜知觉检查法:将消毒棉签头部搓成细条,用其尖端从眼外侧或下方轻触角膜,正常者应立即瞬目,如反射迟钝,则为知觉减退;如无反应,则为麻痹,另眼应对照检查。角膜知觉减退或消失可见于疱疹病毒性角膜炎、三叉神经麻痹等。

(5)巩膜:观察颜色,有无充血、色素、结节、压痛。

(6)前房:观察深浅,房水有无混浊、积脓或积血等。

(7)虹膜:观察纹理是否清楚,颜色有无异常,有无新生血管、结节、震颤、撕裂、穿孔或异物,与角膜或晶状体有无粘连。

(8)瞳孔:观察大小、形状、位置、两侧是否对称,对光反应是否灵敏,有无闭锁,膜闭或瞳孔膜残存。检查瞳孔直接光反射、间接光反射与辐辏反射,对了解眼部与中枢神经系统的损害有重要意义。

(9)晶状体:是否透明,如有混浊,要注意其部位、形态、颜色、程度。晶状体位置是否正常及晶状体是否存在。

(10)玻璃体:是否透明,如有混浊,要注意其性质、形态、位置、活动度、有无纤维增殖、新生血管等。

(11)眼眶:检查眶缘有无骨质缺损、肿物、瘘道等。

(12)眼球:观察两眼直视时,角膜位置是否位于睑裂中央,眼球大小,有无突出、内陷、增大、变小、偏斜、震颤、各方向转动是否正常。① 角膜映光法:是检查斜视最简单的方法之一。方法是在暗室内,相距 50 cm 处用手电筒投射于受检者鼻根部位,受检者双眼注视灯光,检查者从手电筒后端观测两眼角膜映光点的位置。正常者映光点位于角膜中央。映光点落在瞳孔缘,斜视 10°~15°;落在角膜缘,约 45°;两者之间约 25°。映光点偏于鼻侧者为外斜视,偏于颞侧者为内斜视。② 眼球运动检查:受检者头部固定不动,两眼注视检查者的手指,并跟随手指朝左、右、左上、左下、右上、右下 6 个方向转动,注意两侧眼球在各个转动方向是否平衡一致。

3. 眼底检查 通过检眼镜可以观察眼后段,即玻璃体,脉络膜,视盘、视网膜血管、黄斑部、视网膜的情况。

4. 眼压检查 眼压测量是青光眼的重要诊断依据之一,也是判断治疗效果和观察病情发展的一项重要指标(图 1-2-4)。眼压正常范围为 10~21 mmHg。

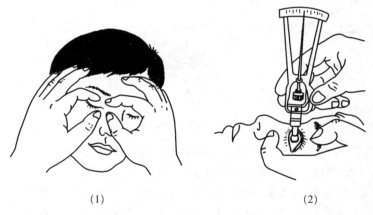

图 1-2-4 眼压测量示意图
(1)指测法;(2)眼压计测量法

(1)指测法:嘱被检查者双眼向下看,检查者以双手的示指指尖置于上眼睑上方,中指和环指固定于额部,两示指交替轻压眼球,借指尖触知的硬度估计眼压的高低。双眼分别进行,互相对比,眼压正常者如鼻尖硬度,记 T_n,眼压增高依次记为 T_{+1},T_{+2} 和 T_{+3}。眼压偏低者依次记为 T_{-1},T_{-2} 和 T_{-3}。指测法应用简便,但不甚准确。在没有眼压计或眼部情况不允许用眼压计测量时可用之。

(2)眼压计测量法:眼压计有压陷式、压平式和非接触式等多种测量仪器。现以常用压陷式(Schiotz)眼压计为例叙述测量方法。测量前检验并校准眼压计,用 75% 乙醇消毒眼压计足板,擦干后方可用。并向病人讲明测量目的,注意事项,使其自然放松,很好配合。被检查者低枕平卧,用1%丁卡因滴眼液滴眼2~3次,每隔3~5 min 1次。表面麻醉后被检查者双眼睁开,向正上方注视自己举起的手指,使被检眼角膜保持水平正中位置,检查者左手拇、示指分开其上、下睑并固定于上、下眶缘;右手拇、示指持眼压计柄,轻而敏捷地将眼压计足板放于角膜中央,迅速读出刻度盘上指针位置。如读数<3,应换7.5或10 g砝码重复测量一次以对照,一般应两眼测量作为对比。用眼压计指针所指刻度,对照换算表,查出眼压值,测量完毕,滴抗生素眼液,预防感染。嘱被检查者30 min内不要揉眼,以免损伤角膜上皮。记录方法用分数式表示,例如砝码为5.5 g,刻度读数为5,查换算表为17.3 mmHg,则记录为5.5/5=17.3 mmHg。眼压计在角膜上不宜停留时间过长,连续测量不超过3次,切勿加压。测毕用消毒干棉球擦干足板,放回盒中。

压平式眼压计有Goldmann压平眼压计和Perkins手持式压平眼压计等。

非接触式眼压计有台式及手持式两种,非接触式眼压计测量不接触眼球,故不要表面麻醉,也不需要消毒,无交叉感染。一般认为,其准确性不如Goldmann眼压计。

5. 眼科特殊检查法

(1)裂隙灯显微镜检查:裂隙灯显微镜(slitlamp microscope)是眼科医师必不可少的检查设备。在暗室里进行,主要用于检查眼前段,也包括晶状体及玻璃体前部。加上附件就可以检查前房角及眼后段。如果加上激光凝固器,还可用于治疗各种眼科疾病。

(2)眼压描记检查法:眼压描记检查法是为了测定房水动力学的状况,即房水的生成率和排出率,对青光眼的诊断、治疗观察和研究有一定的价值。

(3)前房角镜检查法:Goldmann前房角镜在临床上应用较为普遍。对青光眼来说是一种常规检查项目,主要检查房角宽窄的分类及其开放状态。一般采用Scheie分类法。此外,前房角镜还用于发现房角的其他异常,如虹膜及睫状体肿瘤、房角先天异常、眼外伤、眼前段手术等。

(4)眼底荧光素血管造影(fundus fluorescein angiography):是将造影剂从肘静脉注入人体,利用特定的滤光片配合眼底照相机拍摄眼底血管及其灌注的过程。根据荧光素进入眼底的速度及消失时间是否延缓,视网膜血管有无荧光素漏出,眼底有无异常的荧光素显影等,作为某些眼底病的诊断。

造影剂为荧光素钠,荧光素从静脉注入达眼底的时间约为10~15 s,荧光素在眼底完全消失的正常时间视网膜为4~5 min,脉络膜为20~30 min。荧光素钠注射后,少数人有恶心、呕吐等副作用,所以在造影前可口服甲氧氯普胺10 mg;荧光素钠对心、肝、肾有一定毒性,有明显心、肝、肾功能障碍,孕妇,过敏体质和发热者禁用。

(5)小儿眼部检查:检查不合作小儿时,检查者与家长相对而坐,小儿仰卧于家长膝上,家长用两肘夹住小儿两腿,用两手按住小儿两臂。检查者用两膝固定小儿头部,不让其乱动。如果检查角膜,需用两支开睑钩放在上下穹隆部,将上下睑拉开,暴露角膜及眼前部。

二、既往健康状况

(一)既往病史

充分了解眼病和全身既往史有助于对目前眼病的诊断和治疗提供参考依据。着重了解过去有无类似病情,眼病常是全身病的局部表现,如外伤、糖尿病、低钙血症可引起白内障,颅内占位性病变可引起视盘水肿和视神经萎缩;麻疹初期可表现急性卡他性结膜炎,早产儿如吸入过多高浓度氧气可引起早产儿视网膜病变。妊娠高血压综合征可引起视网膜病变。近视眼可并发裂孔源性视网膜脱离,眼球穿孔伤后健眼可能发生交感性眼炎等。

（二）个人史

注意记录与眼病有关的情况。如辐射性白内障与红外线、微波、快速中子、γ线、X线等照射眼及其邻近部位,与照射剂量、方式、有无防护等均有关;女病人了解月经史,有利于尽量避免在月经期安排手术;长期接触三硝基甲苯者、受红外线照射过多者(如玻璃厂炉工)可导致白内障;接触紫外线者可发生电光性眼炎。因此了解个人史对诊断某些眼病有重要帮助。

（三）家族遗传史

注意家庭中有无类似疾病的病人,如原发性开角型青光眼有较高的家族发生率。视网膜母细胞瘤要了解其兄弟姐妹有无同样疾病,父母是否近亲结婚;先天性色盲、视网膜色素变性、高度近视与遗传有关。

（四）发病诱因

急性闭角型青光眼的发作常因情绪激动、过度兴奋或悲哀诱发而导致眼压升高。高度近视伴有视网膜退行性病变者,眼挫伤或剧烈运动可导致视网膜震荡和视网膜脱离。角膜外伤或戴角膜接触镜污染可导致角膜溃疡。

第三节 眼科病人的常用护理诊断

护理诊断是对个人、家庭、社区现存的或潜在的健康问题或生命过程反应的一种临床判断,是护士为达到预期结果选择护理措施的基础。眼科病人的常用护理诊断如下。

1. 感知改变(视觉)(sensory/perceptual alterations,visual) 与视功能障碍有关。
2. 急性疼痛(acute Pain) 与眼压升高、急性炎症反应等因素有关。
3. 自理缺陷(self care deficit) 与视力下降,术后双眼包扎等因素有关。
4. 有外伤的危险(risk for trauma) 与视功能障碍有关
5. 潜在并发症(potential complication) 与创口裂开,创口出血,术后活动不当或术后并发症有关。
6. 有感染的危险(risk for infection) 与局部创口预防感染的措施不当或机体抵抗力下降有关。
7. 焦虑(anxiety) 缺乏眼病的相关知识。
8. 知识缺乏(knowledge deficit) 与缺乏眼病的防护知识有关。

本 章 小 结

本章介绍了眼科病人的基本特征、眼科病人的护理评估和眼科病人的常用护理诊断。眼科病人的基本特征表现在"症状体征突出、心理症状明显、常伴有相关全身特征"。眼科病人的护理评估,主要是眼科病人心理状态、常见临床症状、既往健康状况的评估;要求对眼科病人的临床主要症状、视功能、眼附属器和眼前段组织、眼底、眼压等的临床状况和功能状态做出准确的临床评估;重点是能说出视力、视野和眼压的基本概念,会做视力、视野和眼压的临床检查操作,并依据临床护理评估结果,做出准确的护理诊断,处理护理问题。

复 习 题

1. 眼科病人的基本特征是什么?如何进行护理评估?
2. 眼科病人的主要症状有哪些?
3. 视功能检查的要点有哪些?
4. 怎么样进行眼的保健?
5. 解释视力、视野。

(李巧会)

第三章 眼科病人的护理

第一节 眼睑及泪器疾病病人的护理

学习要点：

1. 说出睑缘炎、睑腺炎的护理措施及睑腺炎成熟后手术要点。
2. 描述睑内翻与倒睫的危害及护理措施。
3. 描述慢性泪囊炎的护理评估、危害性和护理措施。
4. 能对眼睑及泪器疾病病人进行正确的健康指导。

一、睑缘炎

睑缘炎（blepharitis）指发生在睑缘皮肤、睫毛毛囊及其腺体的亚急性或慢性炎症。常见的睑缘炎有鳞屑性睑缘炎、溃疡性睑缘炎和眦部睑缘炎。

（一）病因及发病机制

卵圆皮屑芽胞菌、金黄色葡萄球菌、莫-阿（Morax-Axenfeld）双杆菌等细菌感染为主要因素；各种理化刺激、屈光不正、视力疲劳、营养不良、睡眠不足、不注意个人卫生和维生素 B_2 缺乏均可使病情加重，且为复发的诱因。

（二）护理评估

1. 健康史　了解病人有无屈光不正、视疲劳和营养不良等病史。了解病人平时的卫生习惯。

2. 症状与体征

（1）鳞屑性睑缘炎（squalors blepharitis）：自觉有痒感和烧灼感。睑缘充血，睫毛根部附着有鳞屑，脱落后露出红润的睑缘，无溃疡或脓点。睫毛易脱落但可再生。久病不愈可使睑缘变厚。

（2）溃疡性睑缘炎（ulcerative blepharitis）：自觉刺痒、重者疼痛、烧灼感。睑缘充血，睫毛根部散布黄色痂皮，去除痂皮后可见溃疡或小脓点，睫毛易脱落，且不再生长而成秃睫或倒睫。久病病人睑缘肥厚或睑外翻等。

（3）眦部睑缘炎（angular blepharitis）：为莫-阿双杆菌感染。自觉奇痒，以外眦部为重，眦部皮肤充血、肿胀、重者糜烂，有黄白色黏液性或黏脓性分泌物。

3. 社会心理因素　评估病人因睑缘炎反复复发引起的焦虑心理及病人对疾病的认知程度。

（三）治疗原则

1. 除去病因，增强机体抵抗力。
2. 局部治疗。

（四）护理诊断

1. 急性疼痛　与睑缘炎出现溃疡有关。
2. 自我形象紊乱　与睫毛脱落、睑缘变形等有关。
3. 潜在并发症　倒睫或睫毛乱生、睑外翻等与治疗不彻底、不及时有关。
4. 知识缺乏　缺乏疾病相关防护知识。

（五）护理目标

1. 疼痛等症状减轻或消失。
2. 无睫毛脱落，睑缘变形。
3. 无并发症发生。
4. 掌握睑缘炎的防治知识，养成良好的卫生习惯。

（六）护理措施

1. 矫正屈光不正者　减少视力疲劳、改善营养状况。
2. 鳞屑性睑缘炎　用 3% 硼酸溶液或生理盐水清洗睑缘，除去鳞屑，涂抗生素眼膏，常用 0.5% 红霉素眼膏、1% 黄降汞眼膏。每次涂药后按摩 1~2 min，每日 3 次，愈后坚持治疗 2 周，防止复发。
3. 溃疡性睑缘炎　用 3% 硼酸溶液或生理盐水清除痂皮，然后用涂有抗生素眼膏的棉签在睑缘按摩。每日 4 次，愈后坚持治疗 2~3 周，防止复发。
4. 眦部睑缘炎　用 0.5% 硫酸锌溶液滴眼，每日 3 次。

（七）健康指导

1. 要养成良好的卫生习惯，不用脏物或脏手擦眼。
2. 注意用眼卫生，避免风、尘、烟、沙等不良刺激。
3. 注意饮食调理，勿过食辛辣香燥之品。加强营养，适当补充维生素 B_2。
4. 积极治疗消化不良和营养障碍等全身疾病。

二、睑腺炎

睑腺炎（hordeolum）又称麦粒肿，是眼睑腺体的急性化脓性炎症。睫毛毛囊或其所属皮脂腺或汗腺感染者称外麦粒肿。睑板腺感染者称内麦粒肿。多发生于儿童和青少年。

（一）病因及发病机制

本病多为金黄色葡萄球菌感染。见于机体抵抗力下降、营养不良、屈光不正、长期便秘、糖尿病病人。

（二）护理评估

1. 健康史　了解病人有无营养不良、糖尿病、睑缘及结膜的慢性炎症等。了解病人身体抵抗力有无下降,防止炎症在眼睑皮下组织间蔓延扩散,形成眼睑蜂窝织炎。

2. 症状与体征

（1）外麦粒肿:眼睑局部性有红肿,触之有硬结,明显压痛,疼痛剧烈。3~5 天皮肤出现黄白色脓点。近外眦部者常伴有球结膜水肿。严重者常伴耳前淋巴结肿大,体温升高等全身中毒症状。

（2）内麦粒肿:疼痛剧烈,睑结膜面局部性有红肿,3~5 天出现黄白色脓点,脓点溃破后,排脓于结膜囊内。

（3）抵抗力低下者:可反复发作或同时发生数个麦粒肿。

3. 社会心理因素　评估睑腺炎疼痛、眼睑出现红肿硬结给病人带来的心理焦虑程度;脓肿未成熟之前病人易自行挤压或针挑,需评估病人对疾病的认识程度。

（三）治疗原则

1. 早期局部湿热敷。
2. 病情严重时全身应用抗生素。
3. 脓点形成后可切开排脓。

（四）护理诊断

1. 急性疼痛　与睑腺炎有关。
2. 潜在并发症　海绵窦感染、蜂窝织炎、毒血症等,与不适当的挤压、局部处理不当及机体抵抗力下降等因素有关。

（五）护理目标

1. 疼痛症状消失。
2. 防止并发症发生。

（六）护理措施

1. 早期湿热敷,每日 3 次,每次 15~20 min,可促使炎症消散。也可用旋磁疗法、超短波等治疗。
2. 局部应用抗生素眼药水和眼膏。如 0.3%氧氟沙星或 0.3%妥布霉素眼药水,每日 4~6 次滴眼。0.5%红霉素或 0.3%妥布霉素眼膏夜间涂药。重症病人全身应用抗生素。
3. 脓肿成熟后切开排脓。外麦粒肿在皮肤面切开,切口与睑缘平行,内麦粒肿在睑结膜面切开,切口与睑缘垂直。
4. 反复发作者,采用自身免疫疗法,提高机体抵抗力。

（七）健康指导

1. 养成良好的卫生习惯,不用脏手或不洁手帕揉眼。矫正屈光不正等。

2. 积极治疗糖尿病或便秘等消化道疾病。

3. 积极治疗睑缘炎、慢性结膜炎或沙眼。

4. 注意休息,保证足够的睡眠,避免用眼疲劳。

5. 麦粒肿切忌挤压或用未消毒的针挑及过早切开,以免炎症扩散。

三、睑板腺囊肿

睑板腺囊肿(chalazion)又称霰粒肿,是睑板腺特发性无菌性慢性肉芽肿性炎症。多见于青少年或中年人。

(一)病因及发病机制

由于睑板腺分泌旺盛,睑板腺管口阻塞,内容物潴留,对周围组织产生慢性刺激所致。

(二)护理评估

1. 健康史 了解病人年龄、眼睑肿块发生的部位、肿块的大小,是否反复复发。

2. 症状与体征 病程缓慢,较小时无明显自觉症状,多偶然发现。表现为眼睑皮下大小不等的圆形肿块,触之不痛,相应睑结膜面上呈紫红色或灰红色的病灶,自行破溃后排出胶样物或形成肉芽肿。若有继发感染,可与内麦粒肿相似。老年病人霰粒肿反复发作时,应将刮除物做病理组织检查,排除睑板腺癌的可能,以免延误治疗。

3. 社会心理因素 评估睑板腺囊肿反复复发引起病人心理焦虑的程度;评估病人对疾病的认识程度。

(三)治疗原则

无自觉症状的小囊肿无须治疗,稍大者可行手术摘除。

(四)护理诊断

潜在并发症 有继发感染的可能。

(五)护理目标

无继发感染发生。

(六)护理措施

1. 小的霰粒肿,可通过热敷或者理疗按摩疗法,促进消散吸收。

2. 稍大者在囊肿内注射泼尼松龙 0.3~0.5 mL,促其吸收。

3. 继发感染者,先抗感染处理,急性炎症控制后再做睑板腺囊肿刮除术。

4. 大的霰粒肿,可做手术切除。手术方法是用 2% 普鲁卡因局部麻醉后,用霰粒肿镊子固定囊肿并翻转眼睑,将手术刀从睑结膜面垂直睑缘方向切开睑结膜,仔细刮净囊肿内容物,并分离和剪去囊壁组织,术后创口不用缝合,压迫止血 10~15 min,包扎 1~2 天(图 1-3-1)。

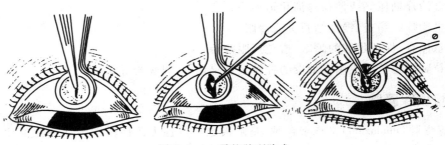

图 1-3-1 霰粒肿刮除术

（七）健康指导

1. 指导青少年注意用眼卫生,养成爱清洁的好习惯。
2. 对于睑板腺分泌旺盛者,应及时清洁。
3. 老年病人应及时就诊,门诊随访,以免延误治疗。

四、睑内翻与倒睫

睑内翻(entropion)是指睑缘向眼球方向卷曲,部分或全部睫毛倒向眼球(图 1-3-2)。倒睫(trichiasis)是指睫毛倒向眼球并接触角膜的一种反常状态。睑内翻必然有倒睫,但倒睫不一定有睑内翻(图 1-3-2)。

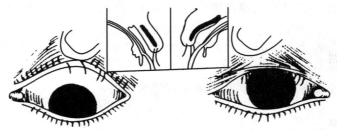

图 1-3-2 倒睫与睑内翻

（一）病因及分类

根据病因将睑内翻分为三类。

1. 瘢痕性睑内翻　主要由沙眼结膜瘢痕收缩引起,多发生于上睑,单侧。
2. 痉挛性睑内翻　常见于老年人,多发生于下睑,单侧。由于皮肤松弛、眶脂肪减少、眼轮匝肌的收缩作用减弱,使眼睑失去正常支撑作用所致。小眼球、无眼球等也可引起本病。
3. 先天性睑内翻　多发生于下睑,双侧。内眦赘皮改变睫毛生长方向所致。

（二）护理评估

1. 健康史　了解病人有无沙眼、结膜炎、角膜炎等眼病;了解病人有无眼化学伤史。
2. 症状与体征　可有刺痛、畏光、流泪、眼睑痉挛、视力下降等症状。检查睫毛内倒刺激结膜和角膜,出现结膜充血、角膜上皮脱落、角膜溃疡,角膜新生血管形成及角膜瘢痕而影响视力。

3. 社会心理因素 评估眼睑内翻影响容貌带给病人的自卑心理;评估眼部刺痛、视力下降带给病人的心理焦虑程度。

(三)治疗原则

1. 针对病因进行治疗。
2. 电解倒睫或睑内翻手术治疗。

(四)护理诊断

1. 疼痛 与睫毛刺激角膜或角膜炎有关。
2. 潜在并发症 角膜炎、角膜瘢痕形成与睑内翻倒睫刺激角膜有关。

(五)护理目标

1. 疼痛减轻。
2. 无并发症发生。

(六)护理措施

1. 手术矫正睑内翻 睑内翻行睑板部分切除术是眼科门诊常见小手术(图1-3-3)。

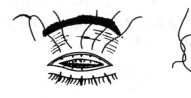

图1-3-3 睑板部分切除术

2. 少数倒睫行电解倒睫术 其方法是常规消毒,在倒睫附近的皮下注射少量2%普鲁卡因注射液。用手固定眼睑,将电解器上放有盐水纱布的阳极铜板固定在病人的额部或颞部,并将阴极电解针顺着倒睫的毛囊根部插入1～2 mm,通电约10 s,待针孔旁有白色泡沫冒出,可中断电源拔出电针,用睫毛镊轻轻提起睫毛。若睫毛不易提起,再行电解,以彻底破坏毛囊(图1-3-4)。

注意事项:电解针刺向睫毛根部时,要以手指固定睑缘使其离开眼球,防止针尖滑向眼球引起外伤。

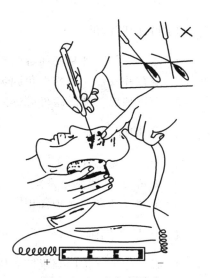

图1-3-4 电解倒睫术

(七)健康指导

1. 注意用眼卫生,防止视力疲劳。
2. 指导病人早期就医,减少并发症发生。
3. 婴幼儿睑内翻未手术前暂以胶布将下睑牵拉,使睫毛不刺伤角膜。

五、睑外翻

睑外翻(ectropion)是指睑缘离开眼球向外翻转,睑结膜不同程度地暴露在外,常合并睑裂闭合不全。

(一)病因及分类

根据病因将睑外翻分为三类。

1. 瘢痕性睑外翻　由于创伤、烧伤、化学伤、眼睑溃疡等引起眼睑皮肤瘢痕收缩。
2. 老年性睑外翻　由于老年人眼轮匝肌功能减退,眼睑皮肤及外眦韧带松弛,使睑缘不能紧贴眼球所致。多见于下睑。
3. 麻痹性睑外翻　由于面神经麻痹,眼轮匝肌松弛所致。也多见于下睑。

(二)护理评估

1. 健康史　了解病人眼睑外翻的程度,有无眼睑闭合不全,有无面神经麻痹史,有无眼部外伤史,如眼部创伤、烧伤等。
2. 症状与体征　可有泪溢、刺痛、畏光等症状。检查睑裂闭合不全,睑缘充血外翻、睑结膜充血肥厚,角膜干燥、混浊角化,角膜上皮脱落、角膜溃疡,角膜新生血管形成及角膜瘢痕而影响视力。
3. 社会心理因素　评估因眼睑外翻影响容貌,病人产生的自卑、孤独、不愿与他人交往的心理,了解疾病对病人工作、生活和学习的影响。

(三)治疗原则

1. 针对病因进行治疗。
2. 手术治疗矫正睑外翻。

(四)护理诊断

1. 焦虑　与睑外翻使面容受损有关。
2. 潜在并发症　暴露性角膜炎、结膜干燥症与睑外翻合并睑裂闭合不全有关。
3. 知识缺乏　缺乏睑外翻的防护知识。

(五)护理目标

1. 消除焦虑心理。
2. 无角膜、结膜感染发生。
3. 了解睑外翻的防护知识。

(六)护理措施

1. 眼部护理　按医嘱眼部滴用抗生素眼药水,每日 2~3 次,防止角膜炎症。对睑裂闭合不全者每晚睡前涂抗生素眼膏,并用无菌凡士林油纱布遮盖或眼垫遮盖患眼,以保护角膜;必要时可用生理盐水冲洗结膜囊,每日 2~3 次。

2. 术前护理　一般护理按整形外科术前常规护理。同时术前用温生理盐水冲洗结膜囊,遵医嘱滴眼药水。病人用肥皂洗脸后用消毒纱布包盖至手术时。

3. 心理护理　术前向病人详细介绍手术方法及其预后,指导病人配合手术及治疗。同时还要了解其生活习惯及心理状态,以便在手术及包扎期间的护理工作顺利进行。

4. 手术方法　瘢痕性睑外翻彻底切除瘢痕做植皮术。麻痹性睑外翻重者行眼睑缝合术以保护角膜。老年性睑外翻程度严重者手术矫正,以缩短睑缘为原则。

（七）健康指导

1. 眼部滴用抗生素眼药水,防止角膜炎症。
2. 指导病人向上擦泪,以减少或防止外翻加剧。

六、上睑下垂

上睑下垂(ptosis)指提上睑肌和 Müller 平滑肌的功能不全或丧失,导致上睑部分或全部下垂。正常眼向前注视时,上睑缘遮盖角膜上方不超过 2 mm,睑裂平均宽度约为 8 mm。上睑下垂眼向前注视时,上睑缘遮盖角膜上方超过 2 mm。

（一）病因及发病机制

根据病因将上睑下垂分为先天性和获得性。
1. 先天性上睑下垂　由于动眼神经核或提上睑肌发育不良,为常染色体显性遗传。
2. 获得性上睑下垂　由于动眼神经麻痹、提上睑肌损伤、交感神经疾病、重症肌无力及机械性开睑运动障碍等。

（二）护理评估

1. 健康史　了解病人上睑下垂开始的时间、上睑下垂的程度;了解病人有无神经系统疾患及家族遗传史。

2. 症状与体征　先天性上睑下垂者常为双侧,伴有眼球上转运动障碍,眼睑皮肤平滑、薄且无皱纹。如果瞳孔被遮盖,表现睑裂变窄,额纹加深,仰头视物,牵拉眉毛向上呈弓形凸起。获得性上睑下垂者常为单侧,如重症肌无力所致上睑下垂具有晨轻夜重的特点,注射新斯的明后症状减轻。动眼神经麻痹可能伴有其他眼外肌麻痹;提上睑肌损伤有外伤史;交感神经损害出现 Homer 综合征。

3. 社会心理因素　评估病人患病后的心理反应,有无焦虑、自卑的心理。询问其对矫正手术的认知程度。

（三）治疗

1. 先天性上睑下垂者以手术治疗为主。
2. 获得性上睑下垂者先进行病因或药物治疗,如无效再考虑手术。

（四）护理诊断

1. 自我形象紊乱　与疾病引起的容貌改变有关。
2. 焦虑　与上睑下垂使面容受损有关。
3. 知识缺乏　缺乏上睑下垂的护理知识。

（五）护理目标

1. 病人正确对待疾病,积极配合医生治疗。
2. 消除焦虑情绪,恢复正常社交。
3. 了解上睑下垂的护理知识。

（六）护理措施

1. 心理护理　帮助病人寻找病因,鼓励其树立自信心,向病人详细介绍手术方法及其预后,以消除焦虑、恐惧心理。
2. 手术前后护理　按外眼手术前常规护理,不必剪睫毛,准备做额肌悬吊术者,术前要剃眉毛。术后要特别注意观察有无角膜暴露、睑裂闭合不全及穹隆部结膜脱垂等并发症,发现异常及时告知医师。术后加压包扎 24 h,5~7 天拆线。

（七）健康指导

1. 指导病人早期就医,热情接待病人,分析病人心理状态,给予心理疏导,消除悲观焦虑、抑郁、社交孤立的心理。
2. 重视并做好家属的心理护理,使病人获得家属细心照顾和关心,减少病人的心理压力。
3. 注意营养的摄入和功能锻炼,促进伤口早期愈合,早日康复。

七、慢性泪囊炎

慢性泪囊炎(chronic dacryocystitis)是鼻泪管狭窄或阻塞导致泪囊黏膜发生的慢性卡他性或化脓性炎症。好发于中老年女性,占 70%~80%。泪溢指泪液排出受阻,泪液不能流入鼻腔而溢出眼睑之外。流泪指泪液分泌增多,排出系统来不及排走而流出眼睑外。

（一）病因及发病机制

鼻泪管的狭窄或阻塞使泪液滞留在泪囊内,随泪液进入的细菌(大多为肺炎双球菌和葡萄球菌)在泪囊中繁殖,引起泪囊黏膜感染,产生黏液或脓性分泌物。沙眼、鼻炎、鼻中隔偏曲、鼻息肉等为诱因。新生儿泪囊炎多为鼻泪管膜闭所致。

（二）护理评估

1. 健康史　了解病人有无结膜炎、沙眼、鼻炎、鼻窦炎、鼻甲肿大等疾病。
2. 症状和体征　经常泪溢,内眦部结膜慢性充血。指压泪囊区有大量黏液或黏液脓性分泌物从泪点溢出。分泌物大量潴留可使泪囊扩张,形成泪囊黏液囊肿。角膜上皮损伤或内眼手术时,可造成严重的角膜或眼内感染,对眼球构成潜在威胁。慢性泪囊炎急性发作时称急性泪囊炎,此时局部红、肿、热、痛,炎症可扩展到眼睑及鼻根部,严重时波及泪囊周围组织而形成泪囊蜂窝织炎。

3. 社会心理因素 评估病人对疾病严重性的认识程度,不积极治疗,会增加眼内感染的机会。

(三)治疗原则

1. 局部用药,控制感染。
2. 泪道冲洗。
3. 手术治疗。

(四)护理诊断

1. 急性疼痛:泪囊区红肿、压痛 与泪囊炎有关。
2. 有感染的危险:角膜溃疡或眼内感染 与角膜上皮损伤或内眼手术有关。
3. 知识缺乏 缺乏了解慢性泪囊炎的危害性及防治知识。

(五)护理目标

1. 泪囊区疼痛减轻。
2. 无角膜感染发生。
3. 了解泪囊炎的防治知识。

(六)护理措施

1. 要勤滴抗生素眼药水,每日 4~6 次。冲洗泪道,每周 1~2 次。冲洗后注入抗生素和 α-糜蛋白酶混合液。滴药之前将脓液挤压干净。

2. 冲洗泪道无效者,可用泪道探通术。对探通无效者,采用泪囊鼻腔吻合术、鼻泪道激光再通术、鼻泪道插管术或泪囊切除术。

3. 泪囊鼻腔吻合术者,术前滴 1% 麻黄碱,术后不可用力擤鼻。病人出院后,按时冲洗泪道,第 1 个月每周 1 次,以后每月 1 次,一般冲洗 3 个月左右。

(七)健康指导

1. 做好卫生宣教,注意眼部卫生,积极治疗沙眼、鼻炎等疾病。
2. 指导滴眼药前必须先用手指压迫泪囊区,排空分泌物后再滴眼药。
3. 向病人介绍慢性泪囊炎的潜在威胁,预防角膜外伤的发生。

本 节 小 结

本节介绍了睑缘炎、睑腺炎、睑板腺囊肿、睑内翻及倒睫、睑外翻、上睑下垂、慢性泪囊炎七个方面的内容。常见的睑缘炎有鳞屑性睑缘炎、溃疡性睑缘炎和眦部睑缘炎,睑缘炎指发生在睑缘皮肤、睫毛毛囊及其腺体的亚急性或慢性炎症。睑腺炎是眼睑腺体的急性化脓性炎症。

睑板腺囊肿是睑板腺特发性无菌性慢性肉芽肿性炎症。睑内翻是指睑缘向眼球方向卷曲,部分或全部睫毛倒向眼球。倒睫是指睫毛倒向眼球并接触角膜的一种反常状态。睑内翻必然有倒睫,但倒睫不一定有睑内翻。睑外翻是指睑缘离开眼球向外翻转,睑结膜不同程度地暴露在外,常合并睑裂闭合不全。上睑下垂指提上睑肌和 Müller 平滑肌的功能不全或丧失,导致上睑部分或全部下垂。慢性泪囊炎是泪囊黏膜的慢性卡他性或化脓性炎症。眼睑炎症要从护理诊断、护理措施方面加以区别。

通过本节的学习,要求学生掌握眼睑、泪器疾病的症状体征、护理诊断、护理措施。能够正确对眼睑、泪器疾病病人进行护理评估,并制定正确、有效的护理措施,对病人实施整体护理。

复 习 题

1. 睑缘炎的护理诊断及护理措施有哪些?

2. 内麦粒肿和霰粒肿有何不同? 护理措施及健康指导有哪些?

3. 张××,女,35 岁,工人。左眼流泪 3 年,左眼有黏液脓性分泌物溢出 1 年而就诊,否认外伤史。查体:双上睑结膜轻度充血,压迫泪囊右眼无改变;左眼有黏液脓性分泌物从泪小点溢出。

(1)该病人的护理诊断是什么?

(2)护理措施有哪些?

第二节　结膜病病人的护理

学习要点:

1. 说出沙眼的护理评估、诊断和护理措施。

2. 描述急性细菌性结膜炎、免疫性结膜炎、病毒性结膜炎、翼状胬肉的临床特点和治疗原则。

3. 说出各种结膜病的护理措施。

4. 能对结膜病病人进行正确的健康指导。

一、沙眼

沙眼(trachoma)是由沙眼衣原体引起的一种常见的慢性传染性结膜角膜炎,因其睑结膜面粗糙不平形似沙粒,故名沙眼。其发病及流行与环境卫生、生活条件和个人卫生状况密切相关。多发生于儿童或青少年时期,是致盲的主要眼病之一。

(一)病因和发病机制

沙眼为 A、B、C 或 Ba 抗原型沙眼衣原体感染所致。通过直接接触眼分泌物或污染的水、洗脸用具而传播。

（二）护理评估

1. 健康史　了解病人生活居住条件及个人卫生习惯,了解病人有无沙眼接触史。

2. 症状和体征　沙眼的潜伏期5~14天,经过1~2月的急性期后进入慢性期,慢性期症状不明显。病程辗转数年或数十年之久。沙眼急性期表现为异物感、刺痒感、畏光、流泪、有少量黏性分泌物。检查见上穹隆部和上睑结膜充血、血管模糊,乳头增生或滤泡形成,久病者睑结膜面可见灰白色网状或线状瘢痕。角膜可见血管翳。病变影响角膜,可出现不同程度的视力障碍,甚至失明(图1-3-5)。

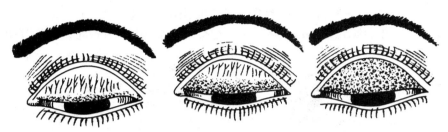

图1-3-5　沙眼

3. 沙眼诊断　根据1979年中华医学会眼科分会制定,凡具有以下第一项条件,兼有其他三项之一者即可诊断为沙眼。

（1）上穹隆部和上睑结膜血管模糊充血,乳头增生或滤泡形成,或两者兼有。

（2）上穹隆部和上睑结膜出现瘢痕。

（3）用放大镜或裂隙灯显微镜检查可见角膜血管翳。

（4）结膜刮片染色检查有沙眼包涵体。

实验室诊断:应用荧光抗体染色法或酶免疫法,可测定沙眼衣原体。

4. 并发症及后遗症

（1）睑内翻及倒睫:睑结膜瘢痕收缩及睑板肥厚变形所致。

（2）睑球粘连:结膜瘢痕性收缩使结膜囊变浅甚至消失所致。

（3）慢性泪囊炎:沙眼病变侵袭泪道黏膜使鼻泪管阻塞或狭窄所致。

（4）结膜角膜干燥症:结膜瘢痕破坏了杯状细胞及阻塞泪腺排出口而引起。

（5）角膜混浊:沙眼性角膜溃疡、角膜血管翳、睑内翻及倒睫而引起。

5. 社会心理因素　沙眼病程长,容易复发,需坚持治疗,注意评估病人的文化层次、对疾病的认识程度、心理特点。

（三）治疗原则

以局部用药为主,机械疗法为辅。

（四）护理诊断

1. 潜在并发症　睑内翻及倒睫、慢性泪囊炎、睑球粘连、角膜干燥症、角膜混浊,与重症沙眼有关。

2. 知识缺乏　缺乏沙眼的防治知识。

（五）护理目标

1. 无并发症发生。
2. 病人及家属能说出沙眼的防治知识。

（六）护理措施

1. 局部治疗　常用 0.1% 利福平、0.1% 肽丁胺、15%～30% 磺胺醋酰钠、0.25% 氯霉素眼药水等滴眼,每日 4～6 次。晚间涂 0.5% 红霉素或金霉素眼膏。坚持用药 1～3 个月。
2. 机械疗法　重症沙眼滤泡较多者行沙眼滤泡挤压术,乳头较多者行乳头摩擦术(图 1-3-6)。

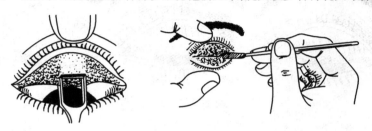

图 1-3-6　滤泡挤压术与乳头摩擦术

3. 沙眼并发症的治疗　如电解倒睫术、睑内翻矫正术,慢性泪囊炎行泪囊鼻腔吻合术,角膜混浊严重影响视力者可考虑角膜移植术。

（七）健康指导

1. 加强卫生宣教,利用各种信息载体宣传沙眼的防治知识。
2. 培养良好卫生习惯,提倡一人一巾一盆,养成不用手拭眼习惯。手帕、毛巾应洗净、煮沸、晒干。防止交叉感染,病人用过的毛巾、手帕、脸盆必须与他人分开,并经常消毒。沙眼衣原体耐寒、怕热,70℃ 以上温度、75% 乙醇溶液、0.1% 甲醛溶液能迅速杀死衣原体,干燥环境易失出感染力。
3. 加强服务行业特别是理发店、旅馆、游泳池的卫生管理,切断传染途径、避免接触传染。

二、急性细菌性结膜炎

急性细菌性结膜炎(acute bacterial conjunctivitis),是由细菌感染所致的一种常见的传染性眼病。具有流行性和传染性、自限性,病程 2 周左右。通过直接或间接接触传染。临床上以急性卡他性结膜炎和淋球菌性结膜炎多见。

（一）病因及发病机制

1. 急性卡他性结膜炎　俗称"红眼病",常见致病菌为肺炎双球菌、Koch-Weeks 杆菌、链球菌和葡萄球菌等,多见于春秋季节,多发于学校、幼儿园等集体生活场所。
2. 淋球菌性结膜炎　由淋病双球菌感染所致,来势较凶猛,新生儿通过患有淋菌性阴道炎的母体产道时感染。成年人主要是淋菌性尿道炎的自身感染。

（二）护理评估

1. 健康史　了解病人有无与"红眼病"接触史，或有淋菌性尿道炎史，或患儿母亲有淋菌性阴道炎史；了解病人的用眼卫生习惯。

2. 症状与体征

（1）急性卡他性结膜炎

1）发病急，双眼同时或先后发病。潜伏期一般为1～3 d，3～4 d达到高峰，7～10 d痊愈。

2）有灼热感、异物感、发痒、流泪，分泌物多，一般无视物障碍。

3）结膜明显充血、水肿，以睑结膜及穹隆部尤甚。结膜囊内有大量的黏液性或黏液脓性分泌物，早晨起床后上下睫毛被黏着成束，睁眼困难。重者出现眼睑红肿、结膜下点状出血及假膜形成。

（2）淋球菌性结膜炎：又称"脓漏眼"。起病急，发展快、传染性极强，表现为眼睑及结膜明显水肿和充血，剧痛、睁眼困难，分泌物初为浆液性或黏液性转为脓性，量多腥臭，不断从睑裂流出。耳前淋巴结肿大。极易引起角膜溃疡、穿孔甚至眼内炎。

3. 社会心理因素　急性细菌性结膜炎导致病人结膜充血显著，结膜高度水肿、分泌大量分泌物，影响其容貌，容易产生自卑、焦虑心理，护士应评价疾病对病人工作、学习的影响程度及病人的心理状态。

（三）治疗原则

1. 结膜囊冲洗。

2. 局部或全身应用抗生素。

3. 防止交叉感染。

（四）护理诊断

1. 疼痛　与结膜炎症累及角膜引起溃疡有关。

2. 潜在并发症　角膜溃疡、角膜穿孔　与淋球菌感染有关。

3. 知识缺乏　对该病认识不足，缺乏本病的相关防治知识。

（五）护理目标

1. 无结膜充血、无角膜炎症发生。

2. 无并发症的发生。

3. 病人及家属知道结膜炎的防治知识。

（六）护理措施

1. 冲洗结膜囊　常用生理盐水或3%硼酸液冲洗。淋球菌性结膜炎用1∶5 000青霉素液冲洗。

2. 局部用药　常用0.25%氯霉素、0.3%庆大霉素、0.3%氧氟沙星、10%磺胺醋酰钠眼药水等。每 1~2 h 滴眼 1 次,睡前涂抗生素眼膏。

3. 全身用药　病情严重者、淋球菌感染者可配合全身应用青霉素、头孢曲松钠等抗生素。

4. 其他　患眼不宜包盖或热敷。

(七)健康指导

1. 接触病人眼睛后,要用肥皂水彻底清洗双手。性病孕妇要做好产前治愈或新生儿结膜囊内滴 1% 硝酸银液或红霉素眼膏预防淋球菌性结膜炎。

2. 强调个人卫生,实行双眼患病一人一瓶眼药、单眼患病一眼一瓶眼药;洗脸用具等物品专人专用,勿进游泳池、公共浴池以防传染;接触过病人的医疗器皿要严格消毒、敷料要烧毁,防止交叉感染。

3. 其他方面同沙眼。

三、病毒性结膜炎

病毒性结膜炎(viral conjunctivitis)是由病毒感染所致的急性传染性眼病。是一种曾在全世界广泛流行的眼部传染病,好发于夏秋季,通常有自限性。临床上以流行性角结膜炎、流行性出血性结膜炎多见。

(一)病因及发病机制

1. 流行性角结膜炎　是由 8 型、19 型、29 型和 37 型腺病毒引起。
2. 流行性出血性结膜炎　由 70 型肠道病毒感染引起。

(二)护理评估

1. 健康史　了解病人有无与病毒性结膜炎接触史或近期是否去过病毒性眼病流行区域。
2. 流行性角结膜炎　潜伏期为 5~7 d。起病急、症状重、双眼发病。主要症状有充血、疼痛、畏光,伴有水样分泌物。病人常出现耳前淋巴结肿大和压痛。急性期眼睑水肿,结膜充血水肿,48 h 内出现滤泡和结膜下出血。发病数天后,角膜可出现弥散的斑点状上皮损害,这种上皮下浸润可持续数月甚至数年之久,逐渐吸收。儿童可有发热、咽痛、腹泻等。
3. 流行性出血性结膜炎　潜伏期短 24 h 内(病程短 10 天左右),除具有结膜炎一般性症状和体征外,主要表现为结膜下呈片状或点状出血。
4. 社会心理因素　评估病人被实施接触性隔离后的焦虑程度、对疾病的认识程度及接受能力。

(三)治疗原则

以局部抗病毒药物应用和对症治疗为主。

(四)护理诊断

1. 疼痛　与病毒累及角膜有关。
2. 知识缺乏　对病毒性结膜炎认识不足,缺乏本病的相关防治知识。

（五）护理目标

1. 无结膜充血、无角膜炎症发生。
2. 病人及家属知道病毒性结膜炎的防治知识。

（六）护理措施

1. 生理盐水冲洗结膜囊，局部冷敷和使用血管收缩剂减轻症状。
2. 选择抗病毒药物眼液如 0.1%碘苷（疱疹净）、0.1%利巴韦林、4%吗啉胍、干扰素滴眼液等，每小时 1 次。合并细菌感染时加用抗生素眼液。角膜感染者考虑使用皮质类固醇眼液。

（七）健康指导

1. 做好卫生宣教工作，杜绝不良用眼习惯。
2. 切断传播途径。不用病人的毛巾、手帕、洗脸盆、学习用具等。接触病人眼睛或物品后，要用肥皂水彻底清洗双手。
3. 强调个人卫生，防止交叉感染。实行洗脸用具等物品专人专用，病人勿进游泳池、公共浴池以防传染。

四、免疫性结膜炎

免疫性结膜炎（immunologic conjunctivitis）是结膜对外界过敏原的一种超敏性免疫反应，又称变态反应性结膜炎。临床上以泡性角结膜炎和春季结膜炎多见。

（一）病因及发病机制

1. 泡性角结膜炎（phlyctenular keratoconjunctivitis） 为迟发性免疫反应。是结膜对结核杆菌或金黄色葡萄球菌，球孢子菌及 L_1、L_2、L_3 血清型沙眼衣原体等微生物蛋白质过敏所致。多发生于营养不良、结核及体质虚弱的儿童和青少年。不良卫生习惯，阴暗潮湿的居住环境是本病的诱发因素。
2. 春季结膜炎（vernal conjunctivitis） 是一种季节性、反复发作的免疫性眼病。病因不明，与 IgE 抗体介导、IgG 抗体和细胞免疫有关。过敏原为各种微生物的蛋白成分、空气中的游离花粉、尘螨等。多在春夏季节发病，常侵犯双眼。男性儿童和青年多见，有一定自限性。

（二）护理评估

1. 健康史 了解病人有无接触花粉、烟尘等变应原；了解疾病反复发作和季节性的特点。
2. 症状与体征
（1）泡性角结膜炎：有异物感、流泪等症状，侵犯角膜时可有畏光、流泪、眼睑痉挛。根据其疱疹结节部位不同，可分为三种类型。
1）泡性结膜炎：睑裂部的球结膜上出现灰红色小结节隆起，其周围结膜呈局限性充血（图 1-3-7）。
2）泡性角膜炎：角膜上有灰白色圆形浸润。
3）泡性角结膜炎：在角膜缘及其附近球结膜上，可出现一个或多个灰白色结节，局部结膜充血(图1-3-8)。位于球结膜上不留瘢痕,累及角膜可遗留角膜薄翳。

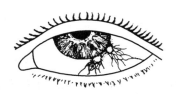
图 1-3-7　泡性结膜炎

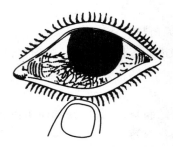
图 1-3-8　泡性角结膜炎

（2）春季结膜炎:双眼奇痒、异物感、畏光、流泪,视力一般无影响,分泌物呈黏稠丝状。临床分三种类型。

1）睑结膜型:上睑结膜充血,呈扁平而肥大的乳头,硬而密集,形如铺路石样,反复发作结膜面呈蜡样肥厚(图1-3-9)。

2）角膜缘型:角膜缘局限性充血,可见黄褐色胶样隆起增生的结节。

3）混合型:上述两种病变同时出现。

3. 社会心理因素　评估病人的生活环境中有无过敏原;评估疾病反复发作给病人带来的心理焦虑程度,以及病人对疾病的认识。

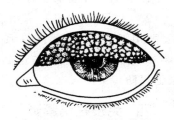
图 1-3-9　春季结膜炎

（三）治疗原则

1. 病因治疗。

2. 抗过敏治疗、角膜受累者按角膜炎治疗。

（四）护理诊断

1. 焦虑　与春季结膜炎眼部奇痒有关。

2. 潜在并发症　青光眼、角膜感染与糖皮质激素治疗的不良反应有关。

（五）护理目标

1. 眼痒减轻或消失。

2. 正确使用糖皮质激素,无并发症发生。

（六）护理措施

1. 避免接触致敏原　寻找病因,积极治疗。

2. 泡性角结膜炎　局部滴用糖皮质激素和抗生素眼药水,常用0.1%地塞米松或0.5%可的松眼药水与0.5%链霉素或0.1%利福平眼药水交替滴眼。重者球结膜下注射地塞米松。

3. 春季结膜炎　局部应用 2%~4% 色甘酸钠眼药水改善症状。滴用糖皮质激素眼药水可减轻症状。此外口服抗组胺类药、钙剂缓解症状。

（七）健康指导

1. 加强营养,增强体质。减少或避免接触花粉、灰尘及暴晒。
2. 补充维生素 B_2 和维生素 AD 丸。
3. 春季结膜炎病人应戴太阳镜减少阳光刺激。
4. 不宜食用蛋类、虾、蟹、牛奶等食物。

五、翼状胬肉

翼状胬肉（pterygium）是睑裂部球结膜及其下纤维血管组织变性及增生,呈三角形似翼状,由角膜缘向透明的角膜生长。鼻侧多见。

（一）病因及发病机制

病因不明确,一般认为与风沙、粉尘、结膜慢性炎症、紫外线照射有关。多见于渔民、农民等中老年户外工作者。术后复发率高达 20%~30%。

（二）护理评估

1. 健康史　了解病人有无慢性结膜炎病史,评估病人的视力情况。
2. 症状与体征
（1）翼状胬肉:呈三角形向角膜侵入,伸向角膜的尖端称头部,跨过角膜缘部称颈部,球结膜上称体部。
（2）静止性翼状胬肉:头部无浸润,颈部和体部薄而平坦不充血。进行性翼状胬肉头部隆起,尖端角膜灰色浸润,颈部和体部肥厚充血（图 1-3-10）。
（3）一般无任何症状,偶有异物感,若侵及瞳孔区则影响视力,影响美观。
3. 社会心理因素　评估病人的文化层次,对疾病的认识程度;评估病人的职业、生活或工作的环境卫生状况。

（三）治疗原则

消除刺激因素,小而静止者可不处理,进行性翼状胬肉影响视力者考虑手术治疗。

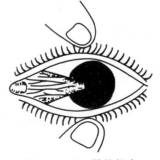

图 1-3-10　翼状胬肉

（四）护理诊断

1. 感知紊乱　与翼状胬肉遮盖瞳孔影响视力有关。
2. 知识缺乏　缺乏翼状胬肉的防治知识。

（五）护理目标

1. 消除有关致病因素,恢复正常视力。

2. 了解翼状胬肉的防治知识。

（六）护理措施

1. 小而静止的翼状胬肉一般不需手术。为改善外观需要者可考虑手术。

2. 进行性翼状胬肉侵袭瞳孔区而影响视力者,施行翼状胬肉切除术。术前参照外眼手术护理,滴抗生素眼液 3 天,向病人耐心介绍手术过程,消除疑虑,积极配合手术治疗。术后每日换药,一般 5 天拆线,应用 β 线照射、噻替哌、博来霉素可降低复发率。

（七）健康指导

1. 避免风沙、粉尘、紫外线照射。
2. 慢性结膜炎病人经常滴抗生素眼药水。
3. 户外活动时戴防风眼镜或遮光眼镜。

本 节 小 结

结膜病病人的护理介绍了沙眼、急性细菌性结膜炎、病毒性结膜炎、免疫性结膜炎和翼状胬肉病人的护理五个方面,结膜病主要表现结膜充血、乳头肥大、滤泡增生,瘢痕形成。角膜可见血管翳及不同性状的分泌物。临床护理上应注意结膜炎病人的病变特征、用药护理、护理诊断及护理措施。

复 习 题

1. 何为沙眼? 如何进行护理?
2. 细菌性结膜炎与病毒性结膜炎如何鉴别?
3. 病人男,22 岁,大学生。昨日曾到游泳池游泳,今晨起双眼发红伴大量脓性分泌物,并将上下睫毛粘在一起,伴眼异物感,烧灼感,到校医务室就诊。医生诊断为细菌性结膜炎。
（1）该病人的护理诊断是什么?
（2）请为该病人制订治疗方案。病人回家后应注意什么? 如何向病人做健康宣教?

（李巧会）

第三节　角膜疾病病人的护理

学习要点：

1. 描述细菌性角膜炎、真菌性角膜炎及病毒性角膜炎的临床特点和治疗原则。
2. 说出各种类型角膜炎的护理措施。
3. 能对角膜炎病人进行正确的健康教育,概括角膜移植术的护理措施。

一、细菌性角膜炎

细菌性角膜炎(bacterial keratitis)是角膜上皮损伤后被细菌感染所致的角膜炎症的总称。

由于致病菌的不同可分为匐行性角膜溃疡、铜绿假单胞菌性角膜溃疡。

（一）病因及发病机制

匐行性角膜溃疡多由角膜外伤继发细菌感染而发病。多见于指甲、稻谷划伤、戴角膜接触镜擦伤，慢性泪囊炎病人，常在角膜外伤后 24~48 h 发病。干燥性角膜结膜炎也可诱发感染。致病菌多为肺炎双球菌、金黄色葡萄球菌、链球菌。

铜绿假单胞菌性角膜溃疡多见于角膜异物剔除术后感染，或戴角膜接触镜引起铜绿假单胞菌感染而发病。在数小时至 2 天内发病。丁卡因或荧光素钠眼药水内可被铜绿假单胞菌污染，必须格外注意。

（二）护理评估

1. 健康史　了解有无角膜外伤史、角膜异物剔除史、慢性泪囊炎或长期佩戴角膜接触镜等。
2. 症状与体征　可出现疼痛、畏光、流泪、眼睑痉挛，不同程度的视力下降，伴较多脓性分泌物。

（1）匐行性角膜溃疡　混合性充血，严重者伴有球结膜水肿。角膜溃疡边缘向周围和深部呈潜行扩展，底部污浊。由于细菌毒素不断渗入前房刺激虹膜睫状体，导致大量前房积脓，这是本病特征。如果溃疡未能控制，继续向四周及深部发展，坏死组织不断脱落，最终导致穿孔。

（2）铜绿假单胞菌性角膜溃疡　起病急，症状严重，发展迅猛。是一种严重的化脓性角膜溃疡。球结膜水肿、混合性充血，铜绿假单胞菌产生蛋白分解酶，使角膜很快浸润坏死、脱落，形成溃疡，溃疡面有大量黄绿色黏稠分泌物。前房积脓量多，数天内可发生角膜坏死穿孔，并发眼内炎或全眼球炎。

3. 社会心理因素　评估病人对此病的认识程度，有无紧张、焦虑的心理表现；了解病人的用眼卫生和个人卫生习惯。

（三）治疗原则

1. 去除病因，控制感染，改善视力。
2. 增强全身及局部抵抗力，减轻组织反应。
3. 促进炎症吸收和组织修复，减少并发症发生。

（四）护理诊断

1. 急性疼痛　眼痛，与角膜炎症有关。
2. 感知紊乱　视力障碍，与角膜溃疡有关。
3. 功能障碍性悲哀　与视力障碍导致的心理紊乱有关。
4. 潜在并发症　角膜溃疡穿孔、化脓性眼内炎及全眼球炎，与严重角膜溃疡有关。
5. 知识缺乏　缺乏防治角膜外伤的相关知识。

（五）护理目标

1. 眼痛减轻。

2. 改善视力。

3. 恢复正常心理。

4. 减少或不发生并发症。

5. 知道防治角膜炎的相关知识。

(六) 护理措施

1. **抗感染**　有针对性地使用抗生素。

(1) 匐行性角膜溃疡选用 0.3% 氧氟沙星眼药水、0.3% 环丙沙星眼药水、0.5% 链霉素眼药水或 0.5%～1% 庆大霉素等眼药水,每 0.5 h 滴眼 1 次。白天用眼药水滴眼,睡前涂眼膏。还可用庆大霉素 2 万 U、头孢唑林钠 100 mg 球结膜下注射,每日 1 次。严重者全身使用抗生素,首选青霉素。

(2) 铜绿假单胞菌性角膜溃疡选用 0.25%～0.5% 多黏菌素 B 眼药水、1.4% 妥布霉素或 1% 庆大霉素等眼药水,每 15～30 min 滴眼 1 次。还可用多黏菌素 B5 万 U 或庆大霉素 2 万 U 球结膜下注射,每日 1 次。

2. **应用散瞳药**　可防止虹膜后粘连及解除瞳孔括约肌痉挛和睫状肌痉挛,减轻疼痛。

3. **溃疡面处理**　坏死物较多,可用化学剂烧灼溃疡面,去除坏死组织,促进修复。用眼垫遮盖可减少刺激,保护溃疡面。

4. **预防角膜穿孔**　深部角膜溃疡者应加压包扎,并使病人安静休息,保持大便通畅,避免咳嗽。

5. **角膜瘢痕者**　可行角膜移植术增视。

6. **严格消毒隔离**　防止交叉感染,分病室居住;病室各种设备如床头柜、靠椅、门、床头、地面每日用消毒水擦洗 1 次,房间每天用紫外线灯照射 1 h,禁止病人串门,避免交叉感染。病人所用的物品专用,用后消毒。要尽量避免用污染的药液点眼,并常调换新药,防止铜绿假单胞菌性角膜溃疡发生。

7. **心理护理**　医护人员在诊疗过程中应进行耐心的心理护理,消除紧张心理。治疗时动作轻柔、规范操作,切忌挤压眼球。剔除角膜异物时,应严密消毒器械,严格无菌操作。

8. **其他**　告诫病人勿用手揉眼,保持大便通畅,勿用力咳嗽及打喷嚏,防止角膜穿孔。

(七) 健康指导

1. 积极治疗外眼炎症性眼病。

2. 避免强光刺激,戴有色眼镜保护角膜。防止异物损伤角膜。

3. 行荧光素染色,剔除角膜异物等操作应无污染。

4. 戴角膜接触镜者,应注意镜片质量,清洁和消毒,所戴镜片应无污染。

二、真菌性角膜炎

真菌性角膜炎(fungal keratitis)是真菌直接侵犯角膜引起的感染。近几年报道逐年增多,可能与广泛应用糖皮质激素和广谱抗生素有关,是致盲率极高的角膜病。

（一）病因及发病机制

真菌性角膜炎多见于农业植物性外伤,如谷粒、麦穗、植物叶片等物擦伤。主要致病菌有酵母菌、曲霉菌、镰刀菌、放射菌等。

（二）护理评估

1. 健康史　评估病人有无农业植物性外伤史;了解病人有无长期应用糖皮质激素和广谱抗生素。

2. 症状与体征　自觉症状较轻。起病缓,进展慢。检查可见混合充血,角膜溃疡灶呈乳白色,粗糙不平,表面干燥呈"舌苔"或"牙膏"样。周围可出现"卫星"样浸润病灶。有黏稠的前房积脓。角膜穿孔是本病特点之一。

细胞学检查:溃疡面坏死组织刮片可查到真菌菌丝。真菌培养可分离出真菌类型。

3. 社会心理因素　评估病人对真菌性角膜炎的认识程度,有无紧张、焦虑、悲哀的心理表现;了解此病对病人工作及家庭经济的影响。

（三）治疗原则

1. 选用有效抗真菌药物控制感染。
2. 使用散瞳药物防虹膜后粘连。
3. 防止并发症。

（四）护理诊断

1. 疼痛　与角膜炎症刺激有关。
2. 感知紊乱　视力障碍,与角膜溃疡有关。
3. 焦虑　与视力障碍、病程长、担心预后有关。
4. 潜在并发症　角膜溃疡穿孔、真菌性眼内炎,与角膜溃疡进展程度有关。
5. 知识缺乏　缺乏对角膜外伤后感染的预防知识。

（五）护理目标

1. 疼痛减轻或消失。
2. 改善或恢复视力。
3. 减少或不发生并发症。
4. 知道或了解角膜外伤后的防治知识。

（六）护理措施

1. 选用抗真菌药物,常用的有 0.25%二性霉素 B 眼药水、0.5%咪康唑眼药水、1%金褐霉素眼药膏,白天用眼药水滴眼,睡前用眼膏。药物应用时间要长,以防复发。

2. 病情严重者,用咪康唑 5~10 mg 球结膜下注射,口服酮康唑,禁用类固醇激素。

3. 应用 1%阿托品眼药水或眼膏散瞳。

4. 角膜创面的处理同细菌性结膜炎。

5. 真菌性角膜炎的病程长,易引起病人情绪障碍,应对病人作解释疏导工作,加强心理护理。

(七)健康指导

1. 指导农民预防农业植物引起的角膜外伤,若伤后应及时到医院进行诊治。
2. 使用糖皮质激素及抗生素眼药水或眼膏时间不应过长,以防发生真菌性角膜炎。

三、单纯疱疹病毒性角膜炎

单纯疱疹病毒性角膜炎(herpes simplex virus keratitis,HSK)是由单纯疱疹病毒血清Ⅰ型病毒经口腔、呼吸道或直接接触感染所致,是严重的致盲性眼病,居角膜病致盲首位,发病率呈逐年增多趋势。

(一)病因及发病机制

单纯疱疹病毒性角膜炎初次感染为原发感染,原发感染后病毒可在三叉神经节内潜伏。多在机体抵抗力降低或感冒、急性扁桃体炎、上呼吸道感染等发热疾病之后,潜伏的病毒被激活,引起角膜炎复发。免疫抑制剂、糖皮质激素的应用也可诱发。根据角膜浸润灶的形态不同,临床上分为三种类型,即树枝状或地图状角膜炎,盘状角膜炎、坏死性角膜基质炎。

(二)护理评估

1. 健康史 了解病人有无感冒发热、全身或局部应用免疫抑制剂、糖皮质激素,或机体抵抗力降低,有无疾病的反复发作史。

2. 症状与体征 自觉异物感,畏光、流泪及不同程度的视力下降。病变区角膜知觉减退。

(1)树枝状或地图状角膜炎 病毒直接侵犯角膜上皮。开始在角膜上皮出现灰白色,排列成串的小疱,很快小疱破裂,相互连接形成树枝状表浅溃疡(图1-3-11)。如果溃疡逐渐向四周扩展,可形成不规则的地图状溃疡(图1-3-12)。

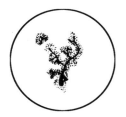 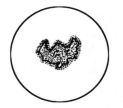

图1-3-11 树枝状角膜炎　　　　图1-3-12 地图状角膜炎

(2)盘状角膜炎:多为病毒抗原导致细胞免疫为主的迟发性超敏反应或病毒直接侵犯角膜所致。炎症位于角膜中央深部基质层内,出现境界清楚的盘状浸润。表面角膜水肿、增厚。常伴有虹膜睫状体炎,也可继发青光眼。

（3）坏死性角膜基质炎：表现为角膜基质炎症浸润坏死、新生血管形成及瘢痕。角膜可变薄或穿孔。

3. 社会心理因素　评估病人对此病的认识程度，有无紧张、焦虑、悲哀的心理表现；了解家庭成员对病人的关怀和支持。

（三）治疗原则

抗病毒、清除病灶、散瞳、防止并发症及混合感染。

（四）护理诊断

1. 感知紊乱　视力障碍，与角膜知觉减退有关。
2. 潜在并发症　角膜瘢痕、细菌感染、角膜穿孔、继发青光眼等，与用糖皮质激素治疗的不良反应有关。
3. 焦虑　与视力障碍及疾病反复发作、担心预后有关。
4. 功能障碍性悲哀　与视力障碍导致的心理紊乱有关。

（五）护理目标

1. 改善或者恢复视力。
2. 无并发症及混合感染发生。
3. 消除焦虑心理。
4. 恢复正常心理，增强战胜疾病的信心。

（六）护理措施

1. 抗病毒治疗　常用的有 0.1% 碘苷（疱疹净）、1% 阿昔洛韦、1% 三氟胸腺嘧啶、0.05% 安西他滨眼药水。急性期每 1~2 h 滴眼一次，晚间涂 0.1% 碘苷或 0.05% 安西他滨眼药膏。阿昔洛韦与人类白细胞干扰素合用效果较佳。
2. 糖皮质激素应用　盘状角膜炎可在使用抗病毒药物的前提下，适量应用糖皮质激素。局部滴眼、涂眼及球结膜下注射。树枝状、地图状或有角膜溃疡者，禁用糖皮质激素药物。
3. 防止混合感染　局部或全身用抗生素，反复发作可考虑自血疗法。
4. 散瞳　有虹膜睫状体炎者，用 1% 阿托品眼药水或眼膏散瞳。
5. 清除角膜病变组织，促进溃疡愈合　用 3%~5% 碘酊局部涂擦或冷冻病灶。
6. 角膜移植术　对反复发作，疗效不佳，视力降至 0.1 以下者，病情稳定最少半年以后可考虑做角膜移植术。

（七）健康指导

1. 指导病人合理用药、勿滥用糖皮质激素。
2. 帮助病人消除焦虑心理，增强防病、治病信心。
3. 加强锻炼，增强机体抵抗力，防止感冒减少复发。

四、角膜移植术的护理

角膜没有血管,免疫学上处于相对的"赦免状态",因此,角膜移植术(keratoplasty)是器官移植中成功率最高的一种。角膜移植是用透明的角膜片置换混浊或有病变部分的角膜,以达到增视、治疗某些角膜病和改善外观的目的。

（一）适应证

1. 全层（穿透性）角膜移植术　以全层透明角膜代替全层混浊角膜。适应证包括中央性角膜白斑、角膜变性、圆锥角膜、顽固性角膜炎或溃疡及角膜瘘等,这种手术要求移植片内皮细胞有良好活性,故最好取自死后数小时内摘下的眼球,手术原则是根据病变范围选择适当口径的角膜环钻,分别做术眼及供眼角膜切除,做成移植床（术眼）及移植片（供眼）,将移植片置于移置床上,缝线固定。术终可注气或注入林格液以恢复前房。手术成功的关键是不伤害术眼眼内组织及移植片内皮,并使移植片与移植床对位吻合良好。

2. 板层角膜移植术　将浅层角膜病变组织切除,留下一定厚度的角膜做移植床,用一块同样大小和厚度的板层移植片放在受眼角膜床上。以间断缝线固定,植片和植床必须平整及互相吻合,才能得到良好的光学效果。适应证包括中浅层的角膜斑翳或营养不良性混浊、进行性角膜炎或溃疡、角膜瘘、角膜肿瘤等。因手术不穿通眼球,故较安全,并发症少,但光学效果不如穿透性角膜移植术。

（二）护理措施

1. 术前护理
（1）按眼科手术常规进行。
（2）眼部检查　说明术前检查重要性,包括视功能检查、眼压、泪道冲洗及结膜、角膜、晶状体和玻璃体检查。
（3）降低眼压　术前 30 min 快速静脉滴注 20% 甘露醇 250 mL。
（4）缩瞳药　术前手术眼滴 1% 毛果芸香碱（匹罗卡品）滴眼液,使瞳孔保持在 2 mm 左右,便于术中缝合,保护晶状体免受环钻刀的损害。

2. 术后护理
（1）参照眼科术后护理常规。建议戴上硬性眼罩保护术眼,尤其是睡眠打盹时。
（2）手术 24 h 后,每天换药。若植片平整,可改用眼垫包扎,至刺激症状基本消退为止;若植片不平整,应适当延长包扎时间。
（3）密切观察病情变化:如病人主诉眼痛、头痛、畏光、流泪、视力突然下降,眼球充血、眼压升高或角膜植片变为混浊、水肿,并向外膨隆等现象,应立即报告医生。
（4）眼压监测:定时测量眼压,观察眼压变化。
（5）药物护理:皮质类固醇为目前最常用的抗排斥反应药物,术后常规连续静脉滴注地塞米松针剂。要坚持足量、规则用药和缓慢停药原则,注意有无眼压升高等药物不良反应。
（6）如角膜组织愈合不佳者,遵医嘱给予促进角膜上皮修复的药物。

（三）健康指导

1. 定期复查,告诉病人如果出现畏光、流泪、突然视力下降,须立即来医院复诊。

2. 遵医嘱使用散瞳药、降低眼压药物和免疫抑制剂,并指导病人及家属正确使用。

3. 角膜移植术后 3 个月内要特别注意眼部卫生和休息,一年内都要注意保护角膜移植片,外出要戴防护眼镜,以免受伤。

4. 饮食起居要有规律,保持充足睡眠,避免过度疲劳,注意预防感冒;多吃易消化食物,多食水果、蔬菜,忌食刺激性食物。

5. 保持大便通畅,防止用力解便,以免造成植片前突。

本 节 小 结

本节内容包括细菌性角膜炎、真菌性角膜炎、单纯疱疹病毒性角膜炎和角膜移植术的护理。病变的角膜组织首先有炎症细胞浸润,进而变性、坏死,形成角膜溃疡,临床护理方面应注意角膜炎的病变观察、用药护理及角膜移植手术前后的护理。

复 习 题

1. 角膜溃疡病人为防止角膜穿孔,护理应特别注意什么?

2. 简述角膜移植术的护理措施。

（姜宪辉）

第四节　葡萄膜疾病病人的护理

学习要点:

1. 说出虹膜后粘连、瞳孔闭锁、瞳孔膜闭的定义。

2. 描述虹膜睫状体炎的护理评估、并发症、护理措施。

3. 知道交感性眼炎的概念、治疗原则、护理措施、健康指导。

葡萄膜包括虹膜、睫状体及脉络膜。葡萄膜疾病以炎症最多见,称葡萄膜炎(uveitis),按其发病部位可分为前葡萄膜炎(即虹膜睫状体炎)、中葡萄膜炎、后葡萄膜炎(即脉络膜炎)和全葡萄膜炎,临床上以前葡萄膜炎最为常见。

一、虹膜睫状体炎

由多种因素引起虹膜睫状体的炎症称虹膜睫状体炎(iridocyclitis)。好发于青壮年,易反复发作,常引起严重的并发症,是常见的一类致盲性眼病。

（一）病因及发病机制

病因复杂,大致可分为感染性和非感染性两大类,感染性是由细菌、病毒、真菌、寄生虫等病原体直接或由身体其他部位经血液循环侵入虹膜睫状体发病。非感染性又分为外源性和内源性两类,外源性主要是由于外伤、手术等物理和酸、碱及药物等化学损伤所致;内源性主要由于免疫反应及对变性组织、坏死肿瘤组织的反应所致,是虹膜睫状体炎的主要原因。

(二)护理评估

1. 健康史　询问病人有无反复发作史,有无全身相关性疾病,如强直性脊柱炎、Reiter综合征、溃疡性结肠炎、结核梅毒等;有无眼外伤或眼部感染病史。

2. 症状　畏光、流泪、眼痛及视力下降。

3. 体征

(1)睫状充血或混合性充血。

(2)角膜后沉着物(keratic precipitates,KP):炎性细胞或色素沉积于角膜后表面形成。

(3)房水混浊、房水闪辉(aqueous flare):由于血-房水屏障功能受到损害,炎性细胞进入房水所致。

(4)虹膜肿胀,纹理不清。

(5)瞳孔改变:① 瞳孔缩小,对光反应迟钝或消失;② 部分虹膜后粘连,散瞳后瞳孔形状不规则呈花瓣状;③ 虹膜全部后粘连形成瞳孔闭锁;④ 瞳孔区被机化物覆盖为瞳孔膜闭(图1-3-13)。

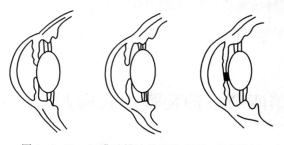

图 1-3-13　虹膜后粘连及瞳孔闭锁、瞳孔膜闭

4. 并发症

(1)继发性青光眼:由于渗入房水的炎性细胞、色素等堵塞小梁网,或虹膜前粘连使房水引流受阻,或虹膜后粘连、瞳孔闭锁和瞳孔膜闭引起前后房水交通不畅,形成继发性青光眼。

(2)并发性白内障:由于房水成分改变影响晶状体代谢,导致晶状体混浊。

(3)低眼压及眼球萎缩:后期因睫状体分泌房水功能障碍所致。

5. 社会心理因素:应评估病人对本病的认识程度,有无紧张、焦虑等心理特征。

(三)治疗原则

关键是散瞳,以防止虹膜后粘连,减少并发症的发生。同时应用皮质类固醇控制炎症反应。针对病因治疗。

(四)护理诊断

1. 急性疼痛　眼痛,与睫状神经刺激有关。

2. 感知紊乱　视力下降,与房水混浊、角膜后沉着物、继发性青光眼、并发性白内障有关。

3. 焦虑　与视力下降、疼痛、病程长及反复发作有关。

4. 潜在并发症　并发性白内障、继发性青光眼、眼球萎缩,与疾病反复发作有关。

5. 知识缺乏　缺乏对本病及相关的防治知识,如激素和散瞳药的用药知识。

（五）护理目标

1. 眼痛缓解。

2. 视力稳定或提高。

3. 消除焦虑,稳定情绪,使病人以健康心理积极配合治疗。

4. 减少并发症,药物的副作用减少到最低限度。

5. 病人或家属能了解虹膜睫状体炎的防治知识。

（六）护理措施

1. 一般护理　嘱病人注意休息,保证充分睡眠,给富有营养、易消化的饮食,勿吃刺激性食物,忌烟酒。采用患眼湿热敷可促进炎症吸收,每日 2~3 次,每次 15~20 min。

2. 用药护理

（1）散瞳:具有解痉、镇痛、防止或拉开虹膜后粘连、预防并发症的作用。局部滴 1% 阿托品眼药水,每日 2~3 次,或涂阿托品眼膏,散瞳不理想可结膜下注射混合散瞳药,注射部位应选择瞳孔未散开的部位。散瞳药应用要早且充分,持续到炎症完全消退。滴散瞳药前要向病人解释清楚散瞳的目的及散瞳药的副作用,滴药后要压迫泪囊 2~3 min,防止药液通过泪道黏膜吸收中毒。

（2）糖皮质激素:具有抑制炎症反应的作用。可滴眼、涂眼膏及球结膜下注射,严重的病人可全身用药。长期应用激素的病人应注意观察药物的不良反应,经常测血糖、血压、体重、眼压,防止高血压、糖尿病、胃出血、激素性青光眼等副作用的发生。

（3）非甾体消炎药:可抑制炎症介质的形成,多局部用药。点双氯芬酸钠眼药水,用药前应告知病人该药有较强的刺激性。口服吲哚美辛、阿司匹林等药物应在饭后 30 min 服用,并观察胃肠道反应及有无肝肾损害。

3. 心理护理:向病人耐心解释病情,协助病人寻找病因,介绍治疗方案,防止发作。解除病人的焦虑恐惧心理,多给鼓励,以增强信心,配合治疗。

4. 经常观察视力、结膜、角膜、前房、虹膜、瞳孔、眼压等状况,如有改变及时报告医生处理,防止并发症的发生。

（七）健康指导

1. 指导病人正确用药:应用糖皮质激素时不能自行停药,应按医嘱逐渐减量;指导正确的滴眼药水和热敷方法等。

2. 治疗期间避免强光刺激,外出应戴有色眼镜。

3. 减少复发,告知病人应戒烟酒,加强体育锻炼,增强体质,提高机体抵抗力。

4. 定期复查,如有变化应及时就诊。

二、交感性眼炎

交感性眼炎(sympathetic ophthalmia)是指穿通性外伤眼或内眼手术眼,发生非化脓性全葡萄膜炎,经2~8周或更长的时间后,另一眼也发生同样性质的全葡萄膜炎,称交感性眼炎。受伤眼称诱发眼,另一眼称交感眼。

(一)病因及发病机制

交感性眼炎的病因不明。有人认为其与感染和对葡萄膜、葡萄膜的色素颗粒或视网膜抗原产生的自身免疫反应有关。

(二)护理评估

1. 健康史　了解另一眼受伤的程度、是否有异物、时间的长短及处理情况等。
2. 症状与体征
(1)诱发眼:眼前段的葡萄膜炎症复发或原有症状加剧,眼底表现为视盘充血,后极部视网膜水肿和浆液性视网膜脱离。
(2)交感眼:疼痛、畏光、流泪、视物模糊、视力减退。睫状充血或混合性充血,眼底视盘充血,视网膜有黄白色点状渗出。眼底荧光血管造影,早期可见视网膜有多数细小荧光素渗漏点,以后逐渐扩大。
(3)并发症:并发性白内障、继发性青光眼、浆液性视网膜脱离和视神经萎缩。
3. 社会心理因素　病人因担心失明而焦躁不安,应评估病人的心理状况,及时予以处理。

(三)治疗原则

对受伤眼尽早清创缝合,取出眼球内异物,并进行抗感染治疗。对已发生交感性眼炎的应大量应用皮质激素。对下列情况可考虑摘除诱发眼:受伤眼损害严重而炎症强烈,视力恢复无望者;合并继发性青光眼,眼压不能控制者;非手术治疗无效、慢性炎症反复发作、伤眼已丧失视力者。

(四)护理诊断

1. 感知紊乱　视力下降,与角膜后沉着物、玻璃体混浊、视网膜渗出及并发白内障、继发性青光眼、视网膜脱离和视神经萎缩有关。
2. 焦虑　与双眼视功能障碍有关。
3. 潜在并发症　晶状体混浊、继发性青光眼、视网膜脱离,与病情反复发作、迁延难愈有关。

(五)护理目标

1. 视力不进一步下降。
2. 消除焦虑。
3. 减少并发症发生。

(六)护理措施

1. 一般护理　参见虹膜睫状体炎的护理。

2. 观察　随时观察受伤眼的视力、眼压、结膜、前房、虹膜、瞳孔等变化,并及时报告给医生。对有望保存视力和眼球者,应尽可能修复伤口。对修复无望的眼球破裂,可考虑眼球摘除术。

3. 交感性眼炎已经发生,应全身及局部大量应用糖皮质激素。眼前段受累者需散瞳处理。用药护理参见虹膜睫状体炎的护理。

4. 心理护理　交感性眼炎的病人常因担心双目失明而紧张、焦虑,心理负担重,应向病人讲解疾病的相关知识,使其了解交感性眼炎早期治疗的重要性,解除顾虑,配合治疗。

（七）健康指导

1. 嘱病人提高对眼的保护意识,避免各种原因的眼外伤,一旦发生,尤其是眼球穿通伤应立即到有条件的医院就诊,不要自己冲洗或到无眼科专科设备的诊所就诊,以免耽误病情或受到错误处理。

2. 指导病人进行自我监测,如健眼出现畏光、流泪、疼痛、视物不清或视力下降时及时就诊。建议定期做眼底检查,警惕交感性眼炎的发生,以免延误治疗。

本节小结

虹膜睫状体炎是常见的一类致盲性眼病。内源性因素是虹膜睫状体炎的主要原因。睫状充血、角膜后沉着物、房水混浊、虹膜肿胀、瞳孔缩小为其主要护理评估。由于瞳孔的改变导致继发性青光眼和并发性白内障、低眼压及眼球萎缩等并发症。治疗的关键是散瞳,以防止虹膜后粘连,减少并发症的发生。给予心理护理,注意饮食和休息。

交感性眼炎是指穿通性外伤眼或内眼手术眼,发生非化脓性全葡萄膜炎,经 2～8 周或更长的时间后,另一眼也发生同样性质的全葡萄膜炎。受伤眼称诱发眼,另一眼称交感眼。治疗原则:对受伤眼尽早清创缝合,取出眼球内异物,并进行抗感染治疗。对已发生交感性眼炎的应大量应用皮质激素。

复 习 题

1. 虹膜睫状体炎为什么局部要滴散瞳的药物?

2. 虹膜睫状体炎继发性青光眼是由于(　　　　)。

A. 玻璃体大量炎症细胞 　　　B. 房水分泌过多 　　　　C. 血-房水屏障功能破坏

D. 虹膜周边前粘连、瞳孔闭锁 　　E. 炎症反复发作使房角后退

3. 解释虹膜睫状体炎、瞳孔闭锁、交感性眼炎。

（刘杏芳）

第五节　白内障病人的护理

学习要点:

1. 说出白内障的定义与临床分类。

2. 叙述年龄相关性白内障、先天性白内障的护理评估和治疗原则。

3. 会准确进行年龄相关性白内障、先天性白内障的护理诊断,完成护理措施。

4. 能说出白内障病人的手术治疗时机,进行健康指导,完成护理目标。

白内障(cataract)是指各种原因引起的晶状体混浊。晶状体是一种无血管、无神经的透明组织,其营养主要依赖于房水供给。临床上晶状体病既无疼痛,也不发生炎症反应。临床上依据晶状体混浊的发生原因,将白内障分为年龄相关性、先天性(发育性)、代谢性、并发性、后发性、辐射性、药物与中毒性和外伤性白内障八种,其中以前三种最为常见。

一、年龄相关性白内障

年龄相关性白内障(age-related cataract)旧称老年性白内障(senile cataract),是一种40岁以后随年龄增长而产生的、原因不明的晶状体混浊。临床上年龄相关性白内障有皮质性、核性和后囊膜下之分。核性白内障多发生于65~75岁,混浊仅局限于晶状体核。事实上,临床研究表明老年性白内障不仅只是发生在老年人,年龄在40~50岁的中年期亦有较高的发病率,而且在40岁以后的发病率有随年龄增长而增高的相关性,故称年龄相关性白内障。

(一)病因及发病机制

病因不明,可能为环境、营养、代谢和遗传等多种因素对晶状体长期综合作用的结果。其次与过多的紫外线照射、过量饮酒、吸烟、心血管疾病、高血压等有关。

(二)护理评估

1. 健康史　询问病人视力下降的时间、程度、发展的速度和治疗的经过,有无眼红、眼痛、头痛、恶心、呕吐等。了解有无高血压、糖尿病及心血管疾病等。

2. 症状与体征　年龄相关性白内障常为单眼或双眼先后发病。表现为渐进性、无痛性视力减退或自觉眼前有固定不动的黑点。由于混浊的部位和程度的不同,视力障碍出现的时间亦各有所异。随混浊的进展,视力障碍逐渐加重,最终视力可降至指数或光感。

根据晶状体混浊开始出现的部位可分为三种类型:皮质性、核性及后囊膜下性,以皮质性白内障最为常见。皮质性白内障依其混浊发展的过程分为四期。

(1)初发期:晶状体自周边向中央发展的楔形混浊,可持续数年而不影响视力。

(2)未成熟期:晶状体呈不均匀乳白色混浊,视力明显减低。此期,晶状体由于蛋白质变性而吸收水分,使体积增大,前房变浅和房角变窄,有青光眼素质者,此时有可能发生青光眼。用斜照法检查时,可见半月状虹膜投影,表现白内障尚未成熟(图1-3-14)。

(3)成熟期:晶状体呈乳白色混浊,视力仅剩光感或指数,虹膜阴影消失。过去认为此期

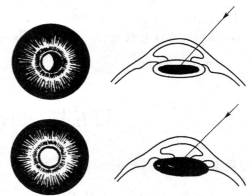

图1-3-14　半月状虹膜投影

为白内障手术的最佳时期,目前,因提倡做白内障囊外摘除术不局限于成熟期手术,故不再使用手术最佳时期这一术语。

（4）过熟期:由于晶状体变性混浊,蛋白水解酶的产生与释放,形成液态皮质,致晶状体核下沉,晶状体囊膜皱缩,虹膜震颤。此期若眼球受到外力挤压,易致晶状体囊膜破裂,皮质外溢而引起变态反应性葡萄膜炎、继发性青光眼。

3. 社会心理因素　评估病人的心理状态和生活自理能力。

（三）治疗原则

迄今为止,白内障的治疗依然以手术为主。近代临床医学领域,白内障摘除术是最常用的手术之一,也是一种成功率极高的手术。手术方式主要有白内障囊外摘除术联合人工晶体植入术、超声乳化白内障吸除术联合人工晶体植入术、激光乳化白内障吸除术联合人工晶体植入术等。

（四）护理诊断

1. 感知紊乱　视力下降,与晶状体混浊有关。
2. 有受伤的危险　与视力障碍有关。
3. 潜在并发症　继发性青光眼,过敏性葡萄膜炎,晶体脱位等并发症,与未成熟期白内障晶体吸水膨胀,过熟期白内障晶状体皮质分解与液化有关。
4. 知识缺乏　缺乏白内障的防治和自我保健的相关知识。

（五）护理目标

1. 保护视功能,增进视力。
2. 在护士和家属的协助下,能最大限度地实现生活自理,基本满足生活需要。
3. 采取积极的预防与护理措施,防止并发症的发生。
4. 在医护人员的指导与帮助下,学会白内障防治常识与方法。

（六）护理措施

1. 心理护理　年龄相关性白内障手术为复明手术,对施行人工晶状体植入术者,术后视力会有明显提高,应嘱其保持情绪稳定,避免术后情绪激动而引起并发症。对未施行人工晶状体植入术者,告知配镜后亦能达到较好的矫正视力。对于患有眼底疾病、糖尿病、眼外伤等术后视力恢复欠佳者,术前应提示术后效果。

2. 术前护理　生活用物放在病人视力范围内,根据视力障碍的程度,给予病人生活上的协助和关照,如搀扶病人。

3. 术前散瞳　术前 1 h 散瞳,用阿托品眼药水每 10 min 滴眼 1 次,共 3 次。人工晶状体植入术应用托吡卡胺眼药水和去氧肾上腺素眼药水交替滴眼各 3 次,每 5 min 1 次,点眼后均压迫泪囊部 3~5 min。

4. 术后护理　平稳送病人回病室,取平卧位。卧床期间进行生活护理,在病情许可范围内指导病人自理。

5. 饮食护理　食用易消化、无刺激的饮食。保持大便通畅,便秘 3 天以上应采取通便措施。

6. 病情观察　是术后的关键措施,观察与记录术眼有无疼痛,眼局部敷料是否干燥、固定等情况。如果出现术眼疼痛加重伴眼睑水肿、脓性分泌物、视力下降等,应警惕眼内感染,及时告知医生给予处理。

(七)健康指导

1. 防治感染　术后近期避免一切可能引起眼球受压或造成感染的因素,如咳嗽、打喷嚏、剧烈活动、用力挤眼、俯身取物、用力排便、脏水洗脸、不洁净的毛巾擦眼等,搞好个人卫生,防止感染。

2. 手术反应　术后出现畏光、流泪、异物感等轻微刺激症状为正常反应,能自行缓解或消失;若刺激症状加重,应警惕术后感染,及时去医院检查。

3. 出院指导　按时用药,散瞳药应用后会导致口干,面部潮红,全身发热,心搏加快,滴药后应压迫泪囊部 2～3 min,减缓药物吸收。未做人工晶状体植入术者,术后 3 个月验光配镜。出院后 1 周复查,1 个月内每周复查 1 次,以后每月复查 1 次,连续 3 个月。

4. 介绍眼保健知识　避免紫外线、放射线、化学物质的接触,加强营养和积极治疗全身性疾病,对防止白内障、保护视功能有着积极的作用。

5. 社区卫生宣教　白内障是防盲工作重点,积极宣传白内障防治知识,讲述白内障发病原因,治疗现状与预后,建立防治网络,群防群治。

6. 生活指导　在精神和生活上体贴与关照病人使之保持心情愉快;少用眼,多吃蔬菜水果,多喝开水;洗头时若眼睛被水溅湿马上点药;可从事不费力的家务事,如浇花、折衣服等;术后 2 周内睡觉时尽量维持平卧,如需侧卧者向未手术眼侧卧。

二、先天性白内障

先天性白内障(congenital cataract)是胚胎发育时期,由于遗传、药物等原因所致晶状体发育障碍,而形成的晶状体混浊,统称先天性白内障。

(一)病因及发病机制

先天性白内障是儿童较为常见的一种内眼病,也是造成儿童失明和弱视的重要原因,其发病原因有遗传性与非遗传性两种。遗传性以常染色体显性遗传最为多见,约占 73%,隐性遗传仅占 27%;非遗传性是妊娠早期母体或胎儿全身性病变对晶状体造成的损害。医护人员应从优生优育、防盲治盲工作为出发点,减少先天性白内障的发病率。

(二)护理评估

1. 健康史　了解有无家族史、母亲孕期是否有病毒感染和放射线接触史,以及患儿出现白内障的时间。

2. 症状　先天性白内障表现多种类型,有完全性白内障与不完全性白内障。由于晶状体混浊的部位、形态和程度不同,其视力损害的程度亦各有所异。临床常见的先天性白内障有前极性、后极性、点状、绕核性、冠状、核性、全白内障等（图 1-3-15）。

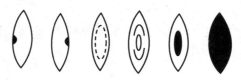

图 1-3-15　各种先天性白内障

3. 社会心理因素　了解患儿父母对该病的认知程度。

（三）治疗原则

恢复视力,减少弱视和盲的发生。

1. 防治弱视　由于混浊的晶状体干扰了正常视网膜刺激,影响视觉系统的正常发育,而产生剥夺性弱视。因此,应积极治疗白内障,防止弱视。

2. 手术治疗　手术方式可选择白内障囊外吸出术,手术时间的选择是手术成败的重要因素,一般双眼完全性白内障,应在出生后 3～6 个月手术,最迟不得超过 2 岁。一眼行手术后,另一眼应在 48 h 或更短的时间予以手术。单眼完全性白内障,应在新生儿时期或出生后 7 h 内施行手术,术后双眼遮盖,第 4 天配戴接触镜,定期随诊,多数患儿视力可恢复到 0.2 以上。对于不完全性白内障,应根据视力情况决定手术时间。

（四）护理诊断

1. 感知紊乱　视力下降,与晶状体混浊有关。
2. 潜在并发症　弱视、斜视,与视细胞缺乏刺激导致视功能发育受到抑制相关。
3. 家庭应对无效　与家庭主要成员对先天性白内障缺乏防治常识有关。

（五）护理目标

1. 积极治疗白内障,保护视功能,增进视力,以恢复正常生活。
2. 减少并发症发生,尤其是弱视与斜视。
3. 家庭成员能认识先天性白内障的防治常识,配合临床治疗与护理工作。

（六）护理措施

1. 病情观察　先天性白内障多为婴幼儿期就诊,其临床症状与体征常缺乏主观反应,密切观察病情,制定周密的护理计划尤为重要。

2. 选择手术时机　双眼全白内障应尽早手术,一般在出生后 3～6 个月为手术最佳时期,应及时给家属提出治疗建议。

3. 术前护理　婴幼儿年龄较小,常需全身麻醉,为减少麻醉意外应做好充分的术前准备,增加麻醉效果与成功率。

4. 术后护理　术后观察术眼及全身反应、小儿心理与动作变化。一般术后 1 天换药,应注意伤口有无分泌物及其性状,眼局部等变化情况。换药时动作要轻巧,切勿碰压眼球。

5. 配镜 一般术后 1~3 个月可予配镜。先天性白内障可用人工晶状体植入、角膜接触镜或框架眼镜矫正视力,防止弱视,促进融合功能发育。

6. 康复治疗 对于手术后视力较差或手术效果不佳者,应施行增视疗法。

(七) 健康指导

1. 开展围生医学常识的宣传与教育,介绍妊娠保健常识,定期进行产前检查,防止妊娠早期病毒感染。

2. 注重婚姻与家庭知识宣传与教育,杜绝近亲结婚。

3. 其他同年龄相关性白内障。

三、代谢性白内障

代谢性白内障(metabolic cataract)系由于全身代谢障碍,主要是糖、钙代谢障碍而引起的晶状体混浊。临床上以糖尿病性白内障最为多见,表现为不同程度和类型的晶状体混浊,常伴有不同程度视力障碍。低钙性(手足抽搐性)白内障较为少见。

(一) 病因及发病机制

糖尿病性白内障(diabetic cataract)是由于糖代谢障碍引起的晶状体混浊。临床上分为真性糖尿病白内障和糖尿病病人合并年龄相关性白内障。糖尿病是因为胰岛素分泌减少而引起的血糖升高和尿糖。由于血糖浓度升高,晶状体内葡萄糖增多,渗透压升高,晶状体吸收水分,使晶状体蛋白质变性混浊,表现为糖尿病性白内障。

(二) 护理评估

1. 健康史 了解病人糖尿病发病情况、治疗经过、目前病情控制的情况、有无家族史等。

2. 糖尿病性白内障 往往是双眼发病,晶状体混浊发生早,发展迅速,容易成熟,甚至在数天或数周内可发展成为全白内障。晶状体混浊始于赤道部,随后波及中央前后囊膜下,形成空泡,并很快汇集成乳白色混浊。因晶状体混浊和糖尿病性视网膜病变常出现不同程度视力障碍。血糖升高时,血液内无机盐含量减少,晶体渗透压增高,房水经晶状体囊渗入晶状体内,致晶状体凸度增加,屈光增强而形成近视。相反血糖降低时可形成远视。

3. 真性糖尿病性白内障 主要体征是前后囊下皮质出现典型的白点状和雪片状混浊,并迅速扩展为完全性白内障,多发生于严重的青少年糖尿病者。

4. 社会心理因素 糖尿病为终身性疾病,漫长的病程和并发症的出现会使病人产生焦虑不安或对疾病治疗失去信心。应评估病人心理状况、了解病人对糖尿病的认知程度,对治疗护理的依从性等;了解视力下降对病人学习、工作、生活的影响,家庭和朋友的支持情况。

(三) 治疗原则

1. 积极治疗糖尿病 饮食疗法是治疗糖尿病的基本措施。控制含糖量较高的饮食摄入和科学的饮食搭配。口服甲苯磺丁脲,每日 3 次,每次 0.5~1.0 g,促进外周细胞摄取葡萄糖和加速无氧糖酵解过程。口服降糖宁胶囊,每日 3 次,每次 25~50 mg,加速组织对葡萄糖的利用,降低血糖水平。

2. 局部治疗　如滴卡他灵眼药水,促进晶状体混浊蛋白质的溶解与吸收。

3. 手术治疗　手术方法主要有白内障超声乳化术联合人工晶体植入术等。通过手术的方式摘除混浊的晶状体,并植入人工晶状体,能较好地增进视力。

（四）护理诊断

1. 感知紊乱　视力明显下降,与糖尿病视网膜损害和晶状体混浊引起视功能严重障碍有关。

2. 自理缺陷　与糖尿病性白内障所致视力明显下降有关。

3. 焦虑、恐惧　与糖尿病全身改变及晶状体混浊或视网膜病变的双重压力,使病人对疾病的预后认识不足有关。

4. 潜在并发症　糖尿病性视网膜病变、视网膜脱离或新生血管性青光眼等,与糖尿病有关。

5. 知识缺乏　病人及其家属缺乏糖尿病及糖尿病性白内障的防治常识。

（五）护理目标

1. 增进视力,恢复正常感知。

2. 恢复生活自理能力。

3. 稳定情绪,消除焦虑。

4. 防止发生并发症。

5. 加强卫生宣教,让病人了解糖尿病及其本病的发生、发展及防治知识。

（六）护理措施

1. 定期测量血糖　密切观察血糖变化,定期测量血糖水平。血糖控制正常后可施行白内障摘除术。

2. 心理护理　正确面对疾病,介绍糖尿病药物治疗和白内障手术治疗的有关知识,调整心态,树立治疗信心,配合临床护理。

3. 术前护理　术前应检查心、肝、肾、肺功能,并维持其功能状态在适宜手术的正常范围。术眼应按内眼手术准备。

4. 护理指导　指导病人术中、术后的治疗与护理配合,如床上活动、呼吸调整、眼球下转等动作的训练。注意生活与饮食指导,术后饮食以半流质为宜,富含高营养、低糖食品,多食蔬菜、水果等食品。

5. 术后护理　嘱病人多卧床休息,切勿低头弯腰、突然用力、突然咳嗽、大声说笑等,以免增加头颈部压力,引起眼球切口裂开或延缓伤口愈合。

6. 护理观察　术后若出现眼痛、头痛加重或突发眼痛与头痛,应及时报告医师作出处理,避免术后感染,伤口裂开等严重并发症。

（七）健康指导

1. 饮食控制　限制含糖量较高的食物,科学合理安排饮食,降低血糖。

2. 锻炼身体 加强户外活动,锻炼身体增强体质,提高机体抵病能力。

3. 增强眼保健意识 防止视力疲劳,定期检查眼底和复查视功能。

4. 防治感染 术后近期避免引起眼球受压或造成感染的因素。如咳嗽、剧烈活动、用力挤眼、俯身取物、脏水洗脸、不洁净的毛巾擦眼等,做好个人卫生,防止感染。

5. 监测血糖和尿糖 向病人介绍家庭测量血糖和尿糖的方法,依据血糖和尿糖结果服用降糖药物,维持正常水平的血糖浓度。

6. 出院指导 出院后 1 周复查,1 个月内每周复查 1 次,以后每月复查 1 次,连续 3 个月。

7. 社区卫生宣教 重在对病人及其家属讲述糖尿病相关防治知识,科学合理安排膳食。注重人文关怀,关注人的价值、心灵、精神和情感,提高治疗信心。

本 节 小 结

白内障是指各种原因引起的晶状体混浊。临床上分为年龄相关性、先天性(发育性)、外伤性、并发性、药物性与中毒性和代谢性白内障等,前三种最为常见。

年龄相关性白内障是一种 40 岁以后随年龄增长而产生的、原因不明的晶状体混浊现象。临床上有皮质性、核性和后囊膜下之分。常为单眼或双眼先后发病。早期症状不明显,或自觉眼前有固定不动的黑点。由于混浊的部位和程度的不同,视力障碍出现的时间亦各有所异。依晶体混浊过程分为初发期、未成熟期、成熟期和过熟期。白内障的治疗以手术为主,手术方式主要有白内障囊外摘除术联合人工晶体植入术、超声乳化白内障吸除术联合人工晶体植入术、激光乳化白内障吸除术联合人工晶体植入术等。

先天性白内障表现多种类型。由于晶状体混浊的部位、形态和程度不同,其视力损害的程度亦各有所异。临床常见的有前极性、后极性、点状、绕核性、冠状、核性、全白内障等。先天性白内障手术时机的选择对双眼全白内障主张在出生后 6 个月内手术,而不完全性白内障一般也应在 2 岁内手术。

糖尿病性白内障是由于糖代谢障碍而引起的晶状体混浊。双眼发病,晶状体混浊发生早,发展迅速,容易成熟。治疗主要是限制饮食与饮食护理、药物降血糖、抗白内障药物治疗和通过手术去除混浊的晶状体,并安装人工晶状体,能较好地增进视力。

复 习 题

1. 简述年龄相关性皮质性白内障的临床分期及各期的主要临床特征、护理措施与健康指导。

2. 简述先天性白内障临床护理措施与健康指导。

3. 患者,女性,70 岁,因右眼逐渐视物模糊,加重 3 月入院。眼科检查:视力,右眼光感,左眼 0.4;右眼晶状体完全混浊呈乳白色,虹膜投影消失,眼底窥不进。

(1) 请做出该病的护理诊断。

(2) 若手术治疗,请试制定术前、术后护理计划。

（李友政）

第六节 青光眼病人的护理

学习要点：

1. 说出青光眼的定义与临床分类。
2. 叙述急性闭角型青光眼的病因及发病机制、护理评估和治疗原则。
3. 会准确进行各种青光眼的护理诊断。
4. 能说出急性闭角型青光眼、开角型青光眼、继发性青光眼、先天性青光眼的护理措施及健康指导，完成护理目标。

青光眼（glaucoma）是一种眼压持续病理性升高，同时伴有视功能损害的眼病。随着传染性眼病的逐渐被控制及我国人口平均寿命的延长，青光眼已成为我国当前主要致盲病之一。临床上依据发病原因，将其分为原发性、继发性和先天性青光眼三大类。原发性青光眼则依其眼压升高时，前房角所处的状态，分为原发性闭角型和开角型青光眼两种。由于发病状态和临床特征的不同，原发性闭角型青光眼有急性和慢性两种。原发性青光眼在我国40岁以上人群的患病率为1.4%。

眼压是眼球内容物对眼球壁的侧压力。维持正常视功能的眼压，称为正常眼压。从统计学概念出发，我国正常人眼压为 10～21 mmHg，双眼眼压差 ≤5 mmHg，24 h 眼压波动 ≤8 mmHg。病理性眼压是指眼压高于 21 mmHg，双眼眼压差 >5 mmHg，24 h 眼压波动值 >8 mmHg。病态眼压时应作眼压跟踪观察和视功能检查，以便排除青光眼。

一、急性闭角型青光眼

急性闭角型青光眼（acute augle-closure glaucoma，ACG）系一种以眼压急剧升高并伴有相应症状和眼前段组织改变为特征的眼病。发作时前房角处于狭窄或关闭状态的青光眼如图 1-3-16 所示。发病年龄常大于 50 岁，尤其是妇女为多见，男女发病率之比约为 1 : 2。

（一）病因及发病机制

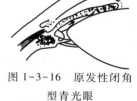

图 1-3-16　原发性闭角型青光眼

病因不明，可能与远视眼、小角膜、前房浅、房角窄、眼轴短及瞳孔阻滞等解剖因素有关，遗传（HLA）、情绪激动、过度劳累、视疲劳、扩瞳时间过长或暗室停留久也是本病常见诱因。

（二）护理评估

1. 健康史　询问病人有无青光眼家族史，发病的时间，起病缓急，发病前有无情绪波动等。
2. 症状与体征　急性闭角型青光眼临床经过分为六期，但由于疾病的严重程度，房角的闭塞状态,病程长短等存在着差异,因此,临床上并不是每位病人都具有六期改变。

（1）临床前期:具有房角狭窄,浅前房等青光眼发作的解剖性因素,但没有任何青光眼发作的症状,激发试验眼压明显升高;或一眼已确诊为闭角青光眼,另一眼虽无症状,也有可能发作青光眼,该眼即为临床前期。

（2）先兆期:有一过性眼胀痛,雾视,虹视,视物模糊等小发作现象,称为先兆期或前驱期。这些小发作经睡眠或充分休息后,可完全消失,一切恢复正常。

（3）急性发作期:起病急,发展快。主要表现为虹视、视力下降甚至呈光感。剧烈眼胀痛伴同侧偏头痛,同时出现恶心,甚至呕吐现象。临床体征为眼球前段呈青紫色淤血,混合性充血,角膜水肿呈毛玻璃样或雾状混浊。前房变浅,房角变窄,瞳孔明显散大呈椭圆形,对光反应迟钝或消失。指检眼球坚硬如石,眼压急剧升高达 50～80 mmHg。晶状体前囊膜下可见灰白色、点状混浊的青光眼斑。

（4）间歇期或缓解期:急性发作期经治疗后眼压降至正常水平,症状减轻,体征部分或全部消失,临床上处于相对稳定的阶段。

（5）慢性期:急性发作期抗青光眼治疗不彻底,症状虽有明显缓解,但房角已广泛粘连,小梁滤过功能已遭受严重损害,眼压中度升高,瞳孔轻度散大,虹膜节段性萎缩,眼底可见青光眼性视盘凹陷,晚期可出现典型视野缺损。

（6）绝对期:持续高眼压导致眼组织严重损害,视神经萎缩,视力完全丧失。此期瞳孔散大,虹膜萎缩或弥漫性色素脱落,房角广泛性粘连,甚至完全闭塞。

3. 社会心理因素 原发性急性闭角型青光眼是一个与身心紧密相关的疾病。医务人员在治疗青光眼病人时应从整体出发,兼顾心身两方面,一方面,力求早诊断早治疗,有效控制眼压,改善眼局部血液循环,保护视功能;另一方面,加强心理疏导和心理治疗,加强对青光眼预防知识的宣传,提高适应环境的能力,制订符合病人个性特点的心理治疗方案,对提高青光眼病人的治疗质量和生活质量均具有重要意义。

（三）治疗原则

先用药物降低眼压,开放房角,待眼压降至正常水平后适时手术治疗。

1. 药物治疗 药物治疗的目的主要在于减少房水生成,改善房水流通,促进房水排出,降低眼内压。

（1）缩瞳药:通过缩小瞳孔,开放前房角,增加房水排出,降低眼内压。常用药物有 1%～2%毛果芸香碱眼药水,0.25%～0.5%毒扁豆碱眼膏,5%～10%糠甲碘眼药水（青光安眼药水）。依据瞳孔大小和眼压高低决定滴眼次数,防止缩瞳药的中毒反应。

（2）碳酸酐酶抑制剂 抑制房水生成,从而降低眼内压。临床常用乙酰唑胺（醋氮酰胺、Diamox）,每次 250 mg 口服,每日 2～3 次。首次加倍。

（3）β-肾上腺素能受体阻滞剂 阻断β-受体减少房水生成,降低眼内压,不影响瞳孔大小和调节功能。其代表药物为 0.25%～0.5%噻吗洛尔眼药水,每日滴眼 1～2 次。

（4）高渗脱水药:通过提高血浆晶体渗透压,产生血-眼渗透压梯度差效应,增加眼内液体排出。常用药物有 20%甘露醇注射液,每次 1～2 g/kg 体重,快速静脉滴注每日 1～

2次。

2. 手术治疗　手术有眼内和眼外引流术 2 种,周边虹膜切除术是眼内引流的常用术式,施行该手术的条件是:① 药物治疗能将眼内压降至正常水平,并停药后 48 h 眼压不回升。② 前房角功能性小梁开放范围大于 1/2 周。③ 如果在前房角已有广泛粘连(大于 1/2 周),眼压高于 21 mmHg,应行眼外引流术,如小梁部分切除术。

3. 激光治疗　激光主要是通过光热效应与光化学效应等生物作用,使局部眼组织产生光凝固,光汽化或光透切的原理,达到治疗青光眼的作用。如激光虹膜切除术。

(四)护理诊断

1. 急性疼痛　眼痛伴同侧偏头痛,主要是眼内压急剧升高,压迫眼部神经而引起。
2. 感知紊乱　视力障碍与持续高眼压造成视网膜及视神经功能障碍有关。
3. 有外伤的危险　与视力障碍及视野缺损有关。
4. 焦虑　与眼胀痛,视力下降,身体不适以及担心疾病预后不佳等因素有关。
5. 知识缺乏　病人对青光眼的病因、发生发展规律、防治措施缺乏认识。

(五)护理目标

1. 减轻和消除眼痛。
2. 恢复与增进视力。
3. 生活自理能力提高或完全处理。
4. 稳定情绪,减轻焦虑,消除身体不适。
5. 了解青光眼的预防措施,正确理解青光眼手术治疗的目的与预期效果,争取家属的协作和病人密切配合。

(六)护理措施

1. 测眼压　密切观察降眼压药物效果,定时测量眼压,提供临床资料。
2. 观察药物不良反应　常见的缩瞳药毒性反应有恶心、呕吐、腹痛、肌肉抽搐、出汗等,出现中毒反应时应立即停药,严重时应给予阿托品解毒。醋氮酰胺可引起食欲减退、恶心甚至呕吐等胃肠反应,指、趾麻木,白细胞减少,尿路结石等不良反应应予以密切观察。
3. 防止水电解质平衡紊乱　高渗脱水药和碳酸酐酶抑制剂的应用,会导致体液的大量丢失,引起脱水和水电解质平衡失调,应予以密切观察。
4. 卫生宣教　讲解青光眼疾病的相关知识,说明手术治疗的目的与效果,术中可能会发生的护理问题,取得病人的理解并配合临床治疗与护理。
5. 心理护理　认识疾病及正确面对疾病,缓解心理压力。
6. 手术护理　术前眼内压应降至正常水平,术前一天剪睫毛、冲洗泪道、应用镇静药稳定情绪。通常术后应卧床休息,半流质饮食 1 周。观察前房深度、房水性质、前房积血及房水滤口是否开放正常等,密切观察术后并发症。

（七）健康指导

1. 科学合理地安排日常生活,消除思想顾虑,保持精神愉快。

2. 学会眼保健知识,看电视时应注意保持室内照明,以避免瞳孔扩大。看书、写字等近距离工作时间不宜过长。头低位或弯腰等工作不宜过久。

3. 建立良好的生活习惯,不吸烟、不饮酒、不喝浓茶及咖啡、不暴饮暴食,一次饮水量不宜超过 300 mL。保持大便通畅,睡前热水泡脚。

4. 服装应为宽松型,尤其是衣领、腰带等不宜过紧,避免增加静脉血管压,尤其是上腔静脉压升高。

5. 定期检查与复查眼压,青光眼经治疗后,眼压虽然降至正常,并不代表疾病的痊愈,仍应注意复查。一般出院后 1 周复查,以后每月复查,3 个月后改为每半年复查 1 次。

6. 有青光眼家族史者,如常有一过性眼胀痛等症状,应严密随访观察。

7. 医护人员在工作中体现以病人为主体,尊重人的价值,关心人的利益的思想观念。有计划、有步骤地讲解青光眼防治知识,关心病人生活,取得病人信任与合作。

二、原发性开角型青光眼

原发性开角型青光眼(primary open augle glaucoma,POAG)是眼内压病理性升高时,前房角处于宽敞或开放状态,称为开角型青光眼(图 1-3-17)。开角型青光眼多为慢性发病,病程较长,症状隐袭,早期因眼压不高,自觉症状不明显,角膜无水肿,眼前段无淤血,常为眼部检查时发现,故又称慢性单纯性青光眼。开角型青光眼的发病年龄为 20~60 岁,尤以 40 岁以上男性多见,男女发病率之比约为 5∶2。

（一）病因及发病机制

一般认为,引起房水排出阻力增加、眼压升高较为公认的原因是:① 小梁组织变性,使小梁网间隙变狭窄。② 小梁组织细胞外物质堆积,造成小梁网孔堵塞。③ Schlemm 管内皮细胞饮液功能障碍,增加房水排出阻力。④ 血管神经功能障碍,造成房水分泌过多,房水潴留,眼内压升高。

（二）护理评估

1. 健康史　发病年龄多在 20~60 岁;询问有无青光眼家族史,有无糖尿病、甲状腺功能低下、心血管疾病,近视眼及视网膜静脉阻塞等。

2. 症状　病程长、进展慢,症状常不典型。在眼压升高时,可出现眼胀痛、头痛、视力下降。

3. 眼压　眼压波动明显,发病初期昼夜眼压波动曲线超过正常值。眼压描记,眼压通常为 30~50 mmHg,C 值低于正常值。

4. 眼底　眼底可见生理凹陷扩大(图 1-3-18),视盘上、下方局限性盘沿变窄,杯/盘(C/D)比>0.6,视盘出血及神经纤维层缺损。双眼 C/D 比差>0.2。

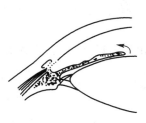

图 1-3-17　开角型青光眼

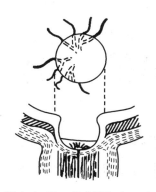

图 1-3-18　青光眼视盘凹陷

5. 视野缺损　初期为生理盲点扩大或弓形视野缺损(图 1-3-19)、周边视野呈向心性缩小(图 1-3-20),晚期可形成管状视野。为明确诊断,可作激发试验协助诊断。

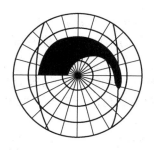

图 1-3-19　弓形视野缺损

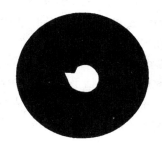

图 1-3-20　周边视野呈向心性缩小

6. 社会心理因素　开角型青光眼除视野改变外,黄斑功能也受到损害,而且不可逆转,严重影响了病人的生活和工作,病人常表现为焦虑和悲伤。

（三）治疗原则

1. 药物治疗　临床常用 2% 毛果芸香碱或 0.5% 毒扁豆碱眼药水缩瞳,眼压高时每小时滴药 1 次,眼压稳定后可每日 3~4 次,以开放前房角,增加房水排出。0.5% 噻吗洛尔眼药水,每日 3~4 次,或醋氮酰胺 250 mg 口服,每日 2~3 次,减少房水生成。眼内压严重升高时,可静脉注射 20% 甘露醇,1~2 g/kg 体重,控制眼压升高。用药的原则是:一种药物有效时,不要多种药物联合应用;小剂量有效时,尽量不要加大药物剂量;局部用药有效时,则应选用局部途径给药;经多种药物联合应用,仍无效时应尽早采取手术治疗。

2. 手术治疗　经药物治疗效果不佳时,应尽早考虑手术治疗。

（四）护理诊断

1. 感知改变　视野缺损、视力下降,与眼压升高、视神经纤维受损有关。

2. 焦虑　此病早期不易被发现,晚期病情较严重。故与担心本病预后有关。

3. 家庭应对无效　与家庭成员对疾病防治知识缺乏了解有关。

（五）护理目标

1. 通过积极的药物与手术治疗,改善视功能。

2. 让病人了解青光眼的发生、防治方法与措施,消除恐惧心理,积极配合治疗及临床护理。

3. 达到恢复自理生活的目的。告知青光眼的预后等相关知识,消除思想顾虑,争取病人和家属的医护配合。

（六）护理措施

1. 观察 24 h 眼压曲线　开角型青光眼早期改变的最大特征是眼压值虽不高,但极不稳定,波动度大。若 24 h 眼压波动>8 mmHg,则应予以观察并排除青光眼。

2. 环境与饮食　青光眼的发作往往与生活和工作环境密切相关,环境刺激可致情绪激动,烟酒、浓茶可致兴奋,从而促进了青光眼的发作。

3. 药物疗效观察　药物治疗期间应密切观察药物疗效,防止不良反应,保护视功能。

4. 心理护理　向病人和家属告知青光眼发生、发展过程与防治知识,正确对待疾病,保持良好的精神状态,稳定的情绪,积极配合治疗。

5. 手术护理　包括手术前、术中与术后护理。术前剪睫毛、冲洗泪道、结膜囊冲洗、术前用药及术前病人心理准备,应向病人介绍手术方法、手术过程及如何配合手术。根据需要对术中可能会遇到的护理问题给予指导。

（七）健康指导

1. 自我监测　告知病人自我监测的方法和青光眼小发作的症状,在出现眼胀痛、虹视与视力急剧下降时,应立即施行缓解措施,及时看医师。

2. 改善工作与学习环境　尤其是老年人看电视的持续时间不宜过长,阅读时间不宜过久,黑暗状态不宜久留,以避免造成瞳孔散大,增加房水外流阻力而诱发青光眼。

3. 保持平常心态　正确对待周围的人和事,学会化解烦恼,冷静处理疑难问题,避免因情绪激动诱发青光眼。

4. 饮食保健　以绿色、清淡食物为主,尤其是老年人多食用富含营养的纤维素性食物,少吃或不吃辛辣刺激性食物,戒除烟酒,保持良好的生活习惯,增强抵抗力,有益于预防青光眼发作。

5. 人文关怀　人类疾病是各种生物、心理、社会因素相互作用的结果,抚慰受伤的心灵胜过七分好药,情感交流是影响健康的重要因素。因此,掌握病人的心理行为特征和情感需要,体贴和尊重病人,传授青光眼防治知识。

三、先天性青光眼

先天性青光眼(cogenital glaucoma)是指胚胎发育过程中,房角结构先天异常导致房水排出障碍而引起眼压升高的眼病。我国通常将先天性青光眼分为原发性婴幼儿型青光眼(primarg infantile glaucoma)、青少年型青光眼(juvenile glaucoma)及合并其他先天异常的青光

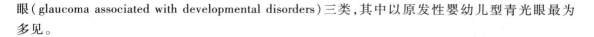

眼(glaucoma associated with developmental disorders)三类,其中以原发性婴幼儿型青光眼最为多见。

(一)病因及发病机制

先天性青光眼是一种先天遗传性小梁网或前房角发育异常。导致房角发育异常较为公认的原因是常染色体隐性遗传。由于病变多发生于新生儿期或幼儿期,眼球增大明显,因而有牛眼(bduphthalmos)之称;亦有因角膜水肿而冠以水眼(hgdrophthalmia)之说。

(二)护理评估

1. 健康史 询问病人有无家族史、发病的时间、治疗的过程等。
2. 症状与体征 先天性青光眼,特别是婴幼儿型青光眼出现畏光、流泪、眼睑痉挛三大症状时,进一步检查可见:
(1)眼球增大,角膜横径>12 mm。
(2)角膜上皮水肿,雾状混浊。
(3)视盘生理凹陷扩大,C/D>0.6,视野缺损。
(4)角膜后弹力层呈条纹状混浊。
(5)前房加深,房角宽敞。
3. 社会心理因素 年龄较大的先天性青光眼的病人会出现焦虑、恐惧、孤独的心理。

(三)治疗原则

1. 药物治疗 治疗的目的是降低术前眼内压,便于术中操作。常用1%~2%毛果芸香碱,每日3~4次滴眼,缩瞳以增加房水排出。0.25%噻吗洛尔或0.5%左旋肾上腺素滴眼,降低眼内压。
2. 手术治疗 手术有房角切开术,小梁切开术或部分切除术。手术是治疗先天性青光眼的主要措施,目的在于增加房水眼外引流,以控制眼内压。
3. 激光治疗 激光是近代科学的临床应用,近年已广泛应用于先天性青光眼的治疗,即YAG激光周边虹膜切除术,小梁切除术等已获得良好的临床治疗效果。

(四)护理诊断

1. 感知紊乱 视力下降和视野缺损,与视网膜神经纤维损害有关。
2. 家庭应对无效 与家庭主要成员缺乏本病的防治知识或患儿对疾病预后忧虑心态而致家庭成员应对失调有关。
3. 潜在并发症 前房积血、眼球破裂等。

(五)护理目标

1. 降低眼内压,减少视网膜与视神经损害,保护视功能。达到稳定病情,顺利康复的目的。
2. 建立先天青光眼防治信念,争取家庭成员对治疗与护理的有效配合。

3. 无并发症的发生。

（六）护理措施

1. **病情观察** 由于年龄及生理特点,病人对疾病的自觉症状缺乏反应能力,因此病情观察尤为重要,特别要注意小儿眼球的注视能力与跟随运动改变。

2. **手术护理** 先天性青光眼的主要治疗方式仍然是滤过手术,充分的术前准备与术后护理对手术的成败仍有至关重要的作用。

3. **治疗护理** 药物治疗期间观察与记录治疗效果及药物不良反应。

4. **安定情绪** 解除忧虑与激动,使病人安静,促进疾病康复。

（七）健康指导

1. **妊娠保健知识宣教** 妊娠期间加强妊娠保健知识学习,对优生优育及防止先天性疾病有着极大的指导意义,尤其是妊娠早期防止病毒感染所致胚胎发育异常,以避免引起先天性疾病更为重要。

2. **观察小儿眼的注视力** 了解视功能发育情况,做到早发现、早诊断、早治疗。

3. **定期复查** 一般要求1~3个月复查1次,以便及时发现异常,及时诊治。

4. **合理膳食** 注意营养搭配,防止营养缺乏,引起眼或身体发育异常。

5. **婚姻与家庭** 避免近亲结婚,减少遗传性疾病的发生率。

本 节 小 结

青光眼是一种持续病理性眼内压升高,伴视功能损害的眼病。临床上依据发病原因分原发性、继发性和先天性青光眼三大类,并依据眼内压升高时,前房角所处的状态不同将原发性青光眼分为闭角型青光眼和开角型青光眼两种。急性闭角型青光眼是一种危重眼病,临床经过有临床前期、急性发作期、间歇期、慢性期、绝对期;但由于疾病的严重程度,房角的闭塞状态,病程长短等存在着差异,急性发作期主要表现为虹视、视力下降甚至呈光感。剧烈眼胀痛伴同侧偏头痛,恶心,呕吐。检查见眼球前段呈混合性充血,角膜水肿,前房变浅,房角变窄,瞳孔明显散大呈椭圆形,对光反应迟钝或消失。指检眼球坚硬如石,眼压急剧升高达 6.65~10.67 kPa(50~80 mmHg)。晶状体前囊下可见灰白色,点状混浊的青光眼斑。治疗以手术为主,常用药物有缩瞳药、碳酸酐酶抑制剂、β-肾上腺素能受体阻滞剂、高渗脱水药。

原发性开角型青光眼是病态眼压升高时,前房角处于开放状态。特征是慢性发病,病程较长,症状隐袭,早期因眼压不高,自觉症状不明显,角膜无水肿,眼前段无淤血,多为眼部检查时发现。治疗以药物为主。

先天性青光眼是指胚胎发育过程中,房角结构先天变异所致房水排出障碍而引起的青光眼。临床上,先天性青光眼分为原发性婴幼儿型青光眼、青少年型青光眼及合并其他先天异常的青光眼三类,其中以原发性婴幼儿型青光眼最为多见,治疗以手术为主。

复 习 题

1. 简述急性闭角型青光眼急性发作期的护理评估、护理措施与健康指导。

2. 简述先天性青光眼的护理评估与护理措施。

3. 患者男性,55 岁,因与家人争吵后出现左眼疼痛、头痛、视力减退,伴恶心,呕吐。既往有类似病史,可自行缓解。眼科检查:右眼视力指数/30 cm,结膜混合性充血,角膜上皮水肿,角膜后色素沉着,前房极浅,瞳孔中度大,对光反射消失,眼底窥不清,眼压指测坚硬如石。右眼视力 1.0,前房略浅,余正常。

(1) 写出该疾病的诊断及护理诊断。

(2) 简述该疾病的护理措施。

(姜国雄)

第七节 视网膜及玻璃体病病人的护理

学习要点:

1. 描述视网膜中央动脉阻塞的护理评估及急救护理。
2. 说出视网膜脱离病人的手术前后护理要点及健康指导。
3. 制订中心性浆液性脉络膜视网膜病变的护理计划。
4. 说出高血压、糖尿病性视网膜病变心理护理及健康指导。

一、视网膜动脉阻塞

视网膜动脉阻塞(retinal artery occlusion,RAO)是指各种原因导致视网膜中央动脉或其分支动脉阻塞。由于视网膜中央动脉属于终末血管,分支间无吻合,一旦发生阻塞,视网膜内层血供中断,引起急性缺血,使视功能急剧障碍,起病 90 min 内及时就医者,可部分恢复视力,否则超过 4 h 者,视力常遗留永久损害,很难恢复,预后不佳。一般单眼发病,老年人多见。

(一)病因及发病机制

视网膜动脉血管内各种栓子栓塞、血管痉挛、血管壁的改变,导致视网膜血管阻塞,造成视网膜急性缺血。本病多发生在有高血压、糖尿病、心脏病、动脉硬化、心内膜炎等心血管系统疾病的病人。

(二)护理评估

1. **健康史** 了解病人有无高血压、糖尿病、心脏病、颈动脉粥样硬化等病史;询问病人的年龄,失明发生的时间、进展,有无一过性视力丧失并自行恢复的现象。

2. **症状与体征**

(1) 突然一眼无痛性视力减退,甚至只有光感。若主干阻塞,则无光感。

(2) 瞳孔散大,直接对光反射消失,间接对光反射存在。

（3）视野分支阻塞则为视野缺损。

（4）眼底检查见视盘水肿,边界模糊;黄斑区可透见脉络膜血管呈樱桃红;视网膜动脉纤细呈线状;视网膜缺血水肿呈灰白色,有视网膜睫状动脉供应者,可见典型的舌状红色区。

3. 社会心理因素　由于起病急,病人视功能突然丧失,病人焦虑、紧张情绪严重。

（三）治疗原则

应争分夺秒,积极进行抢救,可用血管扩张药、吸氧、降低眼压等措施迅速改善循环状态。

（四）护理诊断

1. 感知紊乱　视力突然丧失或视野缺损,与视网膜动脉阻塞有关。

2. 自理缺陷　与视功能障碍有关。

3. 焦虑或恐惧　与突然发生无痛性失明有关。

4. 家庭应对无效　与家族成员对该病思想准备不够,缺乏防治知识有关。

（五）护理目标

1. 视力稳定,视野不再进一步缩小。

2. 生活可自理。

3. 情绪稳定,能积极主动配合治疗和护理。

4. 家庭成员能说出此病的危害及有效的防治常识。

（六）护理措施

1. 急救护理　一经确诊,遵医嘱立即吸入亚硝酸异戊酯或舌下含服硝酸甘油片;球后注射阿托品 1 mg 或妥拉唑啉 25 mg,以扩张视网膜动脉及解除痉挛。吸入 95%氧和 5%二氧化碳混合气体,每小时吸入 10 min。以增加脉络膜毛细血管的氧含量,缓解视网膜缺氧状态。协助和指导病人按摩眼球:病人轻闭双眼,用手指压迫眼球数秒钟,然后立即松开手指数秒钟再压迫,重复数次,一般按摩 15 min。其目的是降低眼压,使视网膜血管扩张。还可通过前房穿刺、口服降眼压药来降低眼压。

2. 其他　使用尿激酶溶解血栓;维生素 B_1、维生素 B_{12}、ATP 营养神经;协助病人寻找病因,积极治疗相关疾病。

3. 心理护理　解释按摩眼球、前房穿刺等治疗方法的目的和操作方法,消除病人的紧张心理;在紧张抢救的同时,要保持镇静,动作要轻,保持周围环境安静,让病人有安全感;向病人及家属讲解本病的诊疗知识,消除焦虑心情和悲观情绪,鼓励病人树立战胜疾病的信心,积极与医生配合治疗。

（七）健康指导

1. 介绍本病的发病原因、特点、预后和防治知识。

2. 注意控制高血压和血糖,避免情绪激动,养成良好的生活习惯,定期复查全身性疾病。

3. 对视力明显改变者应及时就诊,不可延误,以免失去复明的机会。

4. 对生活自理有困难的病人,应指导其生活自理的方法。

二、视网膜静脉阻塞

视网膜静脉阻塞(retinal vein occlusion,RVO)是常见的眼底血管病,较视网膜中央动脉阻塞常见,视功能损害虽不如动脉阻塞急剧,但亦相当严重,部分病例可因继发新生血管性青光眼而完全失明。中老年为主,单眼发病。依阻塞的部位不同,分为视网膜中央静脉阻塞和视网膜分支静脉阻塞。

(一)病因及发病机制

由于血管壁改变,血流淤滞,血液黏滞度增高和血流动力学异常所致。见于高血压、动脉硬化、视网膜炎、青光眼等疾病。

(二)护理评估

1. 健康史 了解病人有无高血压、糖尿病、心脏病、颈动脉粥样硬化等病史,以及病人是否存在血液黏稠度、血流动力学方面的异常。

2. 症状与体征 视力减退,若黄斑区受累,视力损害严重。

眼底检查见:视盘充血水肿,边界模糊;视网膜静脉迂曲扩张呈现腊肠样改变,视网膜有大片火焰状出血,阻塞严重者,可有视网膜渗出;大量玻璃体积血者,眼底窥视不清。

3. 社会心理因素 视网膜静脉阻塞起病急,病程较长,视力下降明显,且短时间内视力恢复不明显,因此,病人较易出现比较严重的焦虑、恐惧、紧张心理。

(三)治疗原则

本病没有特殊的有效药物。病因治疗,用止血药和降低血液黏滞度的药;防止血栓形成,应用血管扩张药及溶栓药溶解血栓;新生血管形成者采用激光治疗。玻璃体积血者可考虑玻璃体切割术。

(四)护理诊断

1. 感知紊乱 视力下降,与视网膜渗出、出血有关。

2. 焦虑、恐惧 与视力明显下降、预后不良有关。

3. 潜在并发症 玻璃体积血、新生血管性青光眼、增生性玻璃体视网膜病变,与新生血管形成有关。

4. 知识缺乏 缺乏对视网膜静脉阻塞正确的防治知识。

(五)护理目标

1. 视力稳定或不继续下降。

2. 消除焦虑、恐惧的情绪。

3. 无并发症的发生。

4. 了解此病的防治知识。

（六）护理措施

1. 用药护理 向病人解释用药的目的和方法：视网膜血管炎，可使用糖皮质激素治疗，应告知逐渐减量后停药；应用抗凝药，每日检查凝血酶原时间；溶解血栓采用尿激酶或纤维蛋白溶酶；降低血液黏稠度采用低分子右旋糖酐或枸橼酸钠等。同时给予维生素、路丁、碘剂及其他血管扩张药等药物。

2. 激光治疗的护理 分支静脉阻塞或有新生血管形成者，用激光光凝治疗。治疗前应向病人及家属解释光凝的目的、流程和注意事项，介绍激光声音及光亮，指导病人做注视训练。激光治疗时要配合医生保持稳定的姿势，眼睛不能随意转动，以免意外灼伤黄斑中心或大血管，严重影响视力。激光治疗后当天免看电视或过度用眼，避免做低头运动及用力运动。

3. 其他 玻璃体积血可行玻璃体切割术；寻找发病原因，积极治疗原发病。高血压、糖尿病、动脉硬化者应到内科系统治疗。

4. 心理护理 本病多为老年人，常伴有高血压等心血管疾病，突然失明或视力减退，在心理上压力很大，加上病程长、恢复慢、担心将来生活不能自理，对治疗缺乏信心，应向病人及家属讲解本病的诊疗知识，消除病人急躁、悲观情绪，树立康复、治愈的信心。

（七）健康指导

1. 介绍本病的发病原因、特点、预后和防治知识，防止不正确的治疗而影响视力。
2. 定期复查，以便早期发现视网膜缺血或新生血管，对视力明显改变者嘱其及时就诊，不可延误。
3. 积极治疗高血压、糖尿病、动脉硬化、视网膜血管炎等原发病。
4. 应选择低脂肪、低胆固醇的饮食。生活自理有困难的病人，应指导其生活自理的方法。

三、高血压性视网膜病变

高血压性视网膜病变（hypertensive retino pathy，HRP）是指由于高血压导致视网膜血管内壁损害的总称，可以发生于任何原发性或继发性高血压。原发性高血压分为缓进型和急进型，70%有眼底改变，眼底改变与年龄、病程长短有关，年龄愈大、病程愈长，眼底改变的发生率愈高。

（一）病因及发病机制

由于长期的高血压导致小动脉管壁发生平滑肌肥厚、玻璃样变性，继之血管硬化，并出现视网膜的水肿、渗出、出血。临床上可发生于慢性高血压，也可见于急性高血压，如妊娠高血压综合征、恶性高血压及嗜铬细胞瘤。

（二）护理评估

1. 健康史 了解病人的高血压病史、病程；血压控制情况，有无高血压的并发症，饮食习惯及不良嗜好等。

2. 眼底改变 可分为四级。

Ⅰ级：主要为动脉痉挛、变窄。视网膜动脉普遍轻度变窄,动脉反光带变宽,有静脉隐蔽现象。

Ⅱ级：主要为动脉硬化,动脉光带加宽,呈铜丝状或银丝状外观,动静脉交叉压迹明显。

Ⅲ级：主要为渗出。除上述改变外,视网膜水肿,可见棉絮斑硬性渗出及片状出血。

Ⅳ级：视网膜Ⅲ级改变加视盘水肿。

3. 社会心理因素 高血压视网膜病变早期病人的心理变化不明显,晚期由于视力障碍影响生活时,病人会产生焦虑、烦躁的心理,应评估病人对疾病的认知程度等。

（三）治疗原则

积极治疗高血压,应用促进视网膜渗出、出血吸收的药物及激光治疗。

（四）护理诊断

1. 感知紊乱 视力下降,与视网膜及视神经损害有关。
2. 自理缺陷 与视力下降有关。
3. 焦虑 与视力下降、病程长、反复发作等因素影响心理状态有关。

（五）护理目标

1. 视力不继续下降。
2. 生活自理。
3. 消除焦虑。

（六）护理措施

1. 指导病人按医嘱服用降压药物并定期测量血压,使血压控制在正常范围。
2. 按医嘱应用维生素 C、路丁、碘剂及血管扩张药,促进视网膜水肿、出血、渗出的吸收。
3. 激光治疗的护理 参见视网膜静脉阻塞的护理。
4. 心理护理 经常与病人交流,了解病人的心理状况,给予心理安慰和鼓励,对于视功能遭受严重影响的病人,要鼓励病人增强战胜疾病的自信心。

（七）健康指导

1. 搞好卫生宣教,认识高血压病的病因、临床特点和防治知识。
2. 坚持系统地治疗高血压,并定期复查。
3. 注意生活规律和适度的体育锻炼,保证足够睡眠,避免精神刺激、情绪激动和过度疲劳;饮食要少盐、低脂,低胆固醇。
4. 对视力明显改变者应及时就诊,不可延误。

四、糖尿病性视网膜病变

糖尿病性视网膜病变(diabetic retino pathy,DRP)是指在糖尿病的病程中引起视网膜的微循环障碍,造成一些毛细血管无灌注区的局限性视网膜缺氧症。糖尿病病人中有 1/4 的人合并程度不等的视网膜病变,多发生于中、晚期糖尿病病人,常双眼发病。是主要的致盲病变之一。

(一)病因及发病机制

糖尿病主要损害视网膜毛细血管内皮细胞,失去其屏障功能,发生渗漏,从而引起视网膜水肿及视网膜小点状出血,进一步发生毛细血管阻塞,附近产生大量的微动脉瘤,同时视网膜出现硬性脂质存留和黄斑囊样水肿。

(二)护理评估

1. 健康史 了解血糖控制情况,是否合并糖尿病的其他并发症。
2. 症状与体征 有糖尿病病人的多饮、多尿、多食和体重下降等全身表现。不同程度的视力下降,甚至完全失明。

眼底改变见:视网膜上可出现微动脉瘤、视网膜出血、白色棉絮斑、视网膜水肿、新生血管、玻璃体出血、牵引性视网膜脱离等。

3. 社会心理因素 本病晚期严重影响视力,因此,病人有严重的焦虑、绝望心理,对疾病的治疗产生失望。

(三)治疗原则

治疗糖尿病,控制血糖。眼部治疗采用激光光凝视网膜病变区。活血化瘀,改善局部血液循环。

(四)护理诊断

1. 感知紊乱 视力下降,与视网膜出血及渗出等因素有关。
2. 潜在并发症 新生血管性青光眼、玻璃体积血、视网膜脱离,与视网膜出血及增殖性改变有关。
3. 自理缺陷 与视力下降有关。
4. 焦虑、悲观 与长期糖尿病及视功能障碍有关。
5. 知识缺乏 缺乏此病的防治知识。

(五)护理目标

1. 视力不继续下降。
2. 无并发症的发生。
3. 生活能自理。
4. 消除焦虑、悲观的情绪,恢复正常的社交。
5. 了解此病的防治知识。

(六)护理措施

1. 用饮食和药物控制血糖,详细告知控制血糖的意义,指导和监督病人的合理饮食。
2. 药物治疗无特殊疗效,主要采用视网膜光凝术治疗微血管瘤、新生血管。激光治疗的护理参见视网膜静脉阻塞。

3. 轻度的玻璃体混浊可服用路丁、维生素 C、碘剂,严重玻璃体积血可行玻璃体切割术。

4. 心理护理:耐心解释病情,消除病人的紧张、恐惧心理,增强信心,积极配合医生治疗。

(七)健康指导

1. 搞好卫生宣教,认识糖尿病的病因、临床特点和防治知识,提高自我监测能力。

2. 保持心态平和,生活有规律。合理调配饮食,食用低糖、低脂、多维生素的食物。

3. 坚持有计划性的治疗糖尿病,随时复查血糖,定期查眼底。

4. 视力有改变应及时就诊,不可延误。生活自理有困难的病人,应指导其生活自理的方法。

五、视网膜脱离

视网膜脱离(retinal detachment,RD)是指视网膜的神经上皮层和色素上皮层之间的脱离,可分为裂孔性、(原发性)渗出性(继发性)及牵拉性三类,临床上以裂孔性为最常见。

(一)病因及发病机制

裂孔性视网膜脱离是由于视网膜变性或玻璃体的牵拉导致视网膜神经上皮层发生裂孔,液化的玻璃体经此裂孔进入视网膜神经上皮层与色素上皮层之间,导致视网膜脱离,多见于老年性视网膜囊样变性、高度近视、眼外伤、白内障术后的无晶状体眼。渗出性是由于脉络膜渗出的浆液所致的视网膜脱离,主要见于中心性浆液性脉络膜视网膜病变、葡萄膜炎、后巩膜炎、妊娠高血压综合征、恶性高血压等。牵引性视网膜脱离是由于玻璃体积血后增生条带牵拉视网膜所致。

(二)护理评估

1. 健康史 评估病人的发病年龄,有无高度近视眼、白内障摘除术后的无晶体眼、眼外伤史;有无中心性浆液性脉络膜视网膜病变、葡萄膜炎、后巩膜炎、妊娠高血压综合征、恶性高血压及特发性葡萄膜渗漏综合征等。

2. 症状与体征 眼前有黑影飘动,某一方位有闪光感。视力减退,视野缺损与视网膜脱离区相对应。

眼底检查见:玻璃体混浊、液化;视网膜的脱离呈青灰色隆起,波浪状起伏,其上有暗红色血管;可见视网膜圆形或马蹄形裂孔。眼压偏低。

3. 社会心理因素 由于担心预后不良,病人多出现焦虑、悲观心理。因此,应了解病人对视网膜脱离的认知程度,有无紧张、焦虑、悲观的心理。

(三)治疗原则

尽早手术封闭裂孔,可采用激光光凝、透巩膜光凝、电凝或冷凝,然后在裂孔对应的巩膜外做垫压术,复杂病例选择玻璃体手术,气体或硅油玻璃体腔内充填等手术,使视网膜脱离复位。同时治疗原发病,卧床休息。

(四)护理诊断

1. 感知紊乱 视力下降、视野缺损,与视网膜脱离有关。

2. 自理缺陷　与视力下降、视野缺损、卧床及双眼包扎有关。

3. 焦虑、悲观　与长期卧床、担心预后有关。

4. 知识缺乏　缺乏此病的防治知识。

（五）护理目标

1. 视力稳定不继续下降。

2. 提高生活自理能力。

3. 消除焦虑、悲观情绪,理解正确卧床的重要性。

4. 了解此病的防治知识。

（六）护理措施

手术封闭裂孔是治疗的关键,手术前后的护理见内眼手术的护理。还应加强:

1. 术前护理

（1）术眼充分扩瞳,详细查明脱离区及裂孔是关键。

（2）病人要绝对卧床休息,并且依脱离的部位,采取适当的卧位,使脱离处于最低位。为避免脱离范围扩大,应包盖双眼限制眼球活动。

（3）术前进软食,保持大便通畅。术前6 h禁食。

（4）心理护理:向病人讲述手术的大概经过及手术前后的注意事项,消除焦虑,配合手术。

2. 术后护理

（1）术后病人安静卧床休息1周,体位遵医嘱,双眼包扎,眼球和头部少动,当病情许可下床活动时,应循序渐进。术后6周可做日常生活活动。

（2）术后出现眼痛应及时给予镇痛药或降压药。

（3）观察术眼的反应,注意分泌物及眼压的变化,发现异常及时报告医生处理。

（4）宜进半流质和营养丰富的食物,保持大便通畅。

（七）健康指导

1. 介绍本病的特点、预后和防治知识,带好出院用药,交代用药注意事项,嘱其按医嘱及时复诊。

2. 出院1周后复查,术后3个月内应经常复查,3个月后应定期复查,如眼前出现闪光感或火花闪动,需立即来院散瞳检查眼底,并经常观察视力、视野等视功能的变化,以早期发现视网膜病变部位及程度,及时治疗,防止再次视网膜脱离发生。

3. 半年内避免剧烈活动及体力劳动。

4. 宣传保护用眼的卫生知识:如避免强光的刺激,外出戴有色眼镜;减少精神紧张,防止过度用眼,看书、看电视要适当,切勿疲劳;合理饮食,忌刺激辛辣食物,忌烟酒,保护大便通畅等。

六、中心性浆液性脉络膜视网膜病变

中心性浆液性脉络膜视网膜病变(central serous chorioretinopathy,CSC),病变局限于眼底后极部,是一种自限性疾病,预后较好,但也易复发,多次反复后可导致视力不可逆损害。多发生于健康的中青年男性或妊娠期妇女。单眼发病为主,常有反复发作史。

(一)病因及发病机制

本病是因精神紧张、情绪激动、感染、烟酒刺激等诱因作用,视网膜色素上皮的屏障功能发生障碍,致使脉络膜毛细血管漏出的血浆通过受损色素上皮进入视网膜下,液体积聚于视网膜色素之间,从而形成后极部视网膜的盘状脱离。

(二)护理评估

1. 健康史　了解病人目前的情绪是否正常,有无过度劳累及上呼吸道感染的病史等。
2. 症状与体征
(1)视力改变:视力减退,视物变小变形,眼前有固定暗影。
(2)眼底检查:黄斑中心凹反射消失,黄斑区有细小黄白色渗出物,后极部视网膜盘状脱离。
(3)视野检查:有相对性中心暗点,Amsler 表检查可见视物变形及中心暗点。
(4)眼底荧光血管造影:可见黄斑部荧光渗漏点,并扩散成荧光增强区。
3. 社会心理因素　由于出现视功能的改变,病人烦躁、焦虑、恐慌等。

(三)治疗原则

适当休息,放松情绪,药物治疗尚无满意效果,有荧光渗漏者,用激光封闭渗漏点。

(四)护理诊断

1. 感知紊乱　视力下降、视物变形、中心暗点,与黄斑区水肿有关。
2. 焦虑　与疾病反复发作,病程长等因素有关。
3. 知识缺乏　缺乏对此病的防治知识,因而产生对诊断及治疗的怀疑态度。

(五)护理目标

1. 视力不下降或好转。
2. 消除紧张及焦虑心情。
3. 了解此病的防治知识。

(六)护理措施

1. 鼓励病人适当休息,放松心情,避免精神紧张、劳累及烟酒刺激因素。
2. 本病药物治疗多无作用,一般在数月内可自愈。禁用糖皮质激素。
3. 激光封闭渗漏点,促使水肿和积液吸收。激光治疗护理措施参见中央静脉阻塞的护理。

(七)健康指导

1. 介绍本病的特点、预后和防治常识。
2. 防止过度用眼,注意休息,避免疲劳和情绪波动,合理饮食,忌刺激辛辣食物,忌烟酒等。

3. 定期检查视力,做到早发现、早诊断和早治疗。

七、玻璃体混浊

玻璃体为透明的胶状组织,玻璃体疾病的主要病理变化是液化、混浊、纤维组织形成,常不单独存在,多相互影响同时存在。玻璃体内出现除正常结构之外的不透明体,均称为玻璃体混浊(opacity of the vitreous)。它是一种体征而不是一种独立疾病。

(一)病因及发病机制

玻璃体混浊的病因是多方面的,如老年人、高度近视、眼内炎症引起的玻璃体液化变性;血管膜炎、视网膜静脉周围炎等眼内炎症的渗出物进入玻璃体内;外伤、高血压、糖尿病、血液病或内眼手术的出血积存玻璃体内;眼内异物、寄生虫及转移性肿瘤细胞形成玻璃体混浊。

(二)护理评估

1. 健康史　了解病人是否有虹膜睫状体炎、脉络膜炎、视网膜静脉周围炎、高血压、糖尿病、高度近视眼等病史,询问有无外伤史。

2. 症状与体征

(1)飞蚊症:自觉眼前有大小不等、形状不一的黑影飘动。

(2)视力减退:根据原发病的不同,混浊的大小、性质的不同,可有程度不等的视力障碍,玻璃体内积血多时视力可仅剩光感。

(3)眼底检查:检眼镜彻照法检查,可见玻璃体内混浊物飘浮,轻者瞳孔区红色背景下出现形状各异、大小不一的黑影,眼底模糊可见;重者瞳孔内无红光反射。玻璃体内积血较多难以吸收形成机化物时,可继发视网膜脱离。

3. 社会心理因素　多数病人担心预后不良,多出现焦虑、悲观心理。因此,应了解病人对玻璃体混浊的认知程度。

(三)治疗原则

治疗原发病,应用促进混浊物吸收的药物,对于严重的玻璃体混浊或积血、合并视网膜脱离者,应尽早施行玻璃体切割术。

(四)护理诊断

1. 感知紊乱　视力障碍,与严重的玻璃体混浊有关。

2. 焦虑　与治疗后混浊吸收不显著有关。

3. 自理缺陷　与视力严重障碍有关。

4. 潜在并发症　视网膜脱离,与玻璃体积血机化牵拉有关。

(五)护理目标

1. 视力不进一步下降。

2. 消除焦虑状态。

3. 恢复生活自理能力。

4. 减少发生并发症。

（六）护理措施

1. 认真查找原因,针对原发病进行治疗,如高血压病、血管膜炎、视网膜血管阻塞。玻璃体内有新鲜出血者,应包扎双眼卧床休息,口服或注射止血药。

2. 促进玻璃体混浊的吸收,口服 10% 碘化钾,肌内注射安妥碘,眼局部热敷,理疗。

3. 严重玻璃体混浊或积血,经 3~6 个月药物治疗仍未吸收者,可行玻璃体切割术。

（七）健康指导

1. 向病人和家属介绍治疗原发病的重要性。

2. 注意用眼卫生,防止外力打击。

3. 加强生活指导,如减少用眼,查血压等。

4. 注意膳食平衡,保证微量元素和维生素的补充,多吃新鲜蔬菜和水果。

本 节 小 结

视网膜疾病是严重影响视力的疾病,且多与全身性疾病有联系,因而通过眼科治疗及护理也有助于病人全身疾病的恢复。本节所涉及的疾病有:视网膜动脉阻塞、视网膜静脉阻塞、高血压视网膜病变、糖尿病性视网膜病变、视网膜脱离、中心性浆液性脉络膜视网膜病变和玻璃体混浊。

视网膜动脉阻塞特点是突然一眼无痛性视力减退、视野缺损。眼底视盘水肿、黄斑区樱桃红;视网膜动脉细、视网膜缺血。应争分夺秒地抢救,可用血管扩张药,吸氧,降低眼压等措施迅速改善循环状态。视网膜静脉阻塞特点是视力减退,眼底视盘充血水肿、静脉迂曲扩张、火焰状出血、玻璃体出血。应用病因治疗、止血药和降低血液黏滞度的药物、激光治疗。高血压视网膜病变、糖尿病性视网膜病变与高血压、糖尿病有关。

视网膜脱离是指视网膜的神经上皮层和色素上皮层之间的脱离,分为裂孔性、渗出性及牵拉性三类,以裂孔性最为常见。视力减退、视野缺损、视网膜圆形或马蹄形裂孔、眼压偏低为护理评估。应尽早手术封闭裂孔,术后加强康复指导。

中心性浆液性脉络膜视网膜病变是一种自限性疾病,因精神紧张、情绪激动、感染、烟酒刺激等诱因作用下发病,护理评估为视力减退,视物变小变形。眼底黄斑中心凹反射消失,黄斑区渗出物,后极部视网膜脱离。视野中心暗点。适当休息,放松情绪,有荧光渗漏者,用激光封闭渗漏点。

玻璃体为透明的胶状组织,玻璃体疾病的主要病理变化是液化、混浊、纤维组织形成,常不单独存在,多相互影响同时存在。玻璃体内出现不透明体称为玻璃体混浊,它是一种体征而不是一种独立疾病。

复 习 题

1. 试制订虹膜睫状体炎的护理计划。

2. 中心性浆液性脉络膜视网膜病变有哪些护理评估?

3. 视网膜中央动脉阻塞的护理评估是什么?如何急救护理?

4. 对高血压、糖尿病性视网膜病变病人如何进行心理护理及健康指导?

5. 视网膜脱离手术病人的手术前后护理要点及健康指导是什么?

（刘杏芳）

第八节　屈光不正病人及老视的护理

学习要点：

1. 说出老视的病因与护理措施。

2. 描述屈光不正的类型及其护理评估、治疗原则与护理措施。

3. 能对老视及屈光不正病人进行正确的健康指导。

外界物体的光线进入眼内,通过眼的屈光系统屈折后聚焦成像,这种作用称为眼的屈光作用。眼的屈光作用由眼的屈光系统完成。眼的屈光系统包括角膜、房水、晶状体和玻璃体,它们相当于一组复合透镜,总屈光力于调节松弛状态下为 58.64 D,当最大调节时为 70.57 D,其中角膜的屈光力最大。

当看近物时,眼的睫状肌收缩,晶状体悬韧带松弛,晶状体因弹性回位而变凸,增强眼的屈光力,使来自近物的散射光线在视网膜上形成焦点。眼这种在一定范围内调节焦点距离的能力称为眼的调节作用(图 1-3-21)。眼在看近物时不仅发生调节作用,同时还发生集合作用(两眼同时内转)和瞳孔缩小,合称眼的视近反射。

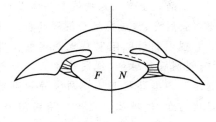

图 1-3-21　眼的调节作用机制

眼按屈光状态分正视眼与非正视眼两大类。当眼在不使用调节情况下,来自 5 m 以外的平行光线经眼的屈光系统屈折后,焦点恰好落在视网膜上的眼称为正视眼,若焦点不能落在视网膜上,则称为非正视眼,又称屈光不正,包括近视、远视和散光三种类型。

一、近视

近视(myopia)是指眼在不使用调节情况下,来自 5 m 以外的平行光线经眼的屈光系统屈折后,焦点落在视网膜之前(图 1-3-22)。

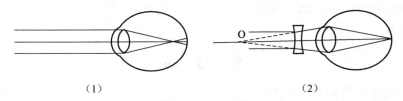

（1）　　　　　　　　　　　　　　　（2）

图 1-3-22　近视

（1）近视眼屈光现象;（2）近视眼的矫正

（一）病因及发病机制

近视的发生可能与多种因素有关。内在的遗传素质和发育因素,外在的不良用眼习惯等,这些因素或单独影响,或共同作用,主要导致眼前后轴过长而形成轴性近视,部分导致眼的屈光力增强而表现为屈光性近视。在青少年近视中,有一部分是因为不良的用眼习惯使眼的调节作用过强,睫状肌痉挛引起的调节性近视,亦称假性近视。

临床上常按近视度数将近视眼分为:-3.00 D 以下的轻度近视,-3.00 D~-6.00 D 的中度近视,-6.00 D 以上的高度近视。

（二）护理评估

1. 健康史 了解病人有无家族史,平时用眼卫生情况,有无配戴眼镜及戴镜视力。

2. 症状与体征

（1）视力减退:远视力下降,近视力正常;高度近视眼近点近移明显。

（2）视疲劳:近距离用眼易产生眼胀、头痛、视物双影等不适症状。因近视眼看近物时少用或不用调节,使眼视近反射中调节与集合不协调,集合作用相对过强所致,故有肌性眼疲劳之称。

（3）眼位偏斜:多见于年龄较小的高度近视病人。因眼视近物时不用调节,久之集合作用也相应减弱,发生外隐斜或外斜视。

（4）眼球改变:高度近视可伴有眼球稍突出,前房较深,瞳孔偏大且光反射较迟钝等。

（5）眼底变化:高度近视常有眼底退行性变:豹纹状眼底,视盘大且色淡,视盘颞侧弧形斑或环形斑,玻璃体液化、混浊,黄斑区 Fuchs 斑、黄斑出血,后巩膜葡萄肿,甚至视网膜脱离。

3. 社会心理因素 评估病人年龄、职业、受教育程度,对近视的认知程度等。

（三）治疗原则

经用睫状肌麻痹药散瞳验光确诊为真性近视者,应及时予以矫正。对高度近视引起眼底退行性变者应给予相应的治疗。

目前矫正近视的方法有配镜和手术。配戴合适度数凹球镜片的框架眼镜仍为首选;角膜接触镜虽然优点较多,但必须严格遵循配戴原则并注意卫生,处理不当可能导致角膜损伤、感染或其他眼疾。近年来开展了一些矫正近视的手术,如放射状角膜切开术、准分子激光角膜切削术、激光角膜原位磨镶术、后巩膜加固术等。

对青少年假性近视,可通过纠正不良的用眼习惯,配戴雾视镜,针灸理疗,必要时使用睫状肌麻痹剂等,使视力恢复正常。

（四）护理诊断

1. 感知紊乱 远视力下降,与眼屈光不正有关。

2. 知识缺乏 缺乏对近视的防治知识。

（五）护理目标

1. 矫正眼屈光状态,提高视力。
2. 了解近视的防治知识。

（六）护理措施

1. 睫状肌麻痹药的使用 主要用于散瞳验光。常用 0.5%~1%阿托品滴眼液,每日 1~2 次,连用 3~4 d;或 0.5%~1%托吡卡胺滴眼液,每 10~15 min 1 次,共 4~6 次。滴药时注意压迫泪囊区,观察瞳孔扩大与否及瞳孔对光反射情况。

2. 指导矫正视力的方法 根据配镜原则(获得最佳视力的最低度数镜片)帮助病人选择合适度数的镜片。告诉病人及家属,戴镜只能矫正视力,而不能恢复视力,若配镜后不注意保护视力,近视度数可能会继续加深,与戴镜本身无关。配戴角膜接触镜要严格按要求操作。选择手术者,按不同手术方法执行术前准备、术中配合和术后护理。

（七）健康指导

1. 注意用眼卫生 近距离用眼时间不宜太长,每 2 h 之间休息 10 min 左右并远眺;端正用眼姿势,保持用眼近距离 30 cm 左右;不在乘车、走路等情况下看书。养成良好的用眼习惯。

2. 改善视觉环境 注意环境中的光亮度和对比度,照明应无眩光或闪烁,不要在阳光直射下或暗处看书写字。

3. 做好眼保健工作 经常做眼保健操,定期检查视力,注意营养,加强锻炼。

二、远视

远视(hyperopia)是指眼在不使用调节情况下,来自 5 m 以外的平行光线经眼的屈光系统屈折后,焦点落在视网膜之后(图 1-3-23)。

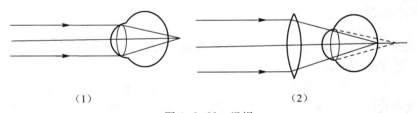

（1）　　　　　　　　　　（2）

图 1-3-23　远视
(1)远视眼的屈光状态;(2)远视眼的矫正

（一）病因及发病机制

远视多见于儿童或眼球发育不良的小眼球,因眼轴较短而表现为轴性远视;少数由于先天或后天的原因使角膜过于扁平,以及晶状体全脱位或无晶状体眼,因眼的屈光力较弱而表现为屈光性远视。按远视程度不同将远视眼分为:+3.00 D 以下的轻度远视,+3.00 D~+6.00 D 的中度远视,+6.00 D 以上的高度远视。

（二）护理评估

1. 健康史 了解病人有无家族史,发现远视的年龄及程度,有无配戴眼镜,戴镜视力和舒适度。
2. 症状与体征

（1）视力减退:青少年由于眼的调节作用代偿,轻度远视者远、近视力均正常;中高度远视者近视力下降,或远近视力不同程度下降。中年人因眼调节作用减弱,轻度时就有近视力下降,度数较高时远、近视力不同程度下降。

（2）视疲劳:远视眼引起的视疲劳较明显。表现为眼球酸胀、眼睑沉重、视物模糊、头痛,甚至恶心、呕吐。因远视眼看远处就要使用调节,看近物时需要使用更大的调节,所以容易发生调节性眼疲劳。

（3）眼位偏斜:多见于远视程度较高的青少年,因过多使用调节导致过度的集合,引发内隐斜或内斜视。

（4）眼底变化:度数较高的远视眼底呈假性视盘炎状,即视盘较小、色红、边界不清。
3. 社会心理因素 评估病人年龄、职业、受教育水平,对远视的认知程度等。

（三）治疗原则

以睫状肌麻痹剂散瞳验光,配戴合适度数的凸球镜片矫正视力、消除视疲劳,防治眼位偏斜为主要方法。近年来,开展了一些矫正远视的屈光性手术,如表面角膜镜片术、无晶状体眼的人工晶状体植入术等。

（四）护理诊断

1. 感知紊乱 视物模糊,与屈光不正有关。
2. 知识缺乏 缺乏正确配镜知识等。

（五）护理目标

1. 视物清晰,视疲劳缓解。
2. 了解远视正确配戴眼镜的知识。

（六）护理措施

1. 睫状肌麻痹药的使用,见本节近视眼护理措施。
2. 指导病人正确配镜。配镜原则依据病人年龄及远视程度不同而有区别。学龄前儿童轻度远视多为生理性的,不必配镜;学龄期青少年正处于视近用眼较多阶段,即使是轻度远视也考虑配镜;凡伴有眼位偏斜者必须予以配镜全矫正。
3. 对配镜后出现不适者,要认真查清原因,排除异常情况后,耐心向病人解释,强调坚持戴镜的重要性。

（七）健康指导

1. 婴幼儿时期是眼球组织发育、眼轴逐渐延长至正常的关键时期,应注意避免一些影响眼球发育的因素,如营养缺乏、眼部疾病或外伤等。

2. 需要配镜的病人应坚持戴镜,并定期验光复查,及时更换合适度数镜片。

三、散光

散光(astigmatism)是指眼在不使用调节情况下,来自 5 m 以外的平行光线经眼的屈光系统屈折后,不能形成一个焦点。

(一) 病因及分类

散光分为规则散光与不规则散光两种类型。规则散光多因角膜先天发育异常导致径线的曲率半径大小不一致,通常是相互垂直的两个主径线的差别最大;不规则散光主要由于后天角膜疾病(如角膜溃疡、瘢痕)或圆锥角膜等导致角膜屈光面凹凸不平,即在同一条径线上屈光力也不同。

规则散光根据相互垂直的两个主径线的屈光状态不同分为五种。① 单纯远视散光:一条主径线为正视,与其垂直的径线为远视。② 单纯近视散光:一条主径线为正视,与其垂直的径线为近视。③ 复性远视散光:相互垂直的两条主径线都是远视,但屈光度不同。④ 复性近视散光:相互垂直的两条主径线都是近视,但屈光度不同。⑤ 混合散光:相互垂直的两条主径线一条为远视,另一条为近视(图 1-3-24)。

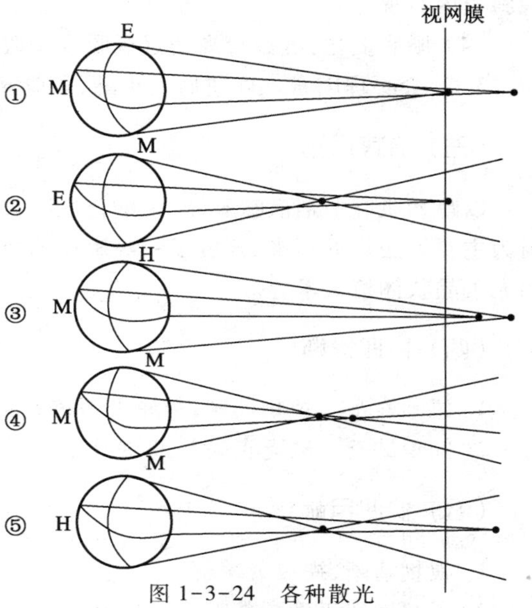

规则散光的两条主径线分别位于垂直和水平方向(±20°),垂直主径线屈光力大于水平主径线,称为顺规散光;反之称为逆规散光。若两条主径线分别位于 45° 和 135° 方向或附近,称为斜轴散光。

图 1-3-24　各种散光

①单纯远视散光;②单纯近视散光;

③复性远视散光;④复性近视散光;⑤混合散光

(二) 护理评估

1. 健康史　评估病人有无视疲劳、视物模糊,是否经过验光,有无配戴眼镜。

2. 症状与体征

(1) 视力减退:看远或看近都不清楚,似有重影。度数较高时远、近视力明显减退,或伴有弱视。

(2) 视疲劳:表现为眼胀、头痛、流泪,甚至恶心、呕吐等。是因眼持续的调节紧张所致,多见于度数较低的散光。

(3) 眯眼、斜颈:高度散光病人视物时将睑裂变窄,以达到针孔或裂隙的作用提高视力;高度不对称或斜轴散光病人习惯头部倾斜视物,以此自我矫正。

(4) 眼底改变:有时可见视盘呈垂直椭圆形、边界清晰度不一等表现。

3. **社会心理因素** 评估病人年龄、职业、受教育水平、生活和工作环境,对散光的认知程度等。

(三)治疗原则

规则散光经验光配戴合适度数圆柱镜片矫正视力,消除眼疲劳、眯眼、斜颈等症状。不规则散光可试用角膜接触镜矫正。

(四)护理诊断

1. **感知紊乱** 视物不清,与眼屈光不正有关,视疲劳与眼持续调节紧张有关。
2. **知识缺乏** 缺乏正确配镜知识。

(五)护理目标

1. 视物清晰,视疲劳缓解。
2. 了解正确配戴眼镜的知识。

(六)护理措施

1. 根据散光配镜原则,指导病人正确配戴眼镜。原则上散光度数应全部矫正,但较高度数的散光和斜轴散光病人一般开始不能适应全部矫正,可先给较低度数,逐渐予以全部矫正。轻度散光若视力正常,又无明显视疲劳者,可不予配镜。
2. 对戴镜后出现不适者,要认真查清原因,排除异常情况后,向病人作耐心的解释工作,必要时适当调整镜片度数。

(七)健康指导

1. 部分病人配镜后需一段时间适应,要坚持戴镜。
2. 注意用眼卫生,防治角膜疾患。

四、老视

老视(presbyopia)是指随着年龄增加,生理性调节力减弱,近视力日益减退的现象。老视是一种生理现象,不属于屈光不正。

(一)病因及发病机制

老视主要因为随着年龄增加,晶状体逐渐硬化,弹性下降,使眼的调节作用也随之变小。其次是睫状肌收缩力逐渐减弱,表现眼的近点逐渐远移,近视力愈来愈差。眼原有的屈光状态决定老视出现的年龄,一般正视眼在40~45岁出现老视。

(二)护理评估

1. **健康史** 评估病人有无视疲劳、视物模糊,是否经过验光,有无配戴眼镜,以及戴眼镜的视力和舒适度。

2. 症状与体征

（1）视力减退：视近物困难，近点逐渐远移，在光线弱的环境下，近视力更差。随着年龄增加，虽将注视目标尽量放远，也无法看清楚。

（2）视疲劳：近距离用眼易出现眼胀、头痛等不适。因过度使用已减弱的调节力所致。

3. 社会心理因素　评估病人年龄、职业、受教育水平、生活环境，对老视的认知程度等。

（三）治疗原则

配戴合适度数的凸透镜以补偿调节力的不足，改善视近功能。近年来还有手术、激光、射频等矫正老视的方法。

（四）护理诊断

1. 感知紊乱　视近物困难，与调节力减弱有关。
2. 有受伤的可能　由于年老体弱视力差引起。

（五）护理目标

1. 视近物清晰，无不适感。
2. 矫正视力达到近距离工作和阅读方便。

（六）护理措施

1. 指导病人选择合适度数的眼镜。配镜度数与年龄、工种及双眼原有的屈光状态有关。一般正视眼的近用镜年龄与度数的关系：45 岁 +1.00 D，50 岁 +2.00 D，以后每增加 5 岁，度数递增 +0.50 D 即可。

2. 向病人讲明所配眼镜只适合近距离用眼时，看远不宜用。若原有屈光不正者，须配备两副眼镜分别供视远、视近时用，亦可配一副双焦点眼镜供视远和视近共用。

（七）健康指导

1. 保持良好心态，正确对待老视现象。
2. 根据用眼需要和年龄情况，及时调整镜片度数。
3. 注意劳逸结合，避免用眼过度。

本 节 小 结

屈光不正分为近视、远视和散光。老视是一种生理现象。临床护理中应注意对病人的健康指导，教会病人正确的用眼卫生和配镜方法。

复 习 题

1. 解释近视、远视、散光。
2. 何谓假性近视？如何与真性近视区别？如何预防近视？

3. 各类屈光不正的护理措施是什么？

4. 比较老视与远视。

第九节　斜视及弱视病人的护理

学习要点：

1. 叙述弱视的病因和护理措施。

2. 区分共同性斜视和麻痹性斜视的临床特点。

3. 简述斜视的治疗原则,能对斜视及弱视病人进行正确的健康指导。

当双眼注视一目标时,该目标在双眼视网膜黄斑上聚焦成像,并被大脑皮质视中枢融合成一个完整的、具有立体感的单一物像,这称为双眼单视。双眼单视功能有赖于两眼视力相等或相近,两眼眼外肌平衡协调的注视运动,正常的视网膜对应点,视路传导功能正常,以及大脑皮质视中枢融合功能正常。其中任何一个环节异常都会破坏双眼单视功能,引起斜视或弱视等眼病。

一、斜视

斜视(strabismus)是一种视轴分离状态,即两眼不能同时注视一个目标,当一眼注视目标时,另一眼偏向目标的一侧(图 1-3-25)。斜视按病因主要分为共同性斜视与非共同性斜视(即麻痹性斜视)两大类。按护理评估分为隐斜视、显斜视、间歇性斜视、恒定性斜视、交替性斜视;按视轴的偏离方向分为水平性斜视(即内、外斜视)、垂直性斜视(即上、下斜视)与旋转性斜视。临床上应注意避免与内眦赘皮、瞳孔距离异常、kappa 角(视轴与瞳孔轴之间的夹角)过大等假斜视混淆。

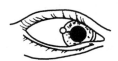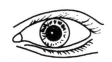

图 1-3-25　内斜视

（一）病因及发病机制

1. 共同性斜视　共同性斜视(concomitant strabismus)是指眼外肌及其支配神经无器质性病变,因眼外肌力量不平衡导致的眼位偏斜。

共同性斜视病因较复杂,大致分为:① 眼外肌发育异常,某条眼外肌发育过度,或伴有拮抗肌发育不全。② 调节与集合不平衡,如高度近视可诱发外斜视,儿童远视可引发内斜视。③ 融合功能缺陷,双眼屈光参差过大或单眼视觉剥夺等因素影响中枢融合功能发育。④ 神经学说,支配眼的集合与外展神经功能出现异常。⑤ 双眼反射学说,双眼单视这一条件反射在形成过程中因感觉或运动方面的疾患而不能建立。⑥ 遗传因素,可能与多基因遗传有关。

2. 麻痹性斜视　麻痹性斜视(paralytic strabismus)是指支配眼外肌运动的神经核、神经或眼外肌本身发生器质性病变,导致眼球向麻痹肌作用相反方向的眼位偏斜。

麻痹性斜视分先天性和获得性两种。先天性与先天发育异常、出生时创伤等因素有关;获得性多由于头颅或眼眶感染、外伤、肿瘤,以及全身代谢性、血管性和退行性病变等原因导致。

(二)护理评估

1. 健康史　了解斜视发生的时间,有无复式和头位偏斜,有无外伤、感染、肿瘤等,询问治疗经过。

2. 共同性斜视

(1)眼位偏斜:固定于一眼或双眼交替性。

(2)视功能障碍:交替性斜视视力多正常,恒定性斜视偏斜眼视力常下降。立体视觉功能不良,但无复视、无代偿头位。

(3)眼球运动:单眼检查时,无眼球运动障碍。

(4)斜视角相等:第一斜视角(健眼注视时斜视眼的偏斜角度)与第二斜视角(斜视眼注视时健眼偏斜的角度)相等。

(5)其他:部分病人有异常视网膜对应、屈光不正或弱视等。

3. 麻痹性斜视

(1)眼位偏斜:常为单眼,眼球偏向麻痹肌作用方向的对侧。

(2)视功能障碍:先天麻痹性斜视患眼常有视力下降或弱视,复视不明显;获得性麻痹性斜视患眼视力下降情况依病因不同而不等,复视明显,甚至伴头晕、恶心、呕吐等。

(3)代偿头位:病人视物时头向麻痹肌作用方向偏斜,以避免或减轻复视的干扰。不同眼外肌麻痹都有特征性的代偿头位。遮盖一眼则代偿头位消失。

(4)眼球运动受限:眼球向麻痹肌作用方向的运动受限。

(5)斜视角不相等:第二斜视角大于第一斜视角。

(6)其他:先天麻痹性斜视病人可能出现异常视网膜对应。

4. 社会心理因素　评估病人年龄、职业、受教育水平、生活环境,对斜视的认知程度等。对于患儿还应评估病人家属。

(三)治疗原则

1. 共同性斜视　治疗在于恢复正常眼位和双眼单视功能,疗效越早越好。

(1)病因治疗:针对不同病因采取不同治疗方法,如矫正屈光不正,治疗弱视,正位视训练等。

(2)手术治疗:通过对眼外肌的手术处理达到矫正眼位的目的。

2. 麻痹性斜视

(1)先天性麻痹性斜视:先予非手术治疗,如应用 B 族维生素及能量合剂、针灸或理疗等,疗效不明显的可考虑手术矫正眼位。

(2)获得性麻痹性斜视:首先病因治疗;病因不明者可试用皮质类固醇及抗生素治疗,辅以支持疗法,针灸或理疗等,并观察疗效。经药物治疗半年以上,病因已消除而麻痹肌功能仍无恢复者,可考虑手术治疗。

（3）对复视明显的,可暂时遮盖一眼或配戴三棱镜,消除复视引起的不适症状。

（四）护理诊断

1. 长期自我贬低　因眼位偏斜,面容受影响所致。
2. 知识缺乏　对斜视的病因及治疗方法不了解。
3. 感知紊乱　立体视觉差,有明显复视,与眼外肌功能障碍有关。

（五）护理目标

1. 消除自卑感,正确认识疾病。
2. 认识斜视病因,积极配合治疗。
3. 矫正眼位,恢复双眼单视功能。

（六）护理措施

1. 共同性斜视
（1）指导病人矫正屈光不正。
（2）进行正位视训练及弱视的视功能训练(见弱视治疗)。
（3）协助完成手术病人术前检查,如角膜缘牵引试验、三棱镜耐受试验等。
（4）做好手术病人术后护理:① 双眼包扎1周左右,嘱病人少转动眼球,以防眼外肌缝线撕脱。② 每日换药1次。③ 术后4天拆除结膜缝线。④ 术后2周作正位视训练。⑤ 部分病人术后可能出现复视,但大多可自行消失,向病人及家属作耐心的解释工作。
（5）对自我贬低病人,要进行心理疏导。
2. 麻痹性斜视
（1）按医嘱执行各项非手术治疗措施。
（2）对复视明显者,可予暂时遮盖一眼(多主张遮盖健眼),以消除复视引起的不适和预防麻痹肌的拮抗肌发生挛缩。
（3）协助完成手术病人的术前检查,并做好术后护理工作(见共同性斜视)。
（4）对自我贬低病人,要进行心理疏导。

（七）健康指导

1. 非手术治疗的病人要坚持接受治疗,以便观察疗效及时调整治疗方案;手术治疗的病人,术后遵医嘱巩固疗效,预防并发症,定期随访。
2. 宣传定期检查视力的重要性,尤其是儿童,及时矫正屈光不正,对防治弱视、斜视的发生很关键。

二、弱视

弱视(amblyopia)是指眼部无器质性病变,而矫正视力达不到0.9者。它是儿童中常见的严重危害视力的眼病,病人无完善的立体觉,不具备科技高速发展所必需的高级视功能,早期发现和正确治疗弱视具有重要的现实意义。

（一）病因及发病机制

弱视按病因和发病机制可分五类。

1. 斜视性弱视　视中枢抑制斜视引起的复像,久之斜视眼形成弱视。

2. 屈光参差性弱视　当两眼屈光参差>2.5 D 时,视中枢抑制模糊的像,久之视力差的一眼发生弱视。

3. 形觉剥夺性弱视　婴幼儿时期某些眼疾剥夺了该眼黄斑接受正常的光刺激,而未能充分参与视觉的发育过程,造成弱视;或婴幼儿时期为治疗眼病较长时间遮盖一眼,有时也能导致弱视。

4. 屈光不正性弱视　度数较高的屈光不正若未能及时矫正,可出现弱视。

5. 先天性弱视　如先天性全色盲或眼球震颤、出生时视网膜或视路损伤出血等,可导致弱视。

（二）护理评估

1. 健康史　了解弱视发生的时间,有无眼病及不当遮眼史,有无复式和头位偏斜,有无外伤、感染、肿瘤等,询问诊断治疗经过。

2. 症状与体征

（1）视力减退:远、近视力不同程度下降,矫正视力达不到该年龄段的正常视力。矫正视力 0.6~0.8 者为轻度弱视,矫正视力 0.2~0.5 者为中度弱视,矫正视力 ≤ 0.1 者为重度弱视。

（2）拥挤现象:对排列成行的视标分辨能力较单个视标的分辨能力差。

（3）眼位偏斜或眼球震颤。

（4）双眼单视功能障碍:立体觉差,弱视眼固视能力不良(如旁中心注视)。

3. 社会心理因素　评估病人年龄、职业、受教育水平、生活环境,对弱视的认知程度等。对于患儿还应评估病人家属受教育的水平。

（三）治疗原则

早期发现斜视和弱视是治疗的关键。弱视的疗效与接受治疗的年龄、弱视的发生原因等因素有关。一般认为,2~9 岁是弱视多发年龄,也是治疗弱视的适宜年龄。斜视性弱视屈光不正性弱视和屈光参差性弱视治疗效果较好;形觉剥夺性弱视和先天性弱视,治疗效果较差。

1. 病因治疗　及时纠正斜视,矫正屈光不正,治疗先天性白内障和先天性上睑下垂等。

2. 视功能训练　根据弱视眼注视类型选用适当的训练方法。如遮盖法,后像疗法,红色滤光胶片疗法、视刺激疗法、压抑疗法,以及同视机立体镜等较复杂的方法。

（四）护理诊断

1. 感知紊乱　与视力低下、立体视觉不良有关。

2. 知识缺乏　对弱视危害认识不足,不积极接受治疗。

3. 家庭应对无效　患儿家长缺乏弱视防治知识。

（五）护理目标

1. 提高视力,完善双眼单视功能。
2. 病人及家人了解弱视的防治知识、主动配合治疗。

（六）护理措施

1. 进行宣传教育　耐心向患儿及家长讲解弱视的成因与危害,以及影响弱视治疗效果的相关因素,使他们积极主动配合治疗,并能正确对待治疗效果。
2. 指导视功能训练　常用视功能训练法见附录。
3. 弱视治疗的注意事项
（1）各种视功能训练治疗时严格按要求操作,尤其是遮盖眼的严密程度、先后顺序、时间长短等。
（2）定期检查视力与注视性质,了解治疗效果,警惕发生遮盖性弱视。
（3）对治疗过程中出现复视的病人,要仔细检查,分析原因。对属于治疗有效现象的,应向病人及家属耐心解释,鼓励继续接受治疗。
（4）弱视治疗期间应持之以恒,否则事倍功半,甚至无效。

（七）健康指导

1. 弱视治疗方法复杂,疗程较长,疗效影响因素多,病人及家属要树立信心,坚持接受治疗。临床治愈者应随访观察 3 年为宜。
2. 及时治疗斜视、矫正屈光不正,避免发生形觉剥夺性弱视等。
3. 向家长、幼教人员、小学教师、基层卫生人员宣传弱视有关知识,争取他们的合作,使弱视患儿能早期发现,及时治疗。

[附录]　常用视功能训练法

1. 遮盖疗法　又称常规遮盖,是治疗中心注视性弱视最简便有效的方法,即完全遮盖健眼,强迫患眼注视。还可根据病人年龄和弱视眼的视力情况,鼓励做一些精细目力的工作,如描画、穿针、刻剪纸等。治疗期间,每周查 1 次视力,警惕健眼发生遮盖性弱视。
2. 后像疗法　适用于旁中心注视性弱视。方法:平时遮盖弱视眼,治疗时遮盖健眼,先用强光炫耀弱视眼（黄斑中心凹区用 3°~5° 直径的黑点遮挡保护）,然后在闪烁灯光下注视某一视标,此时弱视眼仅被保护的黄斑中心凹区可见视标,而被炫耀过的旁黄斑区则看不见视标。每次 15~20 min,每天 2~3 次,当弱视眼视力有所提高,将遮挡保护黄斑中心凹的黑点缩小,5° 直径改为 3°,使弱视眼注视点逐渐向黄斑中心凹移位。待转变中心注视后,改用常规遮盖法继续治疗。
3. 红色滤光胶片法　适用于旁中心注视性弱视。方法:遮盖健眼,在弱视眼镜片上加一块有一定规格的红色滤光胶片（以能通过 600~640 nm 波长的光线为宜）。根据视锥细胞与视杆细胞对红色敏感性的不同,促使弱视眼的旁中心注视自发地改用黄斑中心注视。当旁中心注视转变为中心注视后,继续用常规遮盖法治疗。治疗期间同样应该警惕健眼遮盖性弱视的发生。

4. 视刺激疗法　又称光栅疗法,主要适用于中心注视性弱视,亦可用于旁中心注视性弱视。方法是:病人平时无须遮盖眼,治疗时遮盖健眼,用弱视眼注视治疗机上旋转的黑白条栅盘,并在有图案的塑料盘上作画图游戏,每次 7 min,每日 1 次,10 次为 1 个疗程。随着患眼视力的提高,逐渐延长治疗间隔时间。有的病人治疗期间因弱视眼的视力提高,会出现复视现象,应予以解决或停用此疗法。

本 节 小 结

斜视分为共同性斜视和麻痹性斜视。弱视是儿童中常见的严重危害视力的眼病。临床护理中应加强对病人的健康教育,做到早期发现、及时治疗。

复 习 题

1. 解释弱视、斜视。
2. 如何鉴别共同性斜视与麻痹性斜视?
3. 斜视病人护理措施有哪些?
4. 简述弱视的定义与分类,如何治疗弱视?

第十节　眼外伤病人的护理

学习要点:

1. 说出常见眼外伤的类型、临床特点及防治原则。
2. 叙述眼化学伤、电光性眼炎的急救原则。

眼受外来的机械性和非机械性等因素直接作用,发生结构和功能的损害,称为眼外伤(ocular trauma)。眼是暴露的器官,易受外伤,且组织脆弱,结构精细,功能复杂,受伤后往往造成严重破坏,甚至失明。眼外伤是儿童和年轻人单眼失明的主要原因之一。

眼外伤一般按其致伤因素不同分类如下(图 1-3-26)。

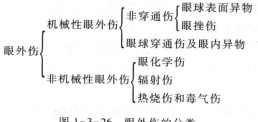

图 1-3-26　眼外伤的分类

一、眼球表面异物

细小的、颗粒状的物体黏附或嵌顿在结膜或角膜表面不能自行排除,称为眼球表面异物。

(一)病因及发病机制

常见的异物有沙粒、金属碎屑、煤屑、飞虫、谷壳等。眼球表面异物可引起明显不适,处理不当会加重组织损伤,导致感染发生。

(二)护理评估

1. 健康史　了解病人是否有明确的异物溅入史,详细询问病人致伤的过程及诊治情况。
2. 症状与体征　明显异物感、刺痛、畏光、流泪、眼睑痉挛等。

检查可见:结膜充血,异物存留。结膜异物多黏附在睑板下沟或穹隆部,有的在半月皱襞处;角膜异物轻者附于角膜表层,重者嵌入角膜实质层,有时可见异物周围的铁锈环或浸润区。

3. 社会心理因素　评估病人年龄、职业及对本病的认知程度等,了解病人是否有紧张、恐惧等心理表现。

(三)治疗原则

按无菌操作原则,清除异物,防止感染发生。

(四)护理诊断

1. 疼痛　与异物刺激有关。
2. 感染的危险　与异物停留时间过长或处理不当有关。

(五)护理目标

疼痛减轻或消失,无角膜感染发生。

(六)护理措施

1. 结膜异物用生理盐水冲洗或用湿棉签拭出,抗生素眼药水滴眼。
2. 嵌入角膜的异物,禁忌揉眼,滴 1%丁卡因液行角膜表面麻醉后,用针尖或异物针剔除异物,涂抗生素眼膏包盖伤眼,次日复诊。爆炸伤等所致的角膜细小异物,如数量多可分批剔除。
3. 剔除角膜异物时,严格无菌操作,动作要稳准,尽量减少角膜损伤。必要时在裂隙灯显微镜下取出。复诊发现有感染时,立即采取有效措施控制感染。

(七)健康指导

1. 特殊环境与工作时戴防护眼镜,避免异物进入眼内。
2. 异物进入眼内后,多瞬目待其排出或及时到医院处理,忌用力揉眼。

二、眼挫伤

眼挫伤(ocular blunt trauma)是指眼部受到钝性物体碰撞或气浪冲击而产生的损伤,不包括眼附属器挫伤和眼球挫伤。

(一)病因及发病机制

常见的致伤物有飞溅的石块、铁块,各种劳动工具,木棒、球类、玩具、拳头、爆炸气浪等。对眼部的损伤程度与外力和致伤物的大小有关。除直接损伤接触部位外,还可对眼内组织造成间接损伤,甚至导致眼球破裂。

(二)护理评估

1. 健康史   了解病人是否有明确的眼部外伤史。依据挫伤的部位不同,护理评估各异。损伤程度轻时,挫伤的部位仅局限于眼的表层或部分组织;损伤程度重时,挫伤的部位会涉及眼的多个组织或全部组织。详细询问病人致伤的过程及诊治情况。

2. 症状与体征

(1)眼睑挫伤:可有眼睑水肿、皮下淤血,甚至眼睑皮肤裂伤、泪小管断裂、眶壁及鼻窦骨折伴皮下气肿、眶内出血等。

(2)结膜挫伤:可出现结膜水肿,结膜下淤血,甚至结膜裂伤。

(3)角膜挫伤:可引起角膜上皮脱落、基质层水肿、后弹力层皱折,甚至角膜层间或全层破裂,视力下降。

(4)巩膜挫伤:常因暴力导致破裂,裂口多位于上方角巩缘处(因此处巩膜较薄弱)。破裂处常表现为球结膜完整,但结膜下出血、眼内容物脱出,眼内积血,眼压降低,视力明显下降。

(5)虹膜睫状体挫伤:可引起外伤性虹膜睫状体炎、前房积血、外伤性瞳孔散大、虹膜根部离断(图1-3-27),前房角后退等。视力明显下降。虹膜根部离断时瞳孔变形,还可出现单眼复视。前房大量积血或房角后退,使小梁网受损,房水排出受阻,可致眼压升高。

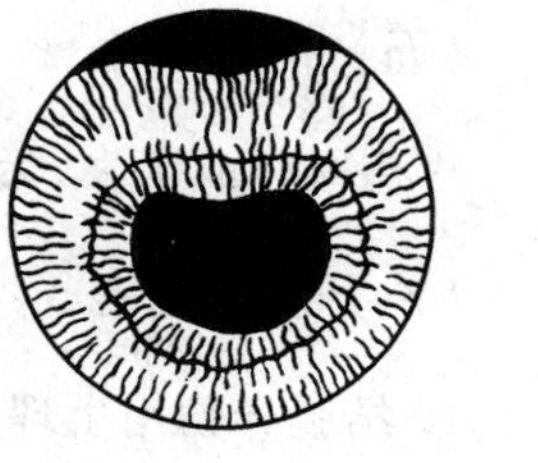

图1-3-27   虹膜根部离断

(6)晶状体挫伤:可引起晶状体混浊(即外伤性白内障)、晶状体半脱位或全脱位。视力不同程度下降。晶状体脱位可致相应部位出现虹膜震颤。全脱位的晶状体可嵌顿于瞳孔区域脱入前房,引起急性眼压升高。

(7)玻璃体挫伤:可发生液化、变性、玻璃体前后脱离,以及周围组织血管破裂所致玻璃体积血。视力明显下降。

(8)脉络膜挫伤:可使脉络膜破裂,常发生于后极部视盘与黄斑之间,呈弧形的黄白色裂口,平行于视盘边缘,周围有少量色素或出血。视力下降的程度依裂伤部位而定。

(9)视网膜挫伤:可引起视网膜后极部水肿,黄斑部呈樱桃红(称视网膜震荡),视网膜出血、锯齿缘离断、黄斑裂孔,甚至视网膜脱离。视力不同程度下降。

(10)视神经挫伤:可表现为视力明显下降或丧失,瞳孔直接对光反射消失,但间接对光反射存在。眼底早期有视盘水肿,晚期视盘苍白萎缩。

3. 社会心理因素　了解病人是否有紧张、恐惧、悲观等心理表现,评估病人年龄、职业、性别、家庭状况及对本病的认知程度等。

（三）治疗原则

1. 迅速判断受伤部位与伤情,并酌情处理。防治并发症。
2. 有开放性裂伤应及时清创缝合,常规肌内注射破伤风抗毒素,有骨折时应及时复位。
3. 眼内组织有断裂、脱位时,依据情况进行非手术治疗(如外伤性瞳孔散大,脉络膜破裂)或手术治疗(如严重的虹膜根部离断、晶状体全脱位嵌顿于瞳孔或前房、视网膜脱离等)。
4. 根据需要给予药物治疗,如止血、镇痛、抗生素、维生素、高渗脱水药、扩血管药、糖皮质激素等。

（四）护理诊断

1. 疼痛　与眼部组织损伤有关。
2. 感知紊乱　视力下降,与眼内组织损伤和积血有关。
3. 潜在并发症　可能并发感染、外伤性白内障、继发性青光眼等,与眼内组织损伤有关。
4. 焦虑　与担心预后有关。

（五）护理目标

1. 疼痛缓解。
2. 视力稳定或有所提高。
3. 无并发症发生。
4. 消除焦虑心理状态。

（六）护理措施

1. 眼睑水肿及皮下淤血较重者,24 h 内冷敷,24 h 后热敷。眼睑皮下气肿者禁止用力擤鼻。
2. 角膜上皮脱落者涂抗生素眼膏包盖,通常 24 h 后即可愈合。
3. 外伤性虹膜睫状体炎,应用扩瞳药防止瞳孔粘连,并用抗生素和激素类眼药滴眼或涂眼。
4. 前房积血者,取半卧位,双眼包扎,限制活动,避免咳嗽和打喷嚏,保持大便通畅。对积血量多者需做前房穿刺术抽出积血。
5. 需行内眼手术者,做好术前准备和术后护理。
6. 重视病人主诉,密切观察眼部伤情变化,及时发现异常情况并予以处理,或向医生汇报。
7. 眼挫伤病人多有焦虑情绪,应加强心理护理。

（七）健康指导

1. 对眼挫伤留有后遗症的病人,指导一些补救性措施。如外伤性瞳孔散大者,外出时戴墨镜;晶状体缺余者配戴高度数的凸透镜或择期行人工晶体植入术。

2. 工作中严格遵守安全操作规程,生活中远离一些致伤物,必要时戴防护眼镜等。

3. 受伤后及时就诊,不延误病情。

三、眼球穿通伤及眼内异物

眼球被锐器或高速飞射的固体碎片所穿破,称为眼球穿通伤(perforating injury of the eye)。它包括穿孔伤和贯穿伤两种情况。穿孔伤在眼球壁上只有入口没有出口,而贯穿伤在眼球壁上既有入口也有出口。眼球穿通伤可并有眼内异物(intraocular foreign body)。

(一)病因及发病机制

常见的致伤物有笔尖、针、刀、剪、玻璃、矿石屑,以及火器伤与爆炸伤等,这些致伤物不但造成眼球组织严重的损伤,还易导致眼内感染,甚至毁坏整个眼球。少数病患可引起交感性眼炎,使未受伤眼视力下降,存在双眼失明的危险。

(二)护理评估

1. 健康史　了解病人是否有明确的外伤史,详细询问病人致伤的过程及诊治情况。

2. 症状与体征　伤后突然眼痛,视力下降,有的自觉有"热泪"涌出。

(1)依据致伤物与致物部位、伤口的大小与深浅等因素不同,眼部的体征各异。① 小而浅的角膜伤口可自行闭合,仅见角膜上点状或线状混浊。较大的角膜伤口常伴有虹膜脱出并嵌顿于伤口处(图1-3-28),前房变浅,瞳孔变形,眼压偏低;若伤及晶状体,则可使晶状体局限性混浊或破裂。② 当致伤部位在巩膜时,较小的伤口常被结膜掩盖不易看清,较大的伤口多有眼内组织脱出,前房变深,眼压降低,甚至眼球塌陷。③ 眼底一般看不清。

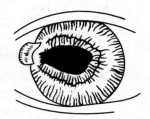

图1-3-28　虹膜脱出

(2)疑有眼内异物,可行磁性试验、X 线摄片、超声检查,必要时做 CT 或 MRI,以确诊并定位。

3. 社会心理因素　了解病人是否有紧张、恐惧、绝望等心理表现,评估病人年龄、职业、性别、家庭状况及对本病的认知程度等。

(三)治疗原则

基本治疗原则是及时清创缝合,恢复眼球壁的完整性,防治感染和并发症。

1. 小而整齐的角膜伤口可自行闭合,不必缝合;但角膜伤口>3 mm 时,应予以缝合。巩膜伤口一般都需缝合。

2. 对自伤口脱出的眼内组织,如在 24 h 内,可将完整、无污染的组织经抗生素液清洗后还纳眼内;如伤后时间较久、组织污染严重或不能还纳时,应予剪除。

3. 对较复杂的穿通伤可先缝合伤口,恢复眼压,控制感染,1~2 周后再行内眼手术。若眼球破坏严重,无法恢复眼球外形和视功能者,应行眼球摘除术。

4. 若有眼内异物且较易取出者,应尽可能由原创口取出。对不易取出的眼内异物,择期手术取出异物。

5. 术后全身及局部应用抗生素和糖皮质激素,阿托品散瞳,必要的对症治疗等。外伤未超过 48 h 者,要肌内注射破伤风抗毒素。

(四)护理诊断

1. 感知紊乱　视力下降,与眼球组织损伤有关。

2. 疼痛　与眼部组织损伤有关。

3. 自理缺陷　与伤眼疼痛、视力下降、术后限制活动等有关。

4. 潜在并发症　可能并发外伤性虹膜睫状体炎、感染性眼内炎、交感性眼炎、外伤性增殖性玻璃体视网膜病变等,与眼部组织损伤有关。

5. 预感性悲哀　与伤后预感视力下降或难保眼球有关。

(五)护理目标

1. 视力不进一步下降。

2. 眼疼缓解。

3. 生活自理。

4. 无并发症发生。

5. 消除自卑心理。

(六)护理措施

1. 眼球穿通伤为眼科急症,应协助医生做好救治工作。

2. 伤眼切勿冲洗。轻柔操作,切勿施压于眼球。

3. 按医嘱认真完成全身及局部的药物治疗。根据手术情况,做好术后病人的护理工作。

4. 主动与病人沟通,介绍伤情与治疗情况,使病人能有心理准备地接受伤眼的现状。对行眼球摘除术者,更要加强心理护理。

5. 重视病人主诉,发现异常情况和并发症及时通知医生。

(七)健康指导

1. 对有眼内异物而未能取出者,注意观察其眼部情况。出现不适者及时就诊;无明显不适者定期复查,择期行异物取出术。

2. 若健眼发生不明原因的疼痛,视力下降,眼部充血等,要及时到医院就诊,防治交感性眼炎。

3. 严格遵守安全操作规程,远离致伤物,必要时戴防护眼镜等。

4. 受伤后及时就诊,以免延误病情。

四、眼化学伤

眼化学伤(ocular chemical injury)是指因化学物质所致的眼部损伤。化学物质有液体、气体和固体等种类,其中以强酸、强碱液体最多见。

（一）病因及发病机制

强酸物质如硫酸、盐酸、硝酸、三氯醋酸等,当浓度低时仅对眼局部有刺激作用;当浓度高时可使组织蛋白凝固坏死并形成膜状物,能阻止酸性物质向深部组织渗透。碱性物质如氢氧化钾、氢氧化钠（火碱）、氢氧化钙（熟石灰）、氢氧化铵（氨水）等,能对组织中的类脂质起溶解作用,继续向深层组织渗透和扩散。因此,碱性物质对组织的破坏较酸性物质强而持久。

（二）护理评估

1. 健康史　了解病人是否有化学物质进入眼部,详细询问病人致伤的过程及诊治情况。
2. 症状与体征　不同程度的眼刺痛、畏光、流泪、眼睑痉挛,以及视力减退。轻者眼睑皮肤潮红、水肿,结膜充血、水肿,角膜上皮脱落,轻度混浊;重者眼睑高度水肿,组织糜烂,结膜苍白并坏死,角膜严重混浊、溃疡甚至穿孔,可伴有急性虹膜睫状体炎、并发性白内障和玻璃体混浊。晚期可有眼睑畸形,睑球粘连,结膜干燥症,角膜混浊、继发青光眼等。
3. 社会心理因素　通过与病人交流,了解病人是否有紧张、恐惧、绝望等心理表现,评估病人年龄、职业、性别、家庭状况及对本病的认知程度等。

（三）治疗原则

1. 现场急救处理:伤后应就地取材,彻底清除与眼部组织接触的化学物质,关键是结膜囊内。然后送专科进行中和药液治疗。
2. 给予镇静、散瞳、预防感染等治疗,并以糖皮质激素、胶原酶抑制剂等防治并发症。
3. 必要时手术治疗。早期黏膜移植术、睑球粘连分离术;晚期的眼睑位置异常矫正术、角膜移植术、白内障摘除术、抗青光眼术等。

（四）护理诊断

1. 疼痛　与化学物质刺激有关。
2. 感知紊乱　视力下降,与化学物质对眼球组织的破坏有关。
3. 潜在并发症　可能并发睑球粘连、角膜穿孔、感染、继发性青光眼,与化学物质对眼球组织的损伤有关。
4. 焦虑、恐惧　与意外受伤,眼部严重损伤有关。

（五）护理目标

1. 眼部疼痛缓解。
2. 视力无进一步下降。
3. 无并发症发生。
4. 消除焦虑、恐惧心理状态。

（六）护理措施

1. 现场急救，要争分夺秒，就地取水，彻底冲洗眼部。冲洗结膜囊时，将上、下睑翻转，嘱受伤者转动眼球，充分暴露上、下穹隆部，反复冲洗，尽快清除存留在结膜囊内的固体颗粒。并迅速将伤者送往医院。

2. 酸性眼化学伤者以弱碱中和，常用 2% 碳酸氢钠、5% 磺胺嘧啶钠等行结膜囊冲洗或球结膜下注射。碱性眼化学伤者以弱酸中和，常用维生素 C；石灰烧伤时可用 0.5% 依地酸二钠（0.5%EDTA-2Na），行结膜囊冲洗或结膜下冲洗（将结膜放射状剪开），结膜下注射或在伤后 3~5 h 行前房穿刺，抽出前房内含碱性物质的房水。

3. 遵医嘱认真完成治疗措施。

4. 防止发生睑球粘连。涂抗生素眼膏，每日以玻棒分离睑球结膜，结膜囊内放睑球隔离器等。

5. 操作时动作轻柔，态度和蔼，主动与病人沟通，做好心理护理。

（七）健康指导

1. 重度眼化学伤会留下一些后遗症，如眼睑畸形，角膜斑翳或白斑，并发性白内障等，指导病人择期手术治疗。

2. 介绍眼化学伤的致伤特点，强调现场急救的重要性。

3. 进行安全防护与自我急救措施的教育。

五、电光性眼炎

（一）病因及发病机制

电光性眼炎（electric ophthalmia）是指眼部被大剂量或长时间的紫外线照射所引起的损伤。常见电焊、紫外线灯、强太阳光、雪地等发出的紫外线被组织吸收后，产生光化学反应，导致组织细胞坏死，上皮细胞脱落等损伤。

（二）护理评估

1. 健康史　了解病人眼部是否被大剂量或长时间的紫外线照射，详细询问病人致伤的过程及诊治情况。

2. 症状与体征　一般潜伏 3~8 h，双眼强烈异物感、疼痛、畏光、流泪、眼睑痉挛。

眼睑皮肤发红，结膜充血、水肿，角膜上皮点状混浊，严重时角膜上皮大片剥脱，瞳孔缩小。

3. 社会心理因素　了解病人是否有紧张、恐惧、绝望等心理表现，评估病人年龄、职业、性别、家庭状况及对本病的认知程度等。

（三）治疗原则

主要是对症处理，减轻疼痛，预防感染。

（四）护理诊断

1. 疼痛　与角膜上皮脱落有关。
2. 潜在并发症　可能并发结膜炎、角膜溃疡等，与紫外线对组织光化学作用有关。
3. 焦虑　与眼部不适有关。

（五）护理目标

1. 眼痛缓解。
2. 无眼部感染发生。
3. 消除焦虑心理状态。

（六）护理措施

1. 病人常在夜间急诊。接诊时应耐心询问病史，初步判断病因及眼部损伤情况，稳定病人情绪。
2. 轻症者眼部滴抗生素眼药水、涂抗生素眼膏、局部冷敷即可；局部刺激症状较重者，可加 0.5% 丁卡因滴眼，双眼包盖。
3. 为减轻疼痛不能过多滴用表面麻醉剂，以免影响角膜上皮愈合。若无并发症发生，一般 24 h 后局部症状明显减轻。

（七）健康指导

1. 提醒病人不能因本病治疗简单、恢复快而不注意预防。若眼部反复受损，不仅疗效差，而且会导致慢性睑缘炎、结膜炎、角膜变性，甚至晶状体混浊。
2. 搞好卫生宣教，注意保护眼部，特殊工作环境时戴防护镜。

本 节 小 结

眼外伤是眼科的急危重病症，是视力损伤的主要原因之一，包括眼球异物伤、眼挫伤、眼球穿通伤、眼化学伤、眼辐射伤。临床护理应注意眼外伤的急救护理及健康指导。

复 习 题

1. 眼挫伤时应如何护理？
2. 眼球穿通伤的治疗原则与护理措施是什么？

（姜宪辉）

第四章　眼科护理管理、常用护理技术操作与眼的保健

学习要点：

1. 说出眼科门诊室、暗室、治疗室及激光治疗室的主要护理管理。
2. 叙述眼科手术术前、术后的护理程序。
3. 叙述眼科常用的技术操作,操作要点及步骤。
4. 认识防盲、治盲的重要性及眼保健知识。
5. 通过眼科护理技术操作的训练,培养操作程序规范,动作轻柔准确,工作认真细心,对病人尊重、关心的态度。

第一节　眼科护理管理

一、门诊室护理管理

（一）开诊前的准备

1. 诊室卫生　做好诊室的卫生,保持诊室内清洁、明亮、整齐、通风。每日开诊前准备洗手消毒用水及毛巾。

2. 诊室物品　准备检查的器械及物品,包括聚光手电筒、放大镜、远近视力表、遮眼板、试镜架、无菌荧光素钠溶液、丁卡因溶液、抗生素眼药水及眼药膏、散瞳及缩瞳眼药水、酒精棉球、消毒的干棉球、消毒玻璃棒及棉签。备好文具、病历纸、处方签、各种检查、化验及治疗单、住院证等办公用品。检查医疗计算机,使其处于工作状态。

（二）组织病人就诊,协助医生检查

1. 就诊秩序　接待病人并初步问诊,按病情特点及挂号先后进行分诊。对急诊病人可先请医生处理,或立即到治疗室初步处理。对年老体残病人可提前就诊。

2. 协助检查　开诊后首先检查病人的视力,并记录在病历上。根据医嘱按时给病人滴缩瞳或散瞳眼药水、查视野及测量眼压。对双眼有视力障碍者应给予有效的护理照顾,并协助病人做好检查前的准备工作。

（三）开展健康教育,及时护理指导

1. 健康教育　利用板报、电视及就诊过程向病人宣传常见眼病的病因及防治知识。

2. 护理指导　根据病人的具体情况,给予生活、用药等方面的指导。对进行检查或治疗的病人要耐心细致地给予护理指导,需要复诊的病人应登记预约时间。

二、暗室护理管理

暗室内装置有许多精密的眼科检查仪器,是眼科特殊的检查环境,护理管理很重要。

1. 暗室设备　暗室的常用仪器有检眼镜、裂隙灯显微镜、灯光视力表、验光仪、镜片箱等。仪器安放应合理,以便于检查操作及病人活动方便、安全。

2. 暗室环境　暗室内地面应不反光,墙壁为深灰色或墨绿色,窗户应设置遮光窗帘,以保证室内黑暗状态,利于眼科仪器的细微观察。

3. 暗室清洁　加强室内清洁卫生,保持室内空气流通及相对干燥,以免损坏室内检查仪器。常用干燥剂为硅胶,当因吸收水分由蓝色变为粉红色时,可在100℃温箱内烘干变蓝后再使用。

4. 仪器保养　暗室内的精密仪器都要制订使用、保养规程,并严格按规程操作。切勿用手触摸镜头、镜片等光学仪器部件,如表面有污渍,可用擦镜纸或95%乙醚轻拭。发现仪器异常状况,要做记录并及时报告科主任处理。

5. 检查指导　暗室内环境病人感觉陌生,检查时应给予指导和帮助,以免发生意外,必要时与医生合作完成各项检查。

6. 收诊前工作　每天收诊前,应将各种仪器从工作位恢复到原位,切断电源,加盖防尘罩,将室内的水龙头、门窗关好,检查完毕后,才能离开。

三、治疗室护理管理

眼科门诊治疗室是进行各种治疗及小手术的场所,如结膜下注射、某些小手术、外眼手术后的换药、拆线等均可在治疗室内进行。

(一)治疗室常备物品

1. 眼科常用药物　抗生素眼药水及眼药膏、散瞳及缩瞳药、表面麻醉及局部麻醉药、2%荧光素钠。

2. 常用消毒用品　75%乙醇、碘酒、生理盐水、硼酸溶液、碳酸氢钠溶液、注射器、洗眼壶、受水器、弯盘及紫外线灯等。

3. 常用敷料　眼垫、纱布、棉片、棉球、棉签、引流条、胶布及绷带等。

4. 眼科常用器械　异物针、泪道冲洗针、泪道探针、泪点扩张器、小镊子、手术剪、开睑器、开睑钩、睫毛镊、睫毛电解器、刀片、缝针及缝线。

5. 急救用品　急救箱、氧气、血压计、听诊器等。

(二)护理管理

1. 室内卫生　每日紫外线消毒室内空气30 min,备齐治疗室常用物品。

2. 定期消毒　敷料及小手术包每周消毒1次,各种滴眼液、器械消毒液每周更换1次。物品使用前应检查消毒灭菌的日期。

3. 规范操作 治疗时应严格执行查对制度,治疗前向病人作必要的解释工作,以取得病人的合作。治疗中应严格执行无菌操作,随时注意病人的病情变化,必要时留院观察。

4. 详细记录 检查和治疗结果应详细记录在病历上,向病人交代复诊时间及注意事项或交医生再诊。

5. 防止交叉感染 每次治疗完毕应洗净双手。

四、激光室护理管理

从 1960 年第一台激光器问世以来,眼科激光医学是首批应用的领域之一。应用激光使眼科一些难治的眼病得到安全、有效和方便的治疗。

在医学领域中使用的激光器种类非常多,常用于眼科的激光器有:红宝石激光器、倍频 Nd-YAG 激光器、近红外激光器、光纤激光器、半导体激光器、氩离子激光器、氪离子激光器、射频激励 CO_2 激光器、准分子激光器、超短脉冲激光器、X 线激光器等。这些激光器依各自的特点及功能广泛用于眼科疾病的诊断,如荧光素眼底血管造影、激光扫描检眼镜、微视野检查;眼科疾病的治疗:如准分子激光屈光手术、结膜血管异常、角膜新生血管、泪道疾病、白内障、青光眼、眼底病等。激光器属于贵重的精密仪器,使用不当会影响使用寿命,同时,由于激光的能量密度很高,眼科治疗用的激光器都属于Ⅳ级激光器。对皮肤和眼睛容易造成意外损伤。

(一)激光室的一般要求

1. 激光室内要保持清洁、整齐、无尘,温度在(20±1)℃、相对湿度在 30~50 g/cm^3,每日及使用前 1 日消毒、提前 1 日保持净化状态,避免温度太高使能量下降,太大的湿度损害激光系统的电子设备。

2. 激光室应有警告标志或激光指示灯,警告牌上要注明危险级别,禁止无关人员进入。室外禁止吸烟或其他产生尘埃的活动。

3. 激光室的墙壁应是深颜色,能很好地吸收散射的光,不能光滑反光。工作区内避免放置镜式反射物。激光室尽量在暗室的环境下,以减少激光的反射,也可保持病人的瞳孔散大,便于治疗。

(二)激光室物品的准备

1. 备好三面镜、视网膜镜、间接检眼镜和裂隙灯显微镜,眼压计。医务人员戴的激光安全眼镜。

2. 备齐扩瞳药、表面麻醉剂、球后麻醉剂,抗生素眼药水及抢救药品等。

(三)激光器的使用要求

1. 激光器应配有光路安全连锁装置,防止非专业人员操作,当出现光路安全故障时能自动切断电源。

2. 保证激光器的输出系统正确连接,各种附属设备处于正常工作状态时才开始使用激光。

3. 激光器使用时严格遵循操作程序。应防潮、防尘,不要在激光器上放置液体类物品。手术台上注意无菌操作。

（四）激光室安全防护

1. 使用激光器时,工作人员应戴防护眼镜,对超过安全阈值的激光,要穿上白色工作服、戴手套,避免眼和皮肤遭受激光束的意外照射。

2. 严禁将激光束瞄准他人。激光器工作时,实验室的门应关闭。操作时严禁戴手表、项链、手镯等反射激光的饰品。避免引起意外的光泄露。

3. 激光室必须安置灭火设备。激光治疗过程中,不要将激光对准含酒精的液体、干燥的棉花、敷料等易燃物品照射;尽量不使用易燃的麻醉气体。室内禁止储存任何易爆性或易燃性物品。病人不能使用带有挥发性的化妆品。

五、眼科手术病人的常规护理

（一）外眼手术病人的常规护理

外眼手术包括眼睑、泪囊、结膜、眼外肌、眼眶、眼球摘除等手术。

1. 术前护理

（1）术前评估:病人姓名、性别、年龄、体重等一般资料,疾病诊断、手术名称、药物过敏史、既往史、实验室检查等临床资料。

（2）心理护理:外眼手术多为小手术,一般在门诊手术室进行,护士要向病人交代手术时间、术式及注意事项,消除病人的紧张、恐惧心理,密切配合手术。

（3）术眼准备:术前3日开始滴用抗生素眼药水,以清洁结膜囊,避免术后感染。并告诉病人点眼药水的方法和注意事项。术日检查患眼局部有无炎症,若无手术禁忌,则按外眼手术常规洗眼。

（4）全身准备:了解病人全身情况,有无咳嗽、感冒、鼻部炎症等疾病;做术前各项常规检查,如血压、血糖等;手术当天嘱咐病人清洗面部,不化妆,不佩戴首饰及角膜接触镜。术前排空小便。

2. 术后护理

（1）术后应休息30 min,观察敷料有无渗血,绷带松紧是否适宜。

（2）术后遵医嘱全身或局部用药,必要时给予镇痛药。嘱病人按其医嘱服药、换药和复查。

（3）给予普食或半流质饮食,饮食易消化,保持大便通畅。

（二）内眼手术常规护理

内眼手术包括白内障、青光眼、玻璃体、视网膜脱离及角膜移植手术等;眼球穿通伤、眼内异物等手术也按内眼手术处理。

1. 术前护理

（1）心理护理:根据病情及拟行的手术向病人及家属解释手术目的、方式、时间及手术前后应注意的问题,指导手术中如何配合;强调手术的积极因素,减轻病人恐惧和焦虑,以取得病人的密切合作。

（2）全身准备：了解病人的全身情况，如高血压、糖尿病病人应采取必要的治疗及护理措施；如有发热、咳嗽、月经来潮、颜面部疖肿及全身感染等情况，应及时通知医生，以便进行治疗及考虑延期手术。术晨测量生命体征，记录，并交班时报告。

（3）术眼准备：视功能、眼压的测定及眼球前段的检查；术前3日开始滴抗生素眼药水或涂眼药膏；术前日剪睫毛；冲洗结膜囊及泪道，必要时作结膜囊细菌培养。

（4）术前训练：训练病人仰卧、床上使用大小便器；训练病人能向各方面转动眼球，以利于术中或术后观察和治疗；指导病人如何抑制咳嗽和打喷嚏，即用舌尖顶压上腭或用手指压人中穴，以免术中及术后因突然震动，引起前房积血或刀口裂开。

（5）术前用药及饮食：术前晚给镇静药、降压药；术日给易消化食物，不可过饱，以免术中呕吐；全麻病人按常规要求禁食、禁水；便秘者，遵医嘱给予缓泻药或术前肥皂水灌肠。手术当日按医嘱执行术前用药。

（6）个人卫生：协助病人术前洗头、洗澡，换好干净内衣、内裤，长发要梳成辫子。取下角膜接触镜、义齿及首饰，必要时代为保管贵重物品。去手术室前嘱病人排空大小便。

2. 术后护理

（1）体位：嘱病人卧床休息，头部放松，体位依病情需要而定，全麻病人未醒期间去枕平卧，头偏向一侧，防止呕吐物误吸入气管引起窒息，并按全麻术后常规护理。

（2）术眼护理：术眼加盖保护眼罩，防止碰撞。术后每日换药，注意观察分泌物性状、眼局部反应，敷料有无松脱、移位及渗血。换药时所用的抗生素滴眼液、散瞳药应为新开封的，敷料应每日更新。并嘱病人不能随意解开敷料，以免感染。

（3）活动护理：嘱病人在术后2周内不要做摇头、低头、弯腰、挤眼等动作。不要用力咳嗽和大声说话。

（4）全身用药：遵医嘱局部或全身应用抗生素等药物。术后数小时内有疼痛、呕吐可酌情给予镇静、镇痛、止吐剂。

（5）术后饮食：术后半流质，给予易消化的饮食，多进蔬菜和水果，保持大便通畅，有便秘者给缓泻药。

（6）生活护理：双眼包盖者应协助和指导病人及家属给予生活帮助，如喂饭、大小便及个人卫生等，应强化基础护理。

第二节　眼科常用护理技术操作

一、滴眼液法

（一）目的

用于防治眼部疾病，散瞳和缩瞳，眼部表面麻醉等。

（二）用物准备

滴眼液、滴管或滴瓶、消毒棉签、棉球。

（三）操作方法

1. 操作前洗手,核对病人的姓名、眼别、滴眼液名称、浓度,检查滴眼液是否变色、混浊及沉淀。

2. 病人取坐位或仰卧位,头向后仰,眼向上看,用棉签擦去患眼分泌物。操作者以左手拇指或棉签轻轻向下拉开下睑,示指挑起上睑,用右手持滴管或滴眼液瓶,距眼 1~2 cm 将药液滴入下穹隆的结膜囊内 1~2 滴,轻提上睑使药液在结膜囊内弥散,然后用棉签擦去溢出的药液,嘱病人轻闭眼 1~2 min(图 1-4-1)。

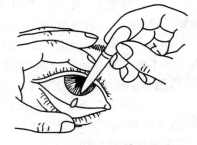

图 1-4-1　滴眼液操作

（四）注意事项

1. 滴眼液时动作要轻巧,勿压迫眼球,特别是手术后及角膜溃疡病人。

2. 药液不可直接滴在角膜上,滴管口勿触及睑缘、睫毛或手指。

3. 滴用阿托品、毒扁豆碱等毒性较大的药物,应于滴药后压迫泪囊 2~3 min,以免药物经泪道流入鼻腔吸收,引起中毒反应,对小儿尤其注意。

4. 双眼滴药时,先滴健眼,后滴患眼;滴眼液与眼膏同时应用时,先滴眼液,后涂眼药膏。

二、涂眼药膏法

（一）目的

用于手术后、眼睑闭合不全及眼前段的疾病,使药物在结膜囊内停留较长时间,发挥持续的药物作用。因眼药膏影响视力,睡前用药为宜。

（二）用物准备

眼药膏、消毒玻璃棒、棉球。

（三）操作方法

1. 涂眼药膏前洗手,并核对病人的姓名、眼别、药物名称和浓度。检查玻璃棒圆头是否光滑完整,以免损伤结膜和角膜。

2. 病人取坐位或仰卧位,头向后仰,眼向上看,用棉签擦去患眼分泌物。操作者左手分开上下眼睑,嘱病人眼向上看,右手持药膏软管,先将药膏挤去一小段,将药膏直接挤入下穹隆部。或右手持玻璃棒蘸少许眼膏,将玻璃棒连同眼膏平放于下穹隆部,嘱病人轻闭眼睑,同时转动玻璃棒依水平方向抽出,按摩眼睑使眼膏均匀分布于结膜囊内。涂眼膏后,用棉球擦去溢出眼外的眼膏,嘱病人闭眼 1~2 min。见图 1-4-2。

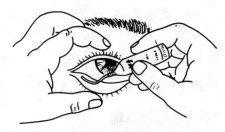

图 1-4-2　涂眼药膏法

（四）注意事项

1. 涂眼药膏时不要将睫毛随同玻璃棒卷于结膜囊内,以免刺激角膜引起不适。

2. 涂眼药膏时不要将管口触及睫毛和睑缘。玻璃棒用后及时消毒备用。

三、球结膜下注射法

（一）目的

将药物注射入结膜下的疏松间隙内,以提高药物在眼局部的浓度,并延长药物的作用时间,同时刺激局部血管的扩张,有利于新陈代谢和炎症吸收,常用于治疗眼球前段疾病。

（二）用物准备

一次性注射器、针头、注射的药物、0.5%~1%丁卡因溶液、消毒棉签、纱布眼垫、胶布、抗生素眼膏。

（三）操作方法

1. 注射前洗手,核对病人的姓名、眼别、药物的名称及剂量。

2. 病人取坐位或仰卧位,用0.5%丁卡因表面麻醉2次,间隔3~5 min。

3. 操作者左手的拇、示指（或中指）分开上下眼睑,嘱病人向鼻上或鼻下方注视,以暴露出球结膜,然后右手持装有药液的注射器,在眼球的颞上或颞下方（距离角膜缘5 mm以外）,避开血管快速刺入球结膜下,缓慢注入药液,可见隆起的药液泡（图1-4-3）。每次注射量不超过1.5 mL。注射完毕,拔除针头,滴抗生素滴眼液,眼垫包盖。

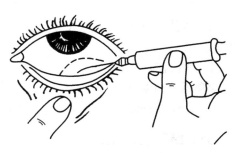

图1-4-3 球结膜下注射法

（四）注意事项

1. 注射时对不能合作者可用开睑器或固定镊固定眼球后再注射。

2. 进针时注射器针头应朝向穹隆部,斜面朝向巩膜与眼球呈10°~15°进针,嘱病人勿转动眼球,以免划伤角膜。

3. 多次注射应更换注射部位,为角膜溃疡病人注射时勿加压眼球。

四、球后注射法

（一）目的

通过眼睑皮肤或下穹隆,经眼球下方进入眼眶的给药方式,用于眼底病给药、青光眼镇痛及内眼手术时的球后麻醉。

（二）用物准备

一次性注射器、球后针头、注射药物、2%碘酒、75%乙醇、消毒棉球、棉签、纱布眼垫、胶布。

（三）操作方法

1. 注射前应核对病人的姓名、眼别、药物的名称及剂量。

2. 病人取坐位或仰卧位，分别用碘酊和乙醇消毒下睑皮肤，嘱病人向鼻上方注视，并保持眼球不动。

3. 操作者双手消毒，左手压紧消毒区边缘的皮肤，右手持吸好药液的注射器，在眶下缘中、外下 1/3 交界处将注射器针头垂直刺入皮肤（也可先拉开下睑，在相应位置经下穹隆结膜刺入）1～2 cm，沿眶壁走行，并向鼻上方倾斜30°，向眶尖方向进针达 3 cm，抽吸无回血，缓慢注入药液（图 1-4-4）。注射完毕轻轻拔除针头，嘱病人闭眼并压迫眼球片刻，涂抗生素眼膏，眼垫包眼。

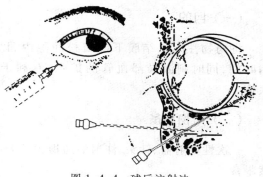

图 1-4-4　球后注射法

（四）注意事项

1. 进针深度不宜超过 3.5 cm，进针时如有阻力或碰及骨壁不可强行进针，以免刺伤眼球。

2. 如反抽有回血，应即拔针，用纱布间歇指压止血。注射后眼球突出、运动受限为球后出血，应单眼绷带加压包扎，2～3 d 后再考虑注射。

3. 眼前部有化脓性感染的病人禁忌球后注射。

五、结膜囊冲洗法

（一）目的

用于清除结膜囊内的异物、酸碱化学物质、脓性分泌物及手术前清洁结膜囊。

（二）用物准备

玻璃洗眼壶或冲洗用吊瓶、受水器、消毒棉球或棉签、洗眼液。

（三）操作方法

1. 病人取坐位或仰卧位，头偏向一侧，受水器紧贴患眼侧颊部或颞侧。

2. 操作者用左手分开上下眼睑，右手持洗眼壶或吊瓶冲洗头，先冲洗眼睑皮肤，然后再冲洗结膜囊，嘱病人转动眼球，轻轻推动眼睑，并翻转眼睑，充分冲洗结膜各部，不要直接冲洗角膜。洗毕，用棉签拭净眼睑及颊部水滴，取下受水器，并将污水倒出，消毒后备用，见

图 1-4-5。

（四）注意事项

1. 冲洗液温度要适宜，勿过热过冷，以 18°~20° 为宜。

2. 眼球穿通伤及较深的角膜溃疡禁忌冲洗。对酸碱腐蚀伤冲洗要及时，且反复冲洗。有残留异物可用消毒棉签擦去。冲洗液要足够，一般冲洗时间不少于 15 min。

3. 冲洗时洗眼壶距眼 3 cm，不可接触眼睑及眼球，冲洗液也不可进入健眼。用过的冲洗用具应严格消毒，传染性眼病的用具应先用消毒液浸泡，再冲洗消毒。

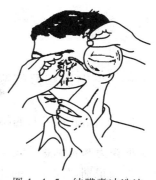
图 1-4-5 结膜囊冲洗法

六、泪道冲洗法

（一）目的

用于泪道疾病的诊断、治疗及内眼手术前的泪道清洁。

（二）用物准备

一次性注射器、泪道冲洗针头、泪点扩张器、泪道探针、丁卡因溶液、消毒棉签和棉片、冲洗用液体。

（三）操作方法

1. 操作前洗手，核对病人的姓名、眼别，病人可取坐位或仰卧位。坐位，受水器放于口鼻之间，紧贴皮肤；仰卧位，受水器紧贴颊部。

2. 压迫泪囊挤出分泌物，用蘸有丁卡因的棉片置于上下泪点之间，闭眼 3 min。

3. 操作者以左手轻轻牵拉下睑，充分暴露泪小点，嘱病人向上方注视。右手持装有生理盐水或抗生素药液的注射器，将针头垂直插入泪小点 1~2 mm，再水平方向向鼻侧插入泪囊至骨壁，稍向后推注入药液（图 1-4-6）。

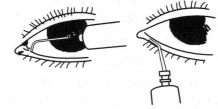
图 1-4-6 泪道冲洗法

通畅者，药液进入鼻腔或咽部。否则为泪道狭窄或阻塞，若有黏液或脓液自上泪小点流出，则为慢性泪囊炎。

4. 冲洗完毕，点抗生素滴眼液并记录冲洗情况。

（四）注意事项

1. 泪点狭窄者，先用泪点扩张器扩大泪点，再进行冲洗。

2. 若进针遇有阻力，不可强行推进，以免刺破泪道。若下泪小点闭锁，则可由上泪小点冲洗。勿反复冲洗避免黏膜损伤，急性炎症时不宜冲洗。

3. 冲洗时若发现下睑肿胀，说明发生假道，必须停止注水，并酌情给予抗感染药物。

第三节 眼的卫生保健

一、防盲治盲及低视力的康复

(一)盲和低视力的标准

低视力和盲都称为视力残疾。盲从狭义上讲,是指视力丧失到无光感;从广义上讲,是指好眼失去识别周围环境的能力。1973 年,世界卫生组织制定了低视力及盲的标准,具体分级见表 1-4-1。此标准已被包括中国在内的全世界大多数国家所接受。

表 1-4-1 世界卫生组织 1973 年制定的低视力与盲的分级标准

类别	级别	最佳矫正视力(双眼中好眼)	
低视力	1	<0.3	≥0.1
	2	<0.1	≥0.05(3 m 指数)
盲	3	<0.05	≥0.02(1 m 指数)
	4	<0.02	光感
	5	无光感	

注:中心视力好但视野小,以注视点为中心,视野半径<10°至>5°为 3 级盲;视野半径<5°为 4 级盲。

通常我们将上述标准加以简化,即双眼中好眼最佳矫正视力<0.3 但≥0.05 为低视力,而双眼中好眼最佳矫正视力<0.05 至无光感为盲。

1992 年 7 月,在泰国首都曼谷召开了"儿童低视力处理"的国际研讨会,各国低视力专家经过讨论,对低视力的标准及定义进行了适当的修改,目的是使此定义更适合于今后低视力康复与保健工作的开展。新的低视力定义为:低视力是指一个病人即使经过治疗或标准的屈光矫正后仍有功能性损害,其视力小于 6/18(0.3)到光感,或视野半径小于 10°,但其仍能应用或有潜力应用视力去作或准备做各项工作。1996 年 7 月,WHO 在西班牙首都马德里召开的"老年人低视力保健"的国际研讨会中,重申了上述定义与标准,并推荐世界各国在开展低视力保健与康复中应用曼谷定义。

(二)防盲治盲的现状

WHO 估计目前全世界盲人有 4500 万,低视力病人约为 1.35 亿。全世界每 5 s 出现一个盲人,每 1 min 可有一个盲童。全世界每年将有 700 万人成为盲人,有 2100 万人成为低视力者。如不采取积极措施,到 2020 年全世界盲及低视力者人数将翻一番。低视力的眼病在发达国家以年龄相关性黄斑变性、青光眼和糖尿病性视网膜病变最为常见,而在发展中国家以白内障最为常见,且上述盲及低视力病人中的 90% 生活在发展中国家。视力损害已是一个全球性的严重的公共卫生问题,1999 年,世界卫生组织、国际防盲机构和非政府组织提出"视觉 2020,享有看见的权利"的防盲治盲全球性战略目标,到 2020 年要在全球范围内消除白内障、沙眼、儿童盲、低视力与屈光不正等导致的可避免盲,我国政府做出承诺并积极参与实现这一目标。

根据我国第二次残疾人抽样调查结果推算,估计我国目前有视力残疾 1200 万人左右,其中盲约 200 万人,低视力约 1000 万人。流行性病学的调查中低视力病人的病因依次为:白内障、角膜病、沙眼、屈光不正/弱视、视网膜脉络膜病变、青光眼及先天性遗传性眼病。14 岁以下儿童盲及低视力的主要病因为先天性遗传性眼病,如先天性白内障、先天性眼球发育异常、先天性青光眼等。60 岁以上老年人盲或低视力的主要病因为白内障。随着我国社会老龄化的发展,低视力人群也将越来越多,对低视力病人的预防、治疗、康复及护理各方面都将十分重要。

(三)低视力的康复及护理

低视力的治疗主要是康复治疗,通过各种助视器的应用,帮助低视力的病人充分利用残存的有用视力,提高其独立生活的能力。其康复的对象不仅为低视力定义范畴内的人群,还包括视力低于 0.05 的盲眼病人及好于 0.3 的病人。因此,所有因视力障碍造成生活和工作不便的病人均应成为低视力康复的对象。

1. 低视力康复的主要方法是配戴合适的助视器 常用的助视器有:① 光学助视器:眼镜助视器、手持和立式放大镜、望远镜及视野扩大设备等。② 非光学助视器:照明灯、阅读架、大字印刷品、太阳帽、太阳镜等。③ 电子放大系统:闭路电视等。

2. 提供助视器的步骤 验光确定屈光度数;确定最佳矫正远、近视力(应包括测量距离);确定目标视力;计算所需的放大率;提供不同类型的助视器给病人试用;确定最佳的助视器。

3. 配戴助视器的同时进行相应的康复训练 康复训练主要针对低视力病人的具体情况进行助视器使用训练和配戴助视器后的功能性视力训练,后者的对象指学龄及学龄前的儿童。康复训练的早期训练时间不宜太长,且具有选择性,训练任务由简单到复杂。

4. 提供方便的生活环境 病人居住和生活的环境应该没有障碍物,家居环境简单、整洁、对比度好,并有一定空间;地面防滑,并随时清理杂物,照明充分,以防摔倒,造成骨折;生活用品均固定放置,易于取放,不得随意变动位置,以便于病人提高自理生活的能力,减少依赖性。条件许可,医务人员应深入家庭,指导和协助家属设计居住环境的安全性。学会自己打电话,以便与外界保持联系和紧急时呼救。病人外出和户外活动时应有人陪伴和搀扶。

5. 了解心理感受 向病人解释病情及治疗情况,仔细倾听病人的诉说,了解病人的真实感受。对突然遭受视力下降的病人,应耐心解释病情及预后,并告知病人,使用助视器不会导致眼病的恶化和视力进一步的下降。同时可以给家庭相关成员使用视力障碍模拟器,帮助他们更好地理解病人失去视力后的实际体会和心理感受,从而积极地参与帮助对病人进行低视力的康复治疗中。

6. 帮助病人寻求社会支持 向病人介绍可提供帮助的场所和社会团体的信息,建议他们积极参加与他们有相同疾病或经历的群体,以获得物质和精神上的最大帮助。同时应向有关部门反映和呼吁增加这类人员的就业机会,帮助他们实现自我价值,不仅可以减轻社会负担,更有助于病人的心理健康。

二、眼保健

眼睛是每个人至关重要的感觉器官,许多眼疾是难以逆转的,由此,爱护眼睛、珍惜视力必须贯穿于我们的整个一生。

(一)人生不同阶段的眼睛保健

1. 胎儿时期　妊娠前 3 个月内,是胎儿眼睛发育最关键的时期,孕妇的饮食、起居、营养以及外界环境中任何有害物质都可能会干扰胎儿眼睛正常发育。

2. 婴幼儿时期　婴儿出生后,家长要有检查眼睛的意识,先天性白内障、上睑下垂、先天性斜视等疾病的手术治疗应在 1~2 岁前进行。幼儿应注意食物搭配和均衡营养,防止因维生素 A 缺乏而导致角膜软化症。注意用眼卫生,小孩的毛巾、手帕、脸盆跟大人分开使用,以免染上急性结膜炎、沙眼等传染性眼病。教育小孩不用脏手揉眼睛,不要给小孩玩弄剪刀、针等锐利坚硬的东西,以免伤及眼睛。3 岁前是儿童视觉功能发育的关键期,应给予儿童双眼良好的视觉刺激和适当的锻炼,防止弱视的形成。

3. 青少年时期　是近视的高发期,培养孩子良好的用眼习惯,学会科学地看电视、使用计算机,避免视疲劳,预防和防止近视度数的加深。患上近视后要及时验光配镜,定期检查,同时要注意饮食营养,提供良好的用眼环境和适当的眼保健运动。

4. 中年人　因其工作和生活的压力较大,加之人体功能开始下降,应注意劳逸结合、运动保健和饮食调理,减少白内障、青光眼、视网膜等疾病的发生。

5. 老年人　由于生理功能的减退,眼睑皮肤松弛、白内障、青光眼、老年黄斑变性等疾病严重影响视力,致盲病率随着年龄不断增长。因此老年人应保持良好的心态,适当地进行体育锻炼;选择字体较大的阅读物,光线充足,正确使用老花镜;应每年至少 2 次检查视力,测量眼压,观察眼底;积极治疗内科疾病,以免因病情变化而影响视力。

(二)用眼保健

1. 创造适合眼睛保健的环境　近距离工作中要提供望远的机会,每工作 1~2 h 休息 10~15 min(闭眼或向远方注视);使用计算机时要保持眼睛与屏幕距离为 60 cm,向下视角 30° 为宜;夜间看电视时,应在电视机的背侧开 15~30 W 的灯,灯光要柔和,这样能起到保护眼睛的作用;室内应保持通风和一定湿度,计算机旁可放置绿色植物,用完计算机应洗脸。

2. 注重均衡营养、预防疾病　食用一些对眼睛有益的食品,如鸡蛋、鱼类、胡萝卜、新鲜水果、蔬菜等;含钙质高的豆制品、骨头汤、瘦肉、虾;含磷脂高的食物以利健脑,如核桃、花生等。此外,还应多食能增强机体抗病能力的香菇、蜂蜜、木耳、海带等;远离烟酒。

3. 适当运动　加强体育锻炼,坚持户外活动,但要根据不同的年龄、环境、各自的体质适当地运动,提高健康水平。

4. 控制情绪　经常参加文体活动,消除疲劳,保持精神愉快开朗、乐观。

5. 定期眼部检查　定期检查视力,发现视力下降应找原因,及时治疗,需配镜者应及时验光配戴合适眼镜。每 3 个月做一次眼科检查,出现症状时要随时检查,一旦发病,要尽快到附近的专科医院就诊。

6. **注意眼部卫生** 纠正不良用眼习惯,姿势要端正,保持适宜距离(30 cm);提倡做眼保健操,保证充足睡眠时间。

本 章 小 结

眼科护理管理是本章的重点。眼科病人就医多为视力问题和眼部不适而来,眼科门诊应在开诊前做好准备,组织病人就诊。暗室是眼科的常用诊室,大量光学仪器的保养和维护是其重点。治疗室的常用物品的配备及无菌消毒的规范操作尤为重要。激光室的激光器属于贵重的精密仪器,且激光的能量密度很高,应按要求布置激光室,使用时要严格执行操作规程,重视防护措施。眼科是手术科室,内、外眼手术前后的护理直接影响手术的成败和病人的康复。

眼科护理技术操作是本章的难点。滴眼液、涂眼药膏、结膜囊冲洗是眼科最常用的方法,应掌握其操作方法和注意事项。球结膜下注射、球后注射、泪道冲洗应熟悉应用的目的,操作的程序。眼科护理技术操作在学习的过程中应注意充分利用试验器材,反复动手操作练习,逐步提高实训技能。

我国目前有视力残疾 1 200 万人左右,其中盲约 500 万人,低视力约 710 万人。视力损害已是一个全球性的严重公共卫生问题,低视力病人的病因依次为:白内障、角膜病、沙眼、屈光不正/弱视、视网膜脉络膜病变、青光眼及先天性遗传性眼病。14 岁以下儿童视力残疾主要病因为先天性遗传性眼病,60 岁以上老年人视力残疾的主要病因为白内障。低视力的治疗主要是康复治疗,通过各种助视器的应用,帮助低视力的病人充分利用残存的有用视力,提高其独立生活的能力。配戴助视器的同时进行相应的康复训练,并提供方便的生活环境,了解低视力者的心理感受,帮助病人寻求社会支持,以获得物质和精神上的最大帮助。

眼睛是每个人至关重要的感觉器官,许多眼疾是难以逆转的,由此,爱护眼睛,珍惜视力必须贯穿于我们的整个一生:创造适合眼睛保健的环境;注重均衡营养、预防疾病;加强体育锻炼,坚持户外活动;保持精神愉快开朗、乐观;定期眼部检查,及时治疗;注意眼部卫生,纠正不良用眼习惯。

复 习 题

1. 说出眼科门诊室、暗室及治疗室的主要护理管理内容。

2. 内眼手术前后如何护理?

3. 试述滴眼液、涂眼药膏、结膜囊冲洗、泪道冲洗的方法及步骤。

4. 防盲的概念和意义。

5. 怎样进行眼的保健?

(刘杏芳)

第二篇

耳鼻咽喉科护理学

第一章　耳鼻咽喉的应用解剖生理

学习要点：

1. 描述耳、鼻、咽、喉、支气管和食管的解剖结构及生理特点。
2. 能够在模型、挂图上指出耳鼻咽喉的解剖结构。
3. 在所掌握的知识结构上，能树立整体观念，为学习耳鼻咽喉科临床护理打好基础。

第一节　鼻的应用解剖生理

一、鼻的应用解剖

鼻由外鼻、鼻腔和鼻窦三部分组成。外鼻突出于颜面中央，鼻腔是两侧面颅之间的腔隙，在其上方和上后方及两侧有四对鼻窦。

（一）外鼻

外鼻（external nose）以鼻和软骨为支架，外覆皮肤和少量皮下组织。骨部皮肤薄而松弛；软骨部皮肤较厚，富有皮脂腺和汗腺，为鼻疖、痤疮和酒糟鼻的好发部位。外鼻位于面部中央，外观呈三棱锥体形（图2-1-1），自上而下分为鼻根、鼻梁和鼻尖，鼻尖两侧呈弧形扩大称鼻翼。外鼻下方有一对鼻孔，是气体进出呼吸道的门户。临床上呼吸困难的病人，可见鼻翼扇动。从鼻翼向外下至口角的浅沟称鼻唇沟，面部瘫痪的病人，其瘫痪侧鼻唇沟变浅或消失。

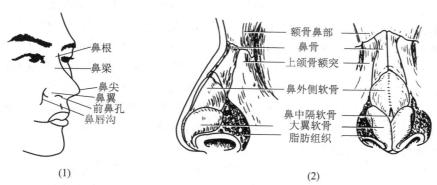

图2-1-1　外鼻解剖

（1）外鼻各部名称；（2）外鼻软骨支架

外鼻的静脉经内眦静脉及眼上、下静脉与颅内海绵窦相通(图2-1-2)。此外面部静脉无瓣膜,血液可以双向流动,故鼻部或上唇患疖肿时,不能挤压,否则可造成致命性的海绵窦血栓性静脉炎。临床上将鼻根部与上唇三角形区域称为"危险三角区"。

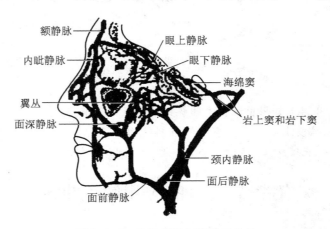

图2-1-2　外鼻静脉与海绵窦关系

（二）鼻腔

鼻腔(nasal cavity)为一顶窄底宽的狭长腔隙,前起前鼻孔,后止于后鼻孔,与鼻咽部相通。由鼻中隔分隔为左右两腔,每侧鼻腔包括鼻前庭及固有鼻腔两部分。

1. 鼻前庭(nasal vestibule)　位于鼻腔最前部,由皮肤覆盖,富有皮脂腺和汗腺,长有鼻毛,鼻前庭皮肤与固有鼻腔黏膜交界处称为鼻阈。

2. 固有鼻腔(nasal fossa proper)　通称鼻腔,有内、外、顶、底四壁。

（1）内侧壁:即鼻中隔(nasal septum),由软骨和骨组成,外覆黏膜,其前下部黏膜的内动脉血管汇聚成丛,称利特区(Littlr's area),是鼻出血的好发部位(图2-1-3)。

（2）外侧壁:自上而下有三个呈阶梯形排列的长条骨片,外覆黏膜,依次称为上鼻甲、中鼻甲、下鼻甲(图2-1-4)。每一鼻甲与鼻腔外侧壁形成一间隙,分别为上鼻道、中鼻道、下鼻道。上鼻甲最小,前鼻镜检查难以窥见,其后上方有蝶筛隐窝,为蝶窦开口所在,后组筛窦开口于上鼻道。中鼻甲前端附着于筛窦顶壁、筛骨水平板,为内镜手术的内侧界线,其外侧壁有两个隆起,前下为沟突,后上为筛泡,两者之间为半月裂孔。半月裂孔向前下和外上逐渐扩大为筛漏斗,前组鼻窦开口于内。中鼻甲及中鼻道附近的区域统称为窦口鼻道复合体。下鼻甲最大,前端接近鼻阈,后端距咽鼓管咽口1~1.5 cm,故下鼻甲肿胀或肥大时常引起鼻塞,影响咽鼓管通气,出现耳鸣和听力下降等耳部症状。下鼻道前上方有鼻泪管开口,下鼻道外侧壁前段近下鼻甲附着处骨质较薄,是上颌窦穿刺冲洗的最佳进针位置。

（3）顶壁:呈狭小的拱形,前部为额骨鼻突及鼻骨构成。中部是分隔颅前窝与鼻腔的筛骨水平板(cribriform plate),此板薄而脆,并有多数细孔,呈筛状,嗅神经经此穿过进入颅前窝。外伤或手术时易骨折致脑脊液鼻漏,成为感染入颅的途径。

（4）底壁:即硬腭,与口腔相隔,前3/4由上颌骨腭突,后1/4由腭骨水平部构成。

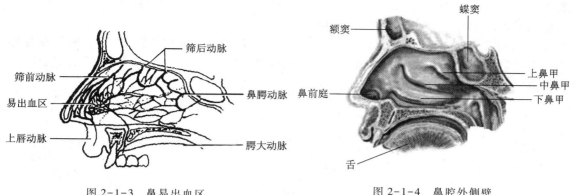

图 2-1-3　鼻易出血区　　　　　　　图 2-1-4　鼻腔外侧壁

（三）鼻窦

鼻窦（accessory nasal sinuses）亦称鼻旁窦，为鼻腔周围颅面骨内的含气空腔，左右成对，共4 对，借自然开口与鼻腔相通。鼻窦可分为前后两组，前组为额窦、前组筛窦和上颌窦，开口于中鼻道；后组为后组筛窦和蝶窦，前者开口于上鼻道，后者开口于蝶筛隐窝。

1. 上颌窦（maxillary sinus）　居上颌骨体内，为鼻窦中最大空腔。有 5 个壁，分别为前壁、后外侧壁、上壁、底壁、内侧壁。前壁有眶下孔和尖牙窝，后者为上颌窦手术进路。后外侧壁与翼腭窝和颞下窝毗邻，近翼内肌，上颌窦病变破坏此壁可致张口受限。上壁即眶底，上颌窦疾病与眶内疾病可相互影响。底壁即上颌骨牙槽突，牙根感染可引起齿源性上颌窦炎。内侧壁即鼻腔外侧下部，有上颌窦窦口通中鼻道。因上颌窦窦口位置较高，不易引流，故感染机会较多。

2. 筛窦（ethmoid sinus）　位于鼻腔外侧壁上部的筛骨两翼骨体内，分为前后两组。前组开口于中鼻道，后组开口于上鼻道。筛窦顶壁借筛骨水平板与颅前窝相隔，骨质较薄，颅脑外伤骨折容易发生脑脊液鼻漏。其外侧壁即眼眶内侧壁，称纸样板，菲薄如纸。当筛窦病变、外伤或手术时可造成颅内或眶内并发症。

3. 额窦（frontal sinus）　居额骨下部内、外板之间，经鼻额管引流到中鼻道前端。

4. 蝶窦（sphenoid sinus）　居蝶骨体内。顶壁为蝶鞍底；前壁上方有窦口，开口于蝶筛隐窝；下壁为鼻咽顶；外侧壁与颅中窝、海绵窦、颈内动脉和视神经毗邻，当蝶窦发生病变时常累及上述结构。

二、鼻的生理

（一）鼻腔的生理

1. 呼吸功能　鼻腔是呼吸道的门户，对吸入空气有加温、加湿和清洁过滤作用。
2. 嗅觉功能　吸气后气流进入嗅区，刺激嗅觉感受器产生神经冲动，沿嗅神经通路传至嗅觉中枢产生嗅觉。
3. 共鸣作用　鼻腔是重要的共鸣器官，发音在喉，共鸣在鼻，以使声音洪亮而清晰。若鼻腔因炎症肿胀而闭塞时,发音则呈闭塞性鼻音(rhinolalia clausa)。若腭裂或软腭瘫痪时,发音时鼻咽部不能关闭,则呈开放性鼻音(rhinolalia aperta)。

4. 反射功能 鼻腔内神经丰富,常出现一些反射现象。如喷嚏,系三叉神经或嗅神经受刺激后而引起先有深吸气,继之强呼气的一阵气流从鼻咽部经鼻腔喷出的动作,可将鼻腔内刺激物清除,为一保护性反射。

(二) 鼻窦的生理

一般认为鼻窦对鼻腔的呼吸共鸣等功能有辅助作用。另外鼻窦可减轻头颅重量,缓冲外来冲击力,对重要器官有一定的保护作用。

第二节　咽的应用解剖生理

一、咽的应用解剖

咽是呼吸道与消化道的共同通道,上起颅底,下达环状软骨平面下缘,相当于第6颈椎食管上口平面,成年人全长约 12 cm。咽腔从上而下可分为上、中、下三部,即鼻咽、口咽及喉咽三部分(图2-1-5)。

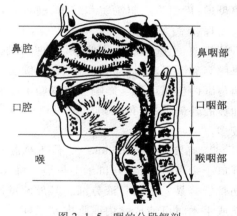

图 2-1-5 咽的分段解剖

(一) 鼻咽

鼻咽(nasopharynx)指腭帆平面以上的部分,向前经鼻后孔通鼻腔。在其侧壁正对下鼻甲后方,有一咽鼓管咽口,通中耳鼓室。在咽鼓管咽口前、上、后方有弧形的隆起,称为咽鼓管圆枕(tubal torus)。咽鼓管圆枕的后方与咽后壁之间的纵形深窝,称咽隐窝(pharyngeal recess),是鼻咽癌的好发部位。位于咽鼓管咽口周围的淋巴组织称咽鼓管扁桃体。在鼻咽顶壁后部的黏膜内有丰富的淋巴组织,称腺样体(adenoid),也叫咽扁桃体(pharyngeal tonsil),幼儿时期较发达。6~7岁后开始萎缩。

(二) 口咽

口咽(oropharynx)为软腭游离缘平面至会厌上缘部分,后壁相当于第3颈椎的前面,黏膜上有散在的淋巴滤泡(lymphoid follicles),前方借咽峡(faucial isthmus)与口腔相通,向下连通喉咽部(图2-1-6)。

腭扁桃体是一对淋巴器官,俗称扁桃体,有防御功能,呈卵圆形,位于咽部两侧舌腭弓与咽腭弓间的扁桃体窝中,左右各一,表面有 10~20 个内陷的扁桃体隐窝。隐窝深入扁桃体内成为管状或分支状盲管,深浅不一,常有食物残渣及细菌存留而形成感染的"病灶"(图2-1-7)。

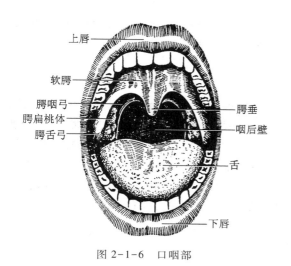

图 2-1-6　口咽部

图 2-1-7　腭扁桃体纵切面

扁桃体上隐窝
扁桃体被膜
支架组织
扁桃体周围隙
咽上缩肌
扁桃体隐窝
滤泡间组织
淋巴滤泡

上唇
软腭
腭咽弓
腭扁桃体
腭舌弓
腭垂
咽后壁
舌
下唇

（三）喉咽

喉咽（laryngopharynx）上自会厌软骨上缘以下部分，下止于环状软骨下缘平面，连通食管，该处有环咽肌环绕，前方为喉，两侧杓会厌皱襞的外下方各有一深窝，为梨状窝（pyriform sinus），此窝前壁黏膜下有喉上神经内支经此入喉。两梨状窝之间，环状软骨板后方有环后隙（postcricoid space），与食管入口相通，当吞咽时梨状窝呈漏斗形张开，食物经环后隙入食管。在舌根与会厌软骨之间的正中有舌会厌韧带相连系。韧带两侧为会厌谷（vallecula epiglottica），常为异物存留的部位。

（四）咽淋巴环

咽黏膜下淋巴组织丰富，较大淋巴组织团块呈环状排列，称为咽淋巴环（Waldeyer 淋巴环），主要由咽扁桃体、咽鼓管扁桃体、腭扁桃体、咽侧索、咽后壁淋巴滤泡及舌扁桃体构成内环。内淋巴结流向颈部淋巴结，后者又互相交通，形成外环，主要由咽后壁淋巴结、下颌角淋巴结、颌下淋巴结、颏下淋巴结等组成（图 2-1-8）。若咽部的感染或肿瘤不能为内淋巴环的淋巴组织所局限，则可扩散或转移至相应的外淋巴结。

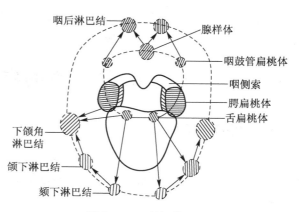

图 2-1-8　咽部淋巴环

咽后淋巴结
腺样体
咽鼓管扁桃体
咽侧索
腭扁桃体
舌扁桃体
下颌角淋巴结
颌下淋巴结
颏下淋巴结

（五）咽后间隙

咽后间隙（retropharyngeal space）位于椎前筋膜与颊咽筋膜之间，内有疏松结缔组织和淋巴组织。上起颅底枕骨部，下达第 1、2 胸椎平面，可通入食管后的纵隔，在正中由于咽缝前后壁连接较紧,将咽后间隙分为左右各一,鼻、鼻窦及咽部的淋巴汇入其中,这些部位的炎症可引起咽后淋巴结感染化脓,肿胀多偏于一侧,临床上以 3 岁前的婴幼儿多见。

(六)咽旁间隙

咽旁间隙(parapharyngeal space)亦称咽上颌间隙(pharyngomaxillary space),位于咽后间隙两则,左右各一,呈三角形漏斗状,内含疏松蜂窝组织,上界为颅底,下达舌骨大角处,后壁为椎前筋膜,内壁为颊咽筋膜、咽上缩肌,与扁桃体窝相隔,外侧壁为上颌骨升支内壁及其附着的翼内肌与腮腺包囊。茎突及其附着肌肉将此间隙分为茎突前隙和茎突后隙两部,前者较小,内侧与扁桃体窝仅隔咽上缩肌,故扁桃体的炎症常扩散至此间隙;茎突后隙较大,其内有颈内动脉、颈内静脉、舌咽神经、迷走神经、舌下神经、副神经及交感神经等穿过,内有颈深淋巴结上群,因此咽部感染,可以从颈深淋巴结向此隙蔓延。

二、咽的生理功能

1. 吞咽功能　当吞咽的食团接触舌根及咽峡黏膜时即引起吞咽反射。食团到咽腔时软腭上举,关闭鼻咽腔,舌根隆起,咽缩肌收缩,压迫食团向下移动,由于杓会厌肌、甲会厌肌及甲舌骨肌等收缩及舌根隆起,使会厌覆盖喉口,在呼吸发生暂停的同时,声门紧闭,喉上提,梨状窝开放,食团越过会厌进入食管。

2. 呼吸功能　咽腔也是呼吸气流出入的重要通道,因咽腔黏膜内富有腺体,故仍可对空气起到加温、湿润及清洁的作用。

3. 保护和防御功能　咽肌运动对机体起着重要的保护作用,在吞咽时,咽肌收缩可暂时封闭鼻咽和喉部,使食物不致反流入鼻腔或吸入气管。同时可以调节中耳气压与外界大气压的平衡,保持正常听力。咽部还具有体液免疫和细胞免疫的双重免疫功能。

4. 言语形成　咽腔为共鸣腔之一,发音时,咽腔及口腔可改变形状,产生共鸣,使声音清晰、悦耳,并由软腭、舌、唇、齿等协调完成各种语言。

第三节　喉的应用解剖生理

一、喉的应用解剖

喉(larynx)位于颈前正中,在舌骨之下,上通喉咽,下接气管,在成年人相当于第 3～6 颈椎平面之间。喉是由软骨、肌肉、韧带和黏膜等构成的一个形如倒锥体的管状器官(图 2-1-9),是呼吸和发音的重要器官。

(一)喉软骨

喉以软骨为支架,由单一的甲状软骨、环状软骨与会厌软骨和成对的杓状软骨、小角软骨和楔状软骨构成。

1. 甲状软骨(thyroid cartilage)　为喉支架中最大的一块软骨,两侧由左右对称的甲状软

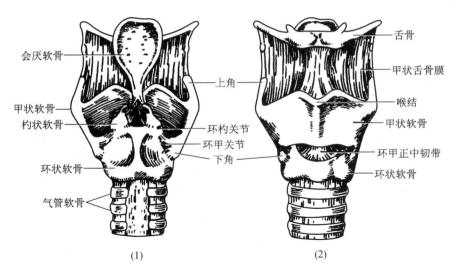

图 2-1-9　喉的解剖
（1）后面观；（2）前面观

骨翼板在颈前正中线汇合形成一定的角度,男性夹角较小且上端向前突出,称为喉结(thyroid notch),女性近似钝角,喉结不明显。两侧甲状软骨翼板后缘向上、下端延伸,呈小柱状突起,分别称为上角(superior cornu)和下角(inferior cornu)。上角较长,借韧带与舌骨大角相连;下角较短,其内侧面与环状软骨后外侧面的小凹形成环甲关节(cricothyroid joint)。甲状软骨上缘正中有"V"形凹陷,称甲状软骨切迹,其作为识别颈正中线的标志。甲状软骨下缘与环状软骨弓上缘之间有环甲膜(cricothyroid membrane)连接。严重喉源性呼吸困难时,可经此膜穿刺或切开以解除窒息。

2. 环状软骨(cricoid cartilage)　位于甲状软骨下方,形似一带印章的戒指,为喉软骨中唯一呈环形的软骨,对于保持呼吸道畅通有极为重要的作用,损伤后易引起喉狭窄。它由环状软骨板和环状软骨弓两部构成。板位于后方,构成喉后壁的大部分。板上缘两侧各有一长圆形的关节面与杓状软骨构成环杓关节。环状软骨弓构成喉的下分之前外侧壁。环状软骨弓平对第6颈椎,是颈部的重要标志之一。环状软骨弓与板交界处,两侧各有一与甲状软骨下角相关连的关节面,构成环甲关节。环状软骨下缘借韧带与气管软骨环相连。

3. 会厌软骨(epiglottic cartilage)　形似叶状,上宽下窄。下端借韧带连于甲状软骨上切迹的后下方。会厌软骨的前、后面均由黏膜覆盖,称之为会厌(epiglottis)。会厌位于喉入口的前方,当吞咽时,喉上提,会厌关闭喉口,防止食物误入喉腔。

4. 杓状软骨(arytenoid cartilages)　近似三面锥体形,可分尖、底和二突。底朝下与环状软骨板上缘的关节面构成环杓关节。由底向前伸出的突起,有声韧带附着,称声带突。由底向外侧伸出的突起,有喉肌附着,称肌突。

5. 小角软骨(corniculate cartilages)　位于杓状软骨的顶部。

6. 楔状软骨(cuneiform cartilages)　在小角软骨前外侧,两侧杓会厌皱襞黏膜下,形似小棒。

（二）喉腔

喉腔上起自喉上口（laryngeal inlet），下达环状软骨下缘连接气管。由室带与声带分隔为三区。

1. **声门上区（supraglottic portion）** 位于室带之上，其上口通喉咽部，呈三角形，称喉上口。声门上区前壁为会厌软骨，两旁为杓会厌皱襞，后为杓状软骨，介于喉上口与室带之间又称喉前庭（laryngeal vestibule）（图 2-1-10）。

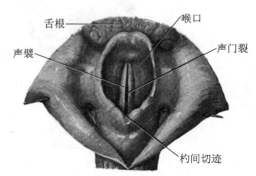

图 2-1-10 声门上区结构

2. **声门区（glottic portion）** 位于室带与声带之间。声带（vocal cord）位于室带下方，左右各一，由声韧带、声肌及黏膜组成，因缺乏黏膜下层，血管少，在间接喉镜下呈白色带状，其游离缘薄而锐。两声带间的空隙称声门裂（rima vocalis），简称声门，是喉腔中最狭窄部分。声门前端称前联合（anterior commissure）。

3. **声门下区（infraglottic portion）** 上窄下宽，略成圆锥形。此区黏膜下组织比较疏松，炎症时易引起水肿。婴幼儿喉腔较窄小，喉水肿容易引起喉阻塞，导致呼吸困难。

（三）喉肌

喉肌分为内、外 2 组。喉外肌将喉与周围结构相连，可使喉体上升或下降，亦可使喉固定。喉内肌是与声带运动有关的肌肉，按其功能可以分为以下 4 组（图 2-1-11）：

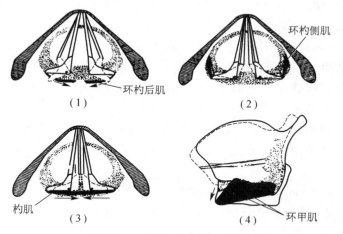

图 2-1-11 喉肌功能示意图

（1）环杓后肌收缩使声带外展，声门开大；（2）环杓侧肌收缩时使声带内收，声门关闭；

（3）杓肌收缩亦使声带内收，声门关闭；（4）环甲肌及甲杓肌收缩，使声带紧张

1. **使声门张开（声带外展）** 主要是环杓后肌（posterior cricoarytenoid muscle），收缩时将杓状软骨的声带突向外转动，使声带后端分开，声门开大。

2. 使声门关闭（声带内收）　包括环杓侧肌和杓肌。

3. 改变声带张力　包括环甲肌和甲杓肌（thyroarytenoid muscle），发音的音调与该肌收缩的紧张度有关。

4. 会厌活动肌　包括杓会厌肌（aryepiglottic muscle）和甲状会厌肌（thyroepiglottic muscle）。

（四）神经

1. 喉上神经（superior laryngeal nerve）　在舌骨大角平面处分为内、外 2 支，内支为感觉神经，在喉上动脉穿入甲状舌骨膜处后上方入喉，分布于声带以上区域的黏膜。外支为支配环甲肌的运动神经，维持声带张力。

2. 喉返神经（recurrent laryngeal nerve）　为喉的主要运动神经，支配除环甲肌以外的喉内肌，亦有感觉支分布于声门下区黏膜。由于左侧径路较右侧长，故临床上受累机会较多，引起声带麻痹，声音嘶哑。如两侧喉返神经同时受损，则可发生失音或呼吸困难。

二、喉的生理功能

1. 呼吸功能　喉是呼吸的通道，在正常情况下声门是空气出入肺部的必经之路。身体对气体的需要量，受中枢神经系统反射性调节，声门裂的大小也随之改变。平静呼吸时声带略内收，深吸气或体力劳动时声带极度外展，声门扩大，以增加肺内气体交换，调节血与肺泡内二氧化碳浓度。

2. 发音功能　喉是发音器官，发音时声带向中线移动，声门闭合，肺内呼出的气流冲动声带而产生声波，称基音，再经咽、口、鼻产生共鸣作用，由舌、软腭、齿、唇协调一致的运动，从而发出各种不同声音和语言。声调的高低，取决于声带振动的频率，而振动的频率又因声带的位置、长短、厚薄、张力以及呼出气流作用于声带力量的不同而有高、低音之别，声带在发音中的这些变化主要是由喉肌运动加以控制。

3. 保护功能　喉对下呼吸道起保护作用，吞咽时喉体上提，会厌向后下倾斜，盖住喉上口，声带关闭，食物沿两侧梨状窝下行进入食管，而不致误入下呼吸道。另外，喉的咳嗽反射能将误入下呼吸道的异物，通过防御性反射性剧咳，迫使异物排出。

4. 屏气功能　屏气时声门紧闭，呼吸暂停，增加胸腔和腹腔内压，以利排便、分娩、举重等生理功能的进行。

第四节　气管、支气管及食管应用解剖及生理

一、气管、支气管的应用解剖

气管（trachea）位于颈前正中、食管的前方，是由软骨、平滑肌、黏膜和结缔组织构成的管腔。上端始于环状软骨下缘，相当第 6 颈椎平面，下端平第 5 胸椎上缘，在此分成左、右两主支气管（bronchi），分叉处称气管隆嵴（carina），其边缘光滑锐利。气管软骨由 12 ~ 20 个呈向后方开放的马蹄形不完整的软骨环为支架，以气管环韧带将其互相连接。成年男性气

管长约 12 cm,女性约 10 cm,气管内径左右为 2.0~2.5 cm,前后为 1.5~2.0 cm。气管环的缺口约占气管横断面周长的 1/3,由纵行的弹性结缔组织纤维和横行、斜行平滑肌加以封闭,称气管膜部,形成气管后壁,与食管前壁紧接。故呼吸时气管可以扩大或缩小。气管在其下端分叉处比较固定,其余部分较易活动,可随头部伸仰、颈部转动、吞咽、呼吸等动作而变换位置。气管、支气管覆以假复层柱状纤毛上皮,纤毛运动呈波浪式,方向向上,使下呼吸道分泌物易于排出。

支气管(bronchi)分左、右主支气管。右支气管较短而粗,长约 2.5 cm,直径 1.4~2.3 cm,与气管纵轴的延长线成 20°~30°;左支气管较细而长,长约 5 cm,直径 1.0~1.5 cm,与气管纵轴成 40°~45°,因此气管异物进入右侧的机会较左侧多见,右侧支气管约在第 5 胸椎下缘进入肺门,分为三支进入各相应的肺叶,即上叶、中叶和下叶支气管;左侧支气管约在第 6 胸椎处进入肺门,分为上、下叶支气管(图 2-1-12)。

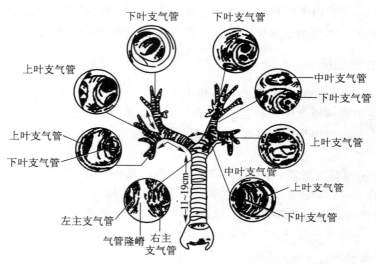

图 2-1-12　支气管解剖

二、食管的应用解剖

食管(esophagus)是由肌肉和黏膜所构成,位于纵隔内,上起环咽肌下缘,下止贲门。成年人的食管入口相当第 6 颈椎平面,贲门相当第 10~11 胸椎平面,长度约为 25 cm,食管管壁较薄,成年人厚约 3~4 mm,从内向外由黏膜层、黏膜下层、肌层和纤维层组成,肌层的内层系环行肌纤维,外层为纵行肌纤维,有一定扩张和伸缩性。但外层缺乏坚韧的浆膜层,故穿孔时易引起纵隔炎症。

食管自上而下有 4 个生理狭窄的部位:第 1 狭窄是食管入口部,为食管异物最易停留之处,又系食管镜最难通过处。第 2 狭窄为主动脉弓横过之处,相当第 4 胸椎平面。第 3 狭窄相当第 5 胸椎平面,为左支气管横过食管之处。第 4 狭窄相当第 10 胸椎平面,是穿过横膈食管裂孔处。4 个狭窄的部位是食管最易受伤和异物最易停留的部位,尤其第 1 狭窄处更为突出(图 2-1-13)。

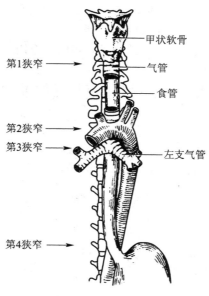

第1狭窄 ← 甲状软骨
气管
食管

第2狭窄 ←
第3狭窄 ← 左支气管

第4狭窄 ←

图 2-1-13 食管解剖

三、气管、支气管及食管的生理

（一）气管、支气管的生理

1. 清洁功能　气管、支气管的黏膜由假复层纤毛柱状上皮组成,上有黏液层。气道内的黏液主要来自气管、支气管黏膜上皮层中的杯状细胞和黏膜下的黏液腺。正常情况下,气道每天分泌 100~200 ml 黏液,以湿润呼吸道黏膜,并维持纤毛的正常活动。在呼吸道内有黏液的情况下,纤毛呈有节律地自下而上摆动,向外排出带有细菌的分泌物或异物,以净化和保护呼吸道。

2. 免疫功能　呼吸道分泌物中含有与抗感染有关的来自气管、支气管黏膜层内浆细胞中的免疫球蛋白,如 IgA、IgG、IgM、IgE 等,发挥免疫功能。呼吸道分泌物中,还含有溶菌酶和补体,与分泌性 IgA 共同起溶菌作用。

3. 通气及呼吸调节功能　气管、支气管不仅是吸入氧气、呼出二氧化碳和进行气体交换的主要通道,还具有调节呼吸的功能。

4. 防御性咳嗽功能和屏气反射　包括咳嗽反射和屏气反射。气管、支气管内壁黏膜下有丰富神经末梢,刺激神经末梢可引起咳嗽反射。咳嗽时先作深吸气,接着声门关闭,继之强烈呼气,胸膜腔内压增高,声门突然开放,呼吸道内气体急速咳出,异物和分泌物随气流排出。

（二）食管的生理

食管的主要生理功能是作为摄入食物的通道。经咀嚼的食团由舌送至咽部,随咽部肌肉的收缩蠕动,将食团送至食管入口处。由于食物的刺激引起咽下反射,使环咽肌开放松弛,食团进入食管上端。随食管的蠕动,食团逐渐进入食管下端,直至贲门。当食团通过食管时,刺激了该部位的感受器,产生传入冲动,而使贲门张开,食团进入胃内,并阻止其反流。此外,食管黏膜下层的黏液腺所分泌的黏液,对黏膜起湿润和保护作用。

第五节　耳的应用解剖生理

一、耳的应用解剖

耳(ear)分外耳、中耳和内耳三部分。

(一)外耳

1. 耳郭(auricle)　又称耳廓。借肌肉、韧带、软骨和皮肤附着于头颅两侧之颞部。耳郭分前(外)面和后(内)面。前面凹凸不平,后面较平整,但稍膨隆。耳郭大部分为软骨构成的支架,被覆软骨膜和皮肤,下部的耳垂由脂肪与结缔组织构成(图2-1-14)。

2. 外耳道(external acousti meatus)　分为软骨部和骨部。外侧1/3为软骨部,内侧2/3为骨部,呈"S"形弯曲(图2-1-15),故检查鼓膜时需向后上外方提起才能窥视。小儿软骨尚未发育成熟,检查时应向下方牵拉耳垂。外耳道皮下组织少,皮肤与软骨膜、骨膜紧密相贴,如感染或受压则痛觉敏锐。软骨部皮肤富有毛囊和皮脂腺及耵聍腺,能分泌耵聍。

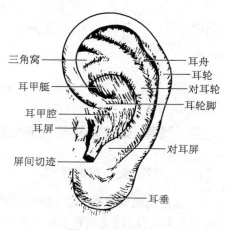

图2-1-14　耳郭

外耳的神经:感觉神经由耳大神经、枕小神经、耳颞神经及迷走神经耳支分布,当刺激外耳道时引起迷走神经耳支受刺激,常有咳嗽出现。

外耳的血液:由颞浅动脉、耳后动脉和上颌动脉供给。

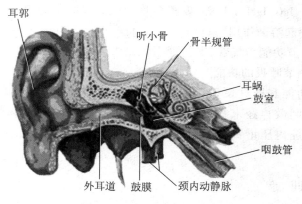

图2-1-15　外耳道的解剖

（二）中耳

中耳（middle ear）由鼓室、鼓窦、乳突和咽鼓管组成。

1. 鼓室（tympanic cavity） 为一含气空腔，以鼓膜紧张部的上下缘为界，将其分为上、中、下三部分。鼓室有 6 个壁。

（1）外壁：主要为鼓膜（tympanic membrane），界于鼓室与外耳道之间，鼓膜为浅漏斗状、椭圆形、半透明之薄膜。在紧张部的前下方有一尖向中央底在周边的三角形反光区称为光锥（图 2-1-16）。为描记方便，沿锤骨柄作一假想直线，经过锤骨柄尖作垂直线将鼓膜分成前上、前下、后下、后上 4 个象限（图 2-1-17）。

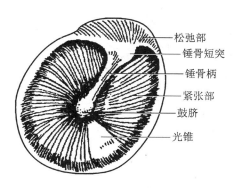

图 2-1-16 鼓膜解剖

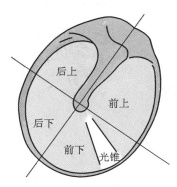

图 2-1-17 鼓膜象限

（2）内壁：即内耳外侧壁，有鼓岬、前庭窗、蜗窗、外半规管凸、面神经嵴、匙突等重要解剖标志。

（3）前壁：上有鼓膜张肌半管的开口，下有咽鼓管的鼓室口。

（4）后壁：面神经垂直段在此通过，上部有鼓窦入口。

（5）上壁：又称鼓室盖，与颅中窝的大脑颞叶分隔。

（6）下壁：为一薄骨板，将鼓室与颈静脉球分开。

鼓室内有三块听骨，即锤骨、砧骨和镫骨，借韧带与关节相连，构成听骨链。外侧以锤骨与鼓膜相接，镫骨底借周围韧带连于前庭窗（图 2-1-18）。

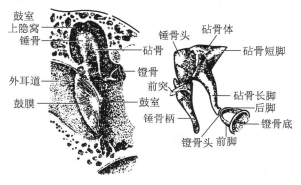

图 2-1-18 鼓室结构

2. 鼓窦(tympanic antrum)　为鼓室后上方的含气腔,向前与鼓室相通,向后通乳突气房,上方以鼓窦盖与颅中窝相隔。

3. 乳突(mastoid process)　乳突腔内含许多形态不一,且相互连通的气房,其内为无纤毛黏膜覆盖。根据乳突气房发育程度不同分为气化型、板障型、硬化型和混合型(图 2-1-19)。

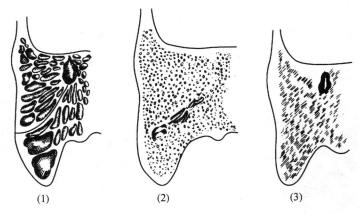

(1)　　　　　　(2)　　　　　　(3)

图 2-1-19　乳突
(1) 气化型;(2) 板障型;(3) 硬化型

4. 咽鼓管(pharyngotympanic tube)　是沟通鼻咽部和鼓室的管道。是中耳通气引流之唯一通道,也是中耳感染的主要途径。起于鼓室前壁,向前下、内通入鼻咽部侧壁。成年人全长约 35 mm,近鼓室的 1/3 为骨部,近鼻咽的 2/3 为软骨部,咽鼓管黏膜为纤毛柱状上皮,与鼻咽部及鼓室黏膜连续,纤毛的运动向鼻咽部,使鼓室内的分泌物得以排除。咽鼓管的鼻咽端开口在静止状态时是闭合的,当张口、吞咽、歌唱或呵欠等动作时开放,空气经此管进入鼓室,以保持鼓室内外的气压平衡。成年人咽鼓管的鼻咽端开口较鼓室口低 15~25 mm,婴幼儿和儿童的咽鼓管较成年人短而平直,口径相对较大,当鼻及鼻咽部感染时较成年人易患中耳炎(图 2-1-20)。

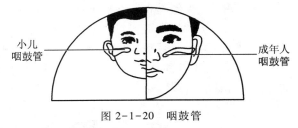

小儿咽鼓管　　　成年人咽鼓管

图 2-1-20　咽鼓管

(三)内耳

内耳(inner ear)又称迷路(labyrinth),包括骨迷路和膜迷路,二者形态相似(图 2-1-21),膜迷路位于骨迷路内,二者之间充满外淋巴。

1. 骨迷路(osseous labrinth)　由致密的骨质构成,分耳蜗、前庭和半规管三部分。

(1) 耳蜗(cochlea)　形似蜗牛壳,由中央的蜗轴和周围的骨蜗管组成。骨蜗管围蜗轴旋转 2.5~2.75 周,骨蜗管内有 3 个管腔,即前庭阶、中阶和鼓阶(图 2-1-22)。

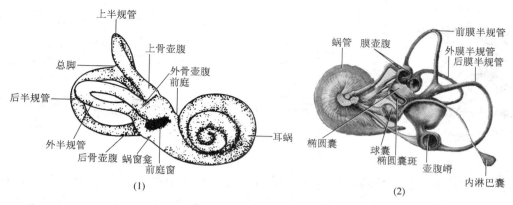

图 2-1-21　内耳迷路

（1）骨迷路；（2）膜迷路

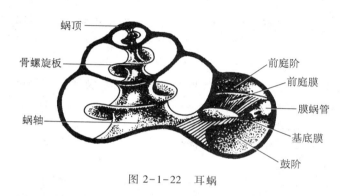

图 2-1-22　耳蜗

（2）前庭（vestibule）　位于耳蜗与半规管之间,其后上部有 3 个骨半规管的 5 个开口,其外侧即鼓室内壁的一部分,上有前庭窗和蜗窗。

（3）骨半规管（semicircular canals）　位于前庭的后上方,为 3 个呈弓状弯曲的骨管,彼此相互垂直,分别称为外半规管、前半规管和后半规管。每个半规管的两端均开口于前庭,其一端膨大称壶腹,前半规管与后半规管单脚合成总脚。

2. 膜迷路（membranous labyrinth）　由膜管和膜囊组成,借纤维固定于骨迷路内,可分为膜蜗管、椭圆囊、球囊和膜半规管,各部相互连通。椭圆囊与球囊内分别有椭圆囊斑和球囊斑,感受位觉,亦称位觉斑。螺旋器（Corti 器）即位于膜蜗管的基底膜上,为听觉感受器。

二、耳的生理

1. 听觉生理　声音通过空气传导和骨传导两种途径使内耳淋巴振动。正常情况下,以空气传导为主。

（1）空气传导:其过程如图 2-1-23。

（2）骨传导:声波直接经颅骨使外淋巴产生相应波动,并激动耳蜗的 Corti 器产生动作电位,传到听中枢形成听觉（图 2-1-24）。

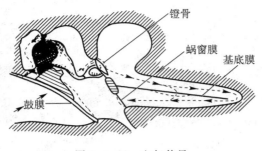

图 2-1-23　空气传导　　　　　　　　　　　图 2-1-24　骨传导

2. 平衡生理　前庭系统感知头位及其变化。半规管主要感受正、负角加速度的刺激，维持身体平衡。前庭中的球囊斑和椭圆囊斑主要感受直线加速度的刺激，维持人体静态平衡。

本 章 小 结

本章系统介绍了鼻、鼻窦、咽、喉、气管、支气管、食管和耳的临床应用解剖及生理。鼻由外鼻、鼻腔和鼻窦三部分组成，具有呼吸空气、感知气味、产生共鸣、辅助发音等功能，同时鼻窦可减轻头颅重量，缓冲外来冲击力，保护重要器官等作用。咽分鼻咽、口咽及喉咽三部分，是呼吸和消化的共同通道，具有吞咽、呼吸、保护、共鸣、免疫等生理功能，且在吞咽时，咽鼓管开放，使中耳气压与外界气压保持平衡，以维持中耳正常功能。喉位于颈前正中部，上通喉咽，下接气管，是由软骨、喉肌、韧带、纤维组织及黏膜构成一个锥形管状器官，喉是呼吸和发音的重要器官。耳由外耳、中耳和内耳三部分组成，是位听感受器，主要结构隐藏于颞骨内，具有感知声音和维持平衡的功能。

学习本章重点：掌握耳的结构及生理功能；熟悉鼻腔、鼻窦、咽、喉、气管、支气管和食管的解剖结构及生理特点；了解颞骨的结构特点与耳、鼻部的临床关系，能够在模型、挂图上指出耳鼻喉的解剖结构，树立整体观念，为学习耳鼻咽喉科护理学打好基础。

复 习 题

1. 为何感冒病人容易出现听力下降？
2. 滴眼药时为何口部能尝到药的味道？
3. 儿童睡觉为何会出现打呼噜症状？
4. 急性鼻炎后并发症中为何以上颌窦炎多见？

（史艳莉）

第二章 耳鼻咽喉科病人的护理评估和常用护理诊断

学习要点:

1. 说出耳鼻咽喉科病人的基本特征,耳鼻咽喉科检查内容及注意事项。
2. 能够正确识别和使用耳鼻咽喉检查常用器械,对耳、鼻、咽、喉各部正常形态进行初步辨认。
3. 会用嗅觉、听觉检查指导自己开展临床的护理评估。
4. 做好检查护理,养成认真细致的工作作风,关心、爱护和尊重病人。

第一节 耳鼻咽喉科病人的基本特征

耳鼻咽喉科病人是耳鼻咽喉科护理工作的主要服务对象,因此耳鼻咽喉科护理不仅要从整体上了解病人,还应理解病人的心理状况及耳鼻咽喉科病人的基本特征。

一、耳鼻咽喉科疾病常相互影响

耳鼻咽喉器官在解剖结构、生理功能和疾病的发生、发展方面有着紧密的联系,所以耳鼻咽喉科病人往往可以多个器官同时受到病变的侵袭,或某个器官病变而累及其他器官或组织,病人可有多种主诉或不适。如急性鼻炎并发分泌性中耳炎、急性鼻窦炎、急性咽炎、喉炎等;鼻咽癌病人除吸鼻后涕中带血外,尚可有头痛、耳鸣、耳闭和听力减退等症状。

二、耳鼻咽喉诸器官患病,影响病人的生活、工作和学习

耳鼻咽喉诸器官具有听觉、平衡、嗅觉、呼吸、发声和吞咽等重要生理功能,同时与免疫防御系统及味觉关系密切。因此,耳鼻咽喉诸器官患病,可严重影响病人的生活、工作和学习,如梅尼埃病病人表现眩晕,耳鸣,耳聋,平衡障碍;慢性化脓性鼻窦炎病人除有呼吸功能及嗅觉障碍外,往往伴有心理压抑、学习成绩下降、工作效率低;阻塞性睡眠呼吸暂停综合征病人由于睡眠形态紊乱可导致白天嗜睡,注意力不集中,记忆力减退,工作效率低,学习成绩下降,易出差错事故。

三、耳鼻咽喉科病人常有全身相关病症

耳鼻咽喉诸器官与整个机体有着广泛而紧密的联系,例如慢性扁桃体炎常被视为全身感染的"病灶"之一,可引起风湿性关节炎、风湿热、心脏病、肾炎等并发症。同时,全身疾病亦可表现为耳鼻咽喉科症状,如高血压、血液病、肝肾疾病病人可发生鼻出血。因此,应注意耳鼻咽

喉科病人的全身状况,在诊断和护理中必须具有整体观念。

耳鼻咽喉科急症多较凶险,有时甚至危急病人的生命。如耳源性颅内并发症、鼻出血、气管及支气管异物、食管异物和喉阻塞等,如不迅速治疗,可引起严重后果。因此对该类病人应积极治疗,严密观察。

第二节　耳鼻咽喉科病人的护理评估

护理评估是制订护理计划的基础,因此护理人员必须对病人进行整体的、系统的、动态的评估。在掌握了一般的评估方法与技巧的基础上,应熟悉耳鼻咽喉科病人的心理特点,理解耳鼻咽喉科病人各种护理问题的症状与体征,运用一定的检查方法了解病情和发现健康问题。

一、心理-社会状况评估

耳鼻咽喉科疾病均发生在头面部,疾病本身及其治疗方式会引起头面部明显的结构和功能的改变,如上颌骨截除使面部严重塌陷,语音不清,全喉切除使病人失去发音功能,且颈部留下终身性造口,耳聋给病人的生活和工作带来严重障碍等,这些改变都会严重影响病人的心理社会健康,需要病人重新调整和适应生活的改变,如果适应不良,会导致严重的心理和社会疾病,如自我形象紊乱、自尊降低、抑郁、家庭关系受损、社会退缩,生活质量严重下降,有些病人还会导致自杀倾向。所以护士应重视评估病人的自我观念、认知能力、情绪和情感、角色适应状态、压力水平和压力应对方式、家族结构、家族功能、家族关系、教育水平、生活方式、社会关系等,通过对病人心理和社会状况的评估,可以发现和确定病人存在或可能发生的心理-生物-社会问题,并根据每个病人的不同特点提供有针对性的护理措施。

二、身体状况评估

身体状况的评估主要侧重于耳、鼻、面部、咽、喉、口腔和头颈部结构和功能异常的临床表现,同时也注意全身健康的评估。

1. 耳郭畸形　耳郭畸形绝大部分是由于先天性原因引起的。先天性原因引起的耳郭的畸形,往往还伴有外耳道、中耳及其他结构的异常。后天因素如耳郭外伤、感染等也可造成严重耳郭畸形,有的可以并发外耳道狭窄或闭锁,但一般不伴有中耳畸形。

2. 耳痛　耳痛为耳部炎症的常见症状,如鼓膜外伤、外耳道炎、外耳道疖、急性中耳炎和乳突炎等,可表现为跳痛、胀痛、耳郭牵拉痛或乳突压痛、叩痛。中耳炎症婴幼儿耳痛表现为抓耳摇头、啼哭拒食。

3. 耳聋　根据病变部位可将聋分为传导性聋、感音神经性聋和混合性聋。外耳和中耳病变可表现为传导性聋,耳蜗和耳蜗以后诸部位的病变多为感音神经性聋。婴幼儿因为耳聋,失去学习语言的机会而可能导致聋哑。听觉和语言功能障碍可引起社交困难,学习、工作和生活均受到严重影响,精神心理受到创伤。

4. 耳漏　耳漏指外耳道有异常分泌物流出。黏液性见于分泌性中耳炎,黏脓性或脓性者多见于急、慢性化脓性中耳炎。清水样者应警惕脑脊液耳漏。血性耳漏多见于大泡性鼓膜炎和中耳癌。

5. **耳鸣**　耳鸣是听觉功能紊乱的常见症状。神经性聋病人多为高音调耳鸣如蝉鸣,传导性聋病人多为低音调耳鸣如机器轰鸣声。还有一些耳鸣与过度疲劳或情绪激动有关。耳鸣病人常感烦恼,表现为失眠、头昏、情绪激动、焦虑、忧郁、孤独等。

6. **眩晕**　眩晕是自身与外界景物位置关系改变的一种运动错觉,周围前庭系统病变时,可伴有恶心、呕吐、出汗等一系列自主神经系统症状。中枢性眩晕可有意识丧失。眩晕病人可表现为易激动、恐慌、焦虑或抑郁等现象。

7. **鼻塞**　鼻塞指鼻腔气流阻力增大,由于鼻黏膜充血、水肿或增生肥厚及鼻腔新生物等原因引起阻塞感。因为引起鼻塞的原因和病变程度不同,可表现为持续性、间歇性、交替性和进行性鼻塞。鼻塞常可伴有头昏、耳鸣、耳闷、嗅觉障碍等症状。

8. **鼻漏**　鼻漏指鼻内分泌物外溢。鼻漏由于原因不同而性状各异。分泌物稀薄、透明如清水样,多见于急性鼻炎早期和变态反应性鼻炎发作期。慢性炎症、理化因素刺激,可使鼻分泌物增加,发生黏液性鼻漏。急性鼻炎的恢复期、慢性鼻炎及鼻窦炎等分泌物多为黏脓性。较重的鼻窦炎侵及骨部者,如额骨骨髓炎、牙源性上颌窦炎可有纯脓性分泌物。脑脊液鼻漏发生于颅底骨折或手术外伤后。鼻漏量较大带臭味者病人常感到苦恼,回避社交场合或希望得到他人的理解与同情。

9. **鼻出血**　鼻出血是一个常见的病症。引起鼻出血的原因很多,如鼻部外伤,气候炎热、干燥、慢性鼻炎和萎缩性鼻炎,某些发热性疾病、血液病和血管性疾病都可造成鼻出血。也可由其他全身疾病所引起。鼻出血病人可表现精神紧张和恐惧感。

10. **嗅觉障碍**　嗅觉障碍由于病因不同表现为嗅觉减退、丧失、过敏、倒错等。最常见的为嗅觉减退或消失。病人由于嗅觉障碍,引起食欲减退,长期下去可造成营养不良。由于分辨不出异常的气味,可以误食有毒食物或误吸有毒的气体造成中毒,最常见的有煤气中毒。长期处于一个"无气味"的环境中,日久可以造成精神上的压抑或忧郁。

11. **咽痛**　咽痛是咽部疾病的常见症状之一。咽部炎症、特异性感染、创伤、肿瘤及某些全身疾病如白血病等均可引起咽痛。如无吞咽动作就感疼痛,称为自发性咽痛;若吞咽进食时才感疼痛,则称为激发性咽痛。咽痛的程度与病变的性质和病人的个体敏感性有关。

12. **咽异常感觉**　咽异常感觉指咽部有异物、蚁行、干燥、堵塞或紧迫等异常感觉。一般由器质性病变或功能性因素引起,前者如慢性炎症,茎突过长,舌骨过长或骨化,颈椎异常、反流性食管炎、肿瘤等,后者与内分泌紊乱、神经症、疑癌等有关。病人由于咽异常感觉表现焦虑、失眠、头昏等症状。

13. **吞咽困难**　吞咽困难指病人难以吞咽饮食的一种症状。轻者吞咽不畅,重者则滴水难进,主要可分为神经性和阻塞性两种。神经性吞咽困难由咽肌麻痹引起。阻塞性吞咽困难见于咽部或食管狭窄肿瘤或异物,扁桃体肥大等。吞咽困难严重的病人,常处于营养缺乏、饥饿消瘦的状态。老年病人吞咽困难进行性加重时,要注意排除食管癌。

14. **打鼾**　打鼾是由于呼吸过程中气流高速通过上呼吸道的狭窄部位时,振动气道周围的软组织而引起。在吸气过程中较为明显,呼气过程中也可发生。各种病变造成上呼吸道狭窄及某些全身性疾病如肥胖、内分泌紊乱等均可引起打鼾。如同时伴有睡眠呼吸暂停,则称之为阻塞性睡眠呼吸暂停综合征。鼾症病人由于睡眠形态紊乱可导致白天嗜睡,注意力不集中,记忆力减退、工作效率低,学习成绩下降,易出差错事故。由于鼾声干扰他人睡眠,可影响人际交往。

15. 声音嘶哑　声音嘶哑是指发音时失去了正常圆润、清亮的音质,变得毛、沙、嘶、哑。最常见的原因是炎症,如慢性喉炎、声带小结、声带息肉等。另外,喉部肿瘤、喉神经麻痹、创伤、喉部特异性感染及先天畸形等均可引起声音嘶哑。癔症病人可突然发生声音嘶哑,甚至失声,但咳嗽和哭笑声正常,暗示疗法可恢复正常。

16. 呼吸困难　是指病人主观上感到空气不够用或呼吸费力,而客观上表现为病人用力呼吸,并伴呼吸频率、深度、节律改变,辅助肌参与呼吸运动,重者鼻翼扇动,张口耸肩及发绀。呼吸困难一般可分为吸气性、呼气性和混合性三种类型。呼吸困难的程度可分为Ⅳ度,病人表现出"四凹征"(吸气时胸骨上窝、锁骨上窝、肋间隙、剑突下或上腹部出现明显凹陷),以及烦躁不安、手足乱动、不易入睡、不愿进食、精神紧张、恐慌等表现。

三、临床检查及护理配合

(一)耳鼻咽喉检查所需的设备

耳鼻咽喉均为腔洞,不能直视,必须借助于光源及特殊的专科器械才能看见,检查室宜背光稍暗,需有坐椅、凳子、小桌各一,备有痰盂及清洁器械,用后器械的盛具。

1. 光源　最好用100 W附聚光透镜的检查灯一只。也可用明亮的自然光,电筒、煤气灯等。光源距额镜25~30 cm。

2. 检查器械　常用器械有额镜、鼻镜、耳镜、鼓气耳镜、喷雾器、压舌板、枪状镊、卷棉子、耵聍钩、间接喉镜、音叉等。

3. 敷料及药品　纱布块、棉球、棉片、凡士林纱条等消毒备用,胶布、3%过氧化氢溶液(双氧水)、1%丁卡因、1%麻黄碱生理盐水、70%乙醇、30%~50%三氯醋酸等。

4. 额镜的用法　检查者和被检查者相对而坐,并膝相错交,光源放在被检查者的左耳或右耳后上方15 cm的同侧光源,检查者头戴额镜,检查方法见图2-2-1。对光时注意保持瞳孔、镜孔,检查部位成一直线。单眼视,但另眼不闭。

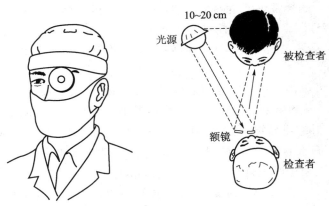

图 2-2-1　额镜的使用与对光

（二）耳部检查法及护理配合

1. **耳郭及耳周检查法** 以视诊和触诊为主。病人侧坐，受检耳朝检查者。外耳的检查法：观察耳郭大小、位置是否对称，有无畸形、瘘管、红肿、压痛，耳周淋巴结有无肿大，牵拉耳郭、压耳屏有无疼痛。乳突部有无肿胀、瘢痕，鼓窦区、乳突尖和乳突导血管等处有无压痛。

2. **外耳道及鼓膜检查法** 牵拉耳郭，使外耳道变直。观察（必要时使用耳镜或鼓气耳镜）外耳道有无耵聍、异物，皮肤是否红肿，有无疖；骨性外耳道后上壁有无塌陷，外耳道内有无分泌物及其性状与气味。清除外耳道内的耵聍、异物或分泌物。检查时应注意鼓膜的色泽及正常标志，有无充血、膨隆、内陷、混浊、增厚、瘢痕、钙斑、液面（发状线）、穿孔与分泌物等病变现象。

3. **咽鼓管检查法**（examination of eustachian tube） 是将空气经咽鼓管吹入中耳，以检查咽鼓管的通畅度，了解有无狭窄和阻塞，鼓室外有无液体存留，并进行治疗的方法。常用的方法如下。

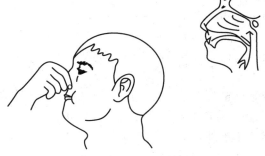

（1）捏鼻鼓气法（图2-2-2）：嘱受检者捏鼻闭口鼓气入鼻咽，使空气窜入咽鼓管，受检者可在听见"轰"声之后，觉耳内发胀感，表明咽鼓管通畅。

（2）波利策吹张法：嘱受检者清除鼻涕后，含一口水，将波氏球的橄榄头插入一侧鼻孔，使之不漏气，并捏闭另一侧鼻孔（图2-2-3）。嘱受检者将水咽下，检查者见喉体上提时迅即捏紧波氏球，将气体压入咽鼓管，受检者感到空气入耳响声，检查者亦可从听诊管闻之。

图2-2-2 捏鼻鼓气法

（3）导管吹张法 先嘱受试者清除鼻腔及鼻咽部分泌物，鼻腔以1%麻黄碱和1%丁卡因收缩、麻醉（图2-2-4）。将咽鼓管导管沿鼻底缓缓伸入鼻咽部，抵达鼻咽后壁，弯头朝下，再将导管向受检侧旋转90°，此时导管前端即越过咽鼓管圆枕滑入咽鼓管咽口。然后以左手固定导管，右手用橡皮球向导管内吹气，同时经听诊管判断咽鼓管是否通畅。

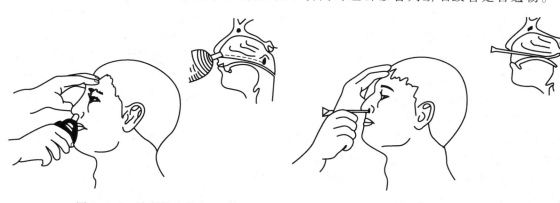

图2-2-3 波利策吹张法　　　　　　　　图2-2-4 导管吹张法

咽鼓管吹张法注意事项:凡有鼻、鼻窦及咽部急性炎症,鼻及鼻咽有脓性分泌物者禁止吹张;吹张时用力适中,禁用暴力。

4. 听力检查法　听力检查法分为主观测听力法和客观测听力法两大类。主观测听力法包括语音检查法、表试法、音叉试验、纯音测试、言语测听等。客观测听力法有声导抗测试,电反应测试及耳声发射测试等。其中音叉试验、纯音测试、声导抗测试较为常用。

(1)音叉试验:是门诊用于初步判定耳聋性质最常用的听力检查法,可验证电测听结果的正确性,但不能判断听力损失的程度。每套音叉由 5 个倍频程频率音叉,C_{128}、C_{256}、C_{512}、C_{1024}、C_{2048},分别发出不同频率的纯音,其中最常用的是 C_{256} 及 C_{512}。试验方法有:① 林纳试验(Rinne test,RT),通过比较同侧耳气导和骨导听觉时间判断耳聋的性质。先测试骨导听力,当听不到音叉声时,立即测同侧气导听力。气导听力时间大于骨导时间(气导>骨导或 AC>BC)为阳性(+)。骨导时间大于气导时间(骨导>气导 BC>AC)为阴性(-)。气导与骨导相等(AC=BC),以"(±)"表示。听力正常者,气导>骨导,C_{256} 音叉测试时,气导较骨导长 2 倍左右。(+)为正常或感音神经性聋。(-)为传导性聋,(±)为中度传导性聋或混合性聋。② 韦伯试验(Weber test,WT)用于比较受试者两耳的骨导听力。取 C_{256} 或 C_{512} 音叉,敲击后将叉柄底部紧压于颅面中线上任何一点(前额或颏部),以"→"标明受试者判断的骨导声偏向侧,而以"="示两侧相等。③ 施瓦巴赫试验(Schwabach test,ST),用于比较受试者与正常人(检查者)的骨导听力。方法:当正常人骨导消失后,迅速测受试者同侧骨导听力,再按反向测试。受试者耳骨导较正常人延长为(+),缩短为(-),(±)示两者相似。(+)为传导性聋,(-)为感音神经性聋,(±)为正常。④ 盖莱试验(Gelle test,GT)用于检查其镫骨底板是否活动。方法是将鼓气耳镜置于外耳道内,用橡皮球向外耳道内交替加、减压力的同时,将振动音叉的叉柄底部置于乳突部,若镫骨活动正常,受试者感觉到随耳道压力的变化一致的音叉声强弱变化,为阳性(+),反之为阴性(-)。耳硬化或听骨链固定者为阴性。

(2)纯音测试:是通过音频振荡发生不同频率的纯音,其强度(声级)可以调节。用于测试听觉范围内不同频率的听敏度,判断有无听觉障碍,估计听觉损害的程度,对聋的类型和病变部位作出初步判断。由受试者自己判断是否听到耳机发出的声音以每个频率能听到的最小声音为听阈。将各频率的听阈在听力坐标图上连线,即听力曲线。先测试气导,检查从 1 kHz 开始,以后按 2 kHz,3 kHz,4 kHz,6 kHz,8 kHz,250 Hz,500 Hz 顺序进行,最后 1 kHz 复查一次。可以先用 1 kHz 40 dB 测试声刺激,若能听到测试声,则每 5 dB 一档递减直到阈值;再降低 5 dB,确定听不到后仍以阈值声强重复确认。如果 40 dB 处听不见刺激声,递增声强直至阈值。测试骨导时,将骨导耳机置于受试耳乳突区,也可置前额正中,对侧加噪声,测试步骤和方法与气导相同。气导测试除通过气导耳机进行外,尚有自由场测听法(free-field audiometry),由安装在隔音室四周的扩音器组成自由声场,受试者可从各个方向听到同样声强的测试音,主要用于儿童和佩戴助听器病人的听力测试。

(3)声导抗测试:测试声能在人耳的传递状态,声波作为力的一种形式到达外耳道后,一定的声压作用于鼓膜,中耳系统及内耳相应产生运动,在此过程中,来自外耳道内空气粒子压力的变化至耳蜗内发生的电机械活动的能的传递,可通过对鼓膜外侧面能流进行测量。临床通过对静态声顺值的测定,鼓室声顺图测定来判断中耳传音功能状态,从而判断中耳疾患。同时,镫骨肌声反射试验在内耳疾病的诊断方面使声导抗在诊断听力学中占了重要地位。由于

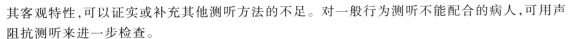

其客观特性,可以证实或补充其他测听方法的不足。对一般行为测听不能配合的病人,可用声阻抗测听来进一步检查。

5. 前庭功能检查法 是根据前庭系统病变时所产生的一系列症状,或以某些方法刺激前庭系统,观察其诱发的眼震、倾倒、眩晕和自主神经系统反应,以查明病变性质、程度和部位,亦用以协助诊断颅内的病变。前庭功能检查包括两个主要方面,一是眼震检查,如自发性眼震检查法,位置性眼震检查法,冷热试验,旋转试验,眼震电图描记法等。另一方面是平衡功能检查,如闭目直立检查法,过指试验,行走试验,姿势描记法及指鼻试验,跟膝胫试验,轮替运动等。

6. 影像学检查法

(1) 耳部 X 线检查法:颞骨岩乳突部的 X 线拍片是耳部疾病的重要检查方法之一。常用的投照位① 乳突侧斜位(35°):亦称伦氏位,可显示鼓室、鼓窦入口、鼓窦及乳突气房,尚可观察乙状窦板、下颌关节突等。有助于了解中耳乳突的病变及其范围。② 岩部轴位:又称麦氏位,能显示上鼓室及鼓窦入口。临床上常将该位与伦氏位作为中耳乳突 X 线拍片的常规位置。③ 岩部斜位:又称斯氏位,主要用于观察内耳道、内耳骨迷路、岩尖等病变。④ 颞骨额枕位:又称汤氏位,可观察岩尖、内耳道及内耳。

(2) 颞骨 CT 扫描:颞骨 CT 扫描能清晰地显示颞骨的细微解剖结构,如外耳道、鼓室、鼓窦入口、乳突、听小骨、面神经管、内耳道、乙状窦、前庭水管开口、耳蜗、前庭及半规管等。颞骨 CT 扫描仪不仅可清晰显示颞骨的细微骨性病变,尚可显示其中的异常软组织块影。因此,对耳的先天畸形,颞骨骨折,中耳炎症,肿瘤等具有较高的助诊价值。颞骨 CT 扫描一般采取轴位和冠状位,扫描层厚 2 mm。颅脑 CT 扫描对某些耳源性并发症及小脑脑桥角肿瘤的诊断有参考价值。

(3) 磁共振成像:可显示与颞骨病变有关的小脑脑桥角及颞叶、脑室等软组织解剖结构变化,如肿瘤、脓肿、出血等。

(三) 鼻部检查法及护理配合

1. 外鼻检查法 观察鼻梁、鼻翼有无畸形、疖肿、溃疡。各鼻窦区有无压痛。

2. 鼻腔检查法

(1) 鼻前庭检查法:头稍后仰,以拇指将鼻尖抬起,检查鼻毛与皮肤有无结痂、皲裂、糜烂、红肿等。

(2) 鼻腔检查法:检查者与病人面对而坐,左手握持鼻镜,镜叶合拢,手掌向内,拇指放于中轴,借示指固定于鼻背,将鼻镜徐徐伸入前庭部,深度不超过鼻阈,轻开镜叶以观察鼻腔各部。抽出鼻镜时,勿将镜叶完全闭合,以防夹鼻毛。鼻镜检查顺序(图 2-2-5)是让受检者正视前方,头稍低(第一位置),观察鼻腔底部,外侧的下鼻甲和与其相对鼻中隔;让受检者头后仰 30°(第二位置)并使鼻镜的两翼稍向上方,观察鼻中隔中部、中鼻甲、中鼻道及中鼻甲与中隔之间的嗅裂;让受检者头后仰 60°(第三位置)时,可看到鼻腔顶部、中鼻甲前端。应注意检查鼻腔黏膜色泽、鼻甲大小、分泌物的性质、量、部位,鼻中隔偏曲的类型、新生物等。

3. 鼻窦检查法 观察各鼻窦局部皮肤有无红肿、隆起、溃疡,中鼻道有无分泌物、息肉或新生物,眼球有无移位或运动障碍。局部有无叩痛、压痛、骨质吸收或有破坏者可有乒乓球感或实质性感觉。另外,可行体位引流及上颌窦穿刺冲洗。

4. 鼻腔及鼻窦内镜检查 病人取坐位或斜坡卧位,头偏向检查者,黏膜表面麻醉及收缩黏膜血管后。应用0°内镜从鼻底或下鼻道进镜,从前向后观察下鼻甲前端,下鼻甲中、后端,鼻中隔和下鼻道。应用30°内镜从鼻底进镜直达后鼻孔,观察鼻咽侧壁及咽鼓管开口,注意咽鼓管圆枕及咽隐窝情况,观察中鼻甲及中鼻道,注意钩突、筛泡和筛漏斗情况;沿中鼻甲下缘继续进镜,到达中鼻甲后端时将镜面向外转30°~45°,观察蝶筛隐窝和蝶窦开口。应用70°内镜从鼻底进镜直达后鼻孔,观察鼻咽顶部,观察上鼻甲与上鼻道。还可以在直视下取活组织检查及凝固止血等。

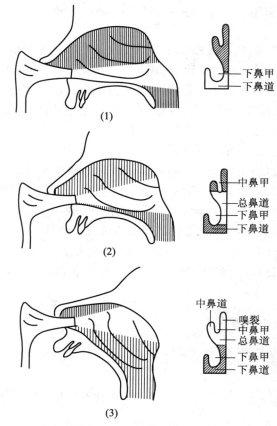

图 2-2-5　鼻镜检查顺序

（1）头稍前倾时；（2）头后仰 30°；（3）头后仰 60°

5. X线检查法　多采用头颅侧位、鼻颏位及鼻额位,必要时可行鼻窦冠状或轴位 CT 扫描。

（四）咽喉部检查法及护理配合

1. 口咽部检查法　用压舌板轻压病人舌前 2/3 处,嘱病人发"啊"音,观察软腭运动情况,检查双侧腭舌弓、腭咽弓、咽侧索及咽后壁,注意咽黏膜有无充血、溃疡、假膜、脓痂、干燥、肿胀和隆起等。同时检查两侧腭扁桃体,注意其大小形态。临床上将扁桃体肥大分为三度:Ⅰ度肥大,扁桃体限于扁桃体窝内;Ⅱ度肥大,扁桃体超出腭咽弓;Ⅲ度肥大,扁桃体接近中线或两侧相互接触。此外,尚应注意隐窝口处有无分泌物,有无扁桃体异物或新生物等。还应注意牙、舌、腭等有无异常。

2. 鼻咽部检查法(图 2-2-6) 病人直坐,头微向前,张口用鼻呼吸,检查者左手持压舌板,轻压舌前 2/3。右手持烤温的后鼻镜,镜面向上送入软腭与咽后壁之间。依次观察后鼻孔之鼻中隔后缘、鼻甲及鼻道后端、咽鼓管开口、咽隐窝及鼻咽顶部。注意有无黏膜充血、分泌物、结痂、破溃及新生物等(图 2-2-7)。

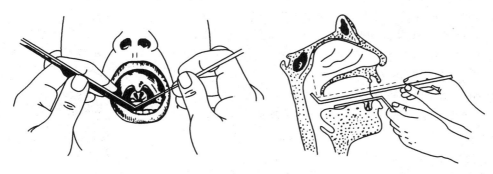

图 2-2-6 鼻咽部检查

鼻咽指检法:此法主要用于儿童。患儿应由助手抱好固定。检查者应立于患儿的右后侧,嘱张口后左手绕过头后,将示指压入左面颊部之齿间,并同时固定其头部,右手示指迅速进入口腔,经软腭后滑入鼻咽部,触诊检查腺样体、肿瘤大小及表面情况(图 2-2-8),检查动作宜轻柔、迅速,一般不超过 3-4 s,对疑有咽部脓肿者不应用触诊检查。

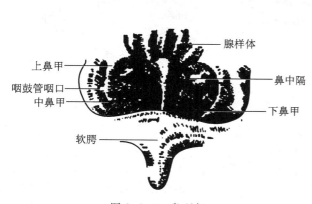

图 2-2-7 鼻咽部

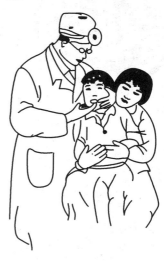

图 2-2-8 小儿鼻咽指检

3. 喉咽及喉部检查法 间接喉镜检查(indirect laryngoscopy)是最常用而简便的喉及喉咽部检查法。病人端坐,头微前倾,张口、伸舌、用口呼吸,检查者用消毒纱布包住病人舌前端,用拇指与中指将舌轻轻固定于切牙外,示指抵于上列牙齿,此时不可过度用力牵拉,以免损伤舌系带。右手持经加温后的间接喉镜沿舌背进入,当镜背抵达腭垂时,转镜面成 45°,轻轻以镜背向后上推压腭垂根部,首先看到的是舌根、舌扁桃体、会厌谷、喉咽后壁及侧壁、会厌舌面游离缘,前后轻微移动镜面即可见杓状软骨及两侧梨状窝等处(图 2-2-9)。然后嘱病人发较长"依"声,使会厌上举,此时可看到会厌喉面、杓会厌襞、杓间区、室带及声带与其闭合情况。正常情况下,发"依"声时,声带内收向中线靠拢,深吸气时,声带分别向两侧外展,此时可通过声门窥见声门下区或部分气管环(图 2-2-10)。应注意此镜面之影像为倒像,但左右侧不变。

4. 鼻咽喉纤维镜检查(图 2-2-11) 在表面麻醉下进行操作。取坐位或卧位,检查者左手握镜柄的操纵体,右手指持镜干远端,轻轻送入鼻腔,沿鼻底经鼻咽部进入口咽,在调整远端、伸至喉部时,可观察会厌、杓会厌襞、室带、声带、前连合、后连合和声门下区,并能窥清直接喉镜下不能检查的部位,如会厌喉面、喉室等处。对颈部有畸形和张口困难者,也能顺利检查。亦可用于年老体弱者。

5. 影像学检查 颈部 X 线侧位片、鼻咽或喉造影、CT 扫描及磁共振成像等有助于肿瘤、异物的诊断。

6. 实验室检查 血液学常规、免疫球蛋白检查、EB 病毒抗体测定等均为重要的辅助检查手段,咽拭子培养或脓肿穿刺培养可为疾病的诊断和治疗提供依据。

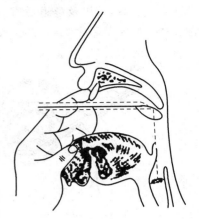

图 2-2-9 间接喉镜检查

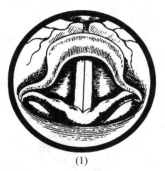 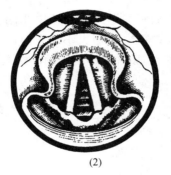

(1)　　　　　　　　　　(2)

图 2-2-10 声带的活动
发声及呼吸时的声带变化
(1)发声时声带内收;(2)呼吸时声带外展

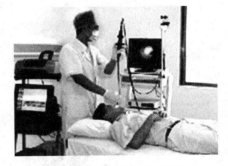

图 2-2-11 鼻咽喉纤维镜检查

(五)特殊检查

护士还应该从病人近期的各项专科特殊检查中了解病人的阳性体征、病变范围、病变性质和疾病的诊断。耳鼻咽喉的专科特殊检查包括听力检查、前庭功能检查、鼻内镜检查、喉内镜检查、颅底 CT 检查等。

四、健康史

耳鼻咽喉的病变与某些全身疾病常相互影响,故应重视病人主诉,了解耳鼻咽喉病人常见的症状,如鼻塞、流涕、鼻出血、局部疼痛,头痛、耳塞、听力下降等,以及全身疾病在耳鼻咽喉的表现等;了解病人的现病史、既往史,家族史和个人生活史。

第三节 耳鼻咽喉科病人的常用护理诊断

通过对耳鼻咽喉科病人的全面评估,得出相应的护理诊断。耳鼻喉科病人常见的护理诊断如下。

1. 疼痛(pain) 与耳鼻咽喉各器官的炎症、外伤、手术等因素有关。

2. 感知改变(sensory/perceptual alterations) 主要是由于鼻部疾病如炎症、外伤、肿瘤等引起的嗅觉改变及各种因素,如全身的或局部的、先天性或后天因素引起的听觉改变及前庭功能障碍。

3. 语言沟通障碍(impaired verbal communication) 主要与耳鼻咽喉科相关的因素有鼻阻塞引起闭塞性鼻音或鼻咽腔不能关闭形成开放性鼻音,以及各种原因引起的聋等。

4. 体温过高(hyperthermia) 主要与耳鼻咽喉科的炎症,如急性化脓性中耳炎,耳源性颅内、外并发症,急性化脓性鼻窦炎等有关。

5. 有感染的危险(risk for infection) 先天性耳前瘘管、咽鼓管功能不良、鼻腔及鼻窦通气引流障碍、慢性病灶存在、支气管异物或外伤等受病原体侵犯的危险因素。

6. 清理呼吸道无效(ineffective airway clearance) 与鼻腔、咽喉、气管的炎症引起分泌物增多且黏稠,不易排出或气管切开,病人咳嗽咳痰能力下降有关。

7. 受伤的危险(the danger of injury) 与耳鼻咽喉科某些疾病导致听力下降、平衡改变或眩晕等有关。

8. 体液不足的危险(fluid volume deficit) 由体液丢失过多如鼻出血、手术出血,以及各种原因引起的呕吐、张口呼吸等因素引起。

9. 营养失调(malnutrition) 低于机体需要量与咽喉部炎症引起吞咽疼痛、喉部肿瘤引起进食困难等因素有关。

10. 口腔黏膜受损(oral mucosa damage) 与喉切除术后不能经口进食、鼻腔填塞后张口呼吸等因素有关。

11. 自理能力缺陷(self-care ability) 与手术后或疾病因素引起的疲劳和疼痛有关。

12. 知识缺乏(knowledge deficit) 缺乏有关耳鼻咽喉科疾病预防、保健、治疗等方面的知识和技能。如避免接触过敏源的知识与技能、气管异物的预防与急救的知识与技能、耳毒性药物的使用及其耳毒性的防治知识等。

13. 焦虑(anxiety) 与担心疾病的治疗和预后结果,对环境不熟悉,担心病症影响自己的家族、工作和生活,增加经济负担等因素有关。

14. 自我形象紊乱(body image disturbance) 主要与耳鼻咽喉诸器官先天畸形,如外鼻畸形、甲状舌管囊肿、耳郭畸形;炎症引起的分泌物过多,如慢性化脓性鼻窦炎、变应性鼻炎、慢性化脓性中耳炎;破坏性手术如上颌骨截除术、全喉切除术等有关。

15. 社交隔离的危险(social isolation of danger) 与听力障碍或喉部手术后语言交流能力受损,面部手术或先天畸形引起的自尊降低等因素有关。

16. 吞咽障碍(impaired swallowing) 由炎症导致疼痛或机械性梗阻如双侧扁桃体Ⅲ度肥大、肿瘤、异物及鼻饲或气管插管等因素引起。

17. 有窒息的危险(risk for suffocation)   与喉部阻塞及神经肌肉损伤或呼吸道炎症有关。

本 章 小 结

本章重点介绍耳鼻咽喉科病人的护理评估,通过了解病人此次患病的经历和病人过去的健康状况,评估病人耳、鼻、咽、喉、口腔、面部、头颈部位结构和功能的异常表现及全身健康状况。鼻部疾病常见症状有鼻阻塞、鼻出血、鼻溢液、嗅觉障碍、共鸣障碍;咽部常见主要护理评估为咽痛、咽感觉异常、吞咽困难、打鼾或饮食反流等。喉部常见的症状有声音嘶哑、喉鸣、呼吸困难等;耳部疾病主要表现为耳痛、聋、耳漏、耳鸣、眩晕、外形异常等。

学习本章重点掌握耳鼻咽喉病人的基本特征,耳鼻咽喉科检查内容及注意事项。正确识别和使用耳鼻咽喉检查常用器械。做好检查护理,养成认真细致的工作作风,关心、爱护、尊重病人。

复 习 题

1. 患儿反复出现鼻出血,护理诊断应该完善哪些检查?
2. 病人主诉听力下降 1 周,无其他不适症状,护理诊断应该进行哪些检查?
3. 叙述鼻腔检查顺序。
4. 叙述间接喉镜检查法。

（史艳莉）

第三章　耳鼻咽喉科病人的护理

第一节　鼻科病人的护理

学习要点：

1. 简述鼻部炎症的病因、护理评估、并发症及防治原则。
2. 说出鼻部炎症、鼻出血的护理措施。
3. 列出鼻部炎症及鼻出血病人的主要护理诊断。
4. 简述鼻出血的病因、常用止血方法，能进行简单的止血操作。
5. 能制定出鼻及鼻窦手术病人护理计划。

一、鼻疖

鼻疖（furuncle of nose）是鼻前庭毛囊、皮脂腺或汗腺的局限性急性化脓性炎症。偶可发生在鼻尖或鼻翼。一般局限于一侧鼻前庭，可单发或多发。

（一）病因及发病机制

多因挖鼻、拔鼻毛等损伤鼻前庭皮肤，金黄色葡萄球菌感染所致。也可继发于慢性鼻前庭炎。糖尿病病人或全身抵抗力低下者易患此病。

（二）护理评估

1. 健康史　多有挖鼻毛、拔鼻毛等不良习惯，及引起全身抵抗力低下的疾病，如糖尿病等。

2. 症状与体征

（1）局部疼痛明显，严重者伴有全身不适，发热及头痛等。初期鼻前庭红肿热痛，呈丘状隆起、硬结、触痛明显。疖成熟后，在疖的顶端可见黄白色脓点，可自行溃破，排脓而愈。

（2）并发症：严重者可引起上唇或面颊部蜂窝织炎。如处理不当或挤压，可引起严重的颅内并发症——海绵窦血栓性静脉炎，可危及病人的生命。

3. 社会心理因素　病人及家属认为鼻疖是小毛病，不予重视，不及时就医或自行挑破挤压排脓，从而造成严重后果。

（三）治疗原则

1. 消除病因，全身应用足量有效的抗生素，疖成熟后严禁挤压或不恰当的切开。

2. 预防并发症的发生。

（四）护理诊断

1. 疼痛　与局部炎症反应有关。
2. 体温增高　与细菌感染有关。
3. 知识缺乏　缺乏防治鼻疖的保健知识和卫生常识。
4. 潜在并发症　面颊部蜂窝织炎,海绵窦血栓性静脉炎,与感染扩散有关。

（五）护理目标

1. 病人主诉疼痛减轻或消失。
2. 病人的体温恢复正常。
3. 病人掌握预防本病的方法及相关自我保健知识。
4. 避免发生海绵窦血栓性静脉炎等严重并发症。

（六）护理措施

1. 观察体温及精神状态　体温过高者,给予物理降温。
2. 按医嘱用药　给予足量有效抗生素,剧痛者口服镇痛药。
3. 局部处理　热敷或理疗。疖未成熟者可用10%鱼石脂甘油软膏外敷,成熟后可挑破脓头,切忌挤压。已溃破者局部消毒,并涂抗生素软膏。
4. 治疗相关疾病及并发症　糖尿病病人,应积极治疗糖尿病,控制糖尿病的临床症状。合并有海绵窦血栓性静脉炎者,给予足量有效抗生素,严密观察生命体征,请眼科和神经科医师协助处理。

（七）健康指导

1. 教育病人戒除挖鼻、拔鼻毛等不良习惯,积极治疗糖尿病等全身性疾病。
2. 指导病人药物正确的使用方法。
3. 教育病人患鼻疖时切忌挤压鼻部或不恰当的处理,防止并发症的发生。

二、慢性鼻炎

慢性鼻炎(chronic rhinitis)是指鼻腔黏膜或黏膜下组织的慢性炎症。可分为慢性单纯性鼻炎和慢性肥厚性鼻炎。

（一）病因及发病机制

1. 局部因素　多因急性鼻炎反复发作或治疗不彻底迁延而成;邻近组织慢性炎症的影响,如慢性化脓性鼻窦炎、慢性扁桃体炎、腺样体肥大;长期应用缩血管药,如滴鼻净或麻黄碱滴鼻液等,引起药物性鼻炎。
2. 全身因素　糖尿病、贫血、营养不良、心肝肾疾病或自主神经功能紊乱等全身性慢性疾病,可致鼻黏膜血管长期淤血或反射性充血;内分泌失调,甲状腺功能减退引起鼻黏膜水肿,妊娠后期和青春期,常出现生理性鼻黏膜充血、肿胀。

3. 环境及职业因素　粉尘有害气体长期的刺激。

(二)护理评估

1. 健康史　了解病人是否有引起本病的全身及局部因素,如烟、酒嗜好,工作和生活是否生活在有害健康的环境中等。

2. 症状与体征　以鼻腔黏膜肿胀、分泌物增多、病程持续数月以上或炎症反复发作,却无明确的致病微生物感染为特征。慢性单纯性鼻炎与慢性肥厚性鼻炎主要护理评估及鉴别要点见表2-3-1。

表 2-3-1　慢性单纯性鼻炎与肥厚性鼻炎鉴别

鉴别点	慢性单纯性鼻炎	慢性肥厚性鼻炎
鼻塞	间歇性或交替性	持续性
鼻涕	黏液性,量较多	黏液性或黏脓性,量多,不易擤出
嗅觉减退	不明显	可有
闭塞性鼻音	一般无	可有
耳鸣、耳闭	无	可有
前鼻镜检查	下鼻甲黏膜肿胀,呈暗红色,表面光滑	下鼻甲黏膜肥厚,呈暗红色,表面不平或呈桑葚状
探针触诊	柔软有弹性,用探针轻压可凹陷,移开后立即复原	坚实无弹性,不易出现凹陷,或虽有凹陷也不易复原
对1%麻黄碱反应	黏膜收缩明显,下鼻甲缩小	黏膜收缩不明显,下鼻甲不缩小

(三)治疗原则

1. 慢性单纯性鼻炎　寻找病因,积极治疗,改善鼻腔通气引流。

2. 慢性肥厚性鼻炎　病变轻者治疗同慢性单纯性鼻炎,无效者根据下鼻甲肥厚的程度,选择治疗方法:下鼻甲黏膜下硬化剂注射、激光、冷冻、微波、射频治疗和下鼻甲黏膜部分切除术(图2-3-1)。

3. 社会心理因素　慢性鼻炎因经常鼻塞、流涕,影响病人正常的工作、学习和生活,病人易产生焦虑的心理。护士应多关心病人,注意评估病人的心理状态,了解病人对疾病的认知程度和期望。

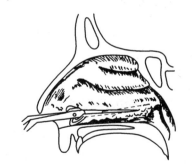

图 2-3-1　下鼻甲黏膜部分切除术

(四)护理诊断

1. 舒适受损　鼻塞、头昏、头痛、嗅觉减退,与鼻黏膜充血肿胀、鼻腔分泌物增多有关。

2. 潜在并发症　鼻窦炎、中耳炎,与鼻塞妨碍鼻窦及中耳通气引流有关。

3. 潜在出血　与鼻腔黏膜炎症有关。

4. 焦虑　与慢性鼻炎病程长,治疗效果不佳有关。

(五)护理目标

1. 恢复鼻腔生理功能　鼻塞症状减轻或消失,鼻分泌物减少,嗅觉正常。

2. 无鼻窦炎及中耳炎等并发症发生。

3. 病人了解防治慢性鼻炎的相关知识。

(六)护理措施

1. 治疗护理

(1)遵医嘱给予鼻腔黏膜血管收缩药,如 0.5%～1% 麻黄碱生理盐水滴鼻。血管收缩药不敏感者行下鼻甲硬化剂注射、激光、冷冻、微波或射频等治疗。

(2)配合医师做好下鼻甲黏膜部分切除术或下鼻甲黏-骨膜下切除术的围术期护理。

(3)向病人传授正确的鼻腔给药方法,以提高药效及预防发生药物性鼻炎。

(4)指导病人寻找病因,及时给予治疗和护理。

2. 心理护理　对长期求医而疗效不佳病人,协助分析其原因并给予精神安慰。

(七)健康指导

1. 指导病人注重体育锻炼,增强机体抵抗力。戒除烟酒等不良嗜好。

2. 改善生活和工作环境,避免粉尘和有害、有毒气体的刺激。避免长期使用损害鼻腔血管、黏膜功能的药物。

3. 积极寻找病因并坚持治疗。教会病人正确的擤鼻方法。

三、变应性鼻炎

变应性鼻炎(allergic rhinitis,AR)又称过敏性鼻炎,是指发生在鼻黏膜的变态反应性疾病。临床上分为常年性(perennial)和季节性(seasonal)两种,后者又称"花粉症"。本病以 15～40 岁多见。

(一)病因及发病机制

变应性鼻炎的发病与遗传及环境亦密切相关,病人多为特异性个体。变应原是诱发本病的直接原因。主要为吸入性变应原,如植物花粉、灰尘、虫螨、棉絮、烟草、动物皮屑、SO_2 等。某些食物性变应原,如鸡蛋、牛奶、大豆、花生、鱼、虾及某些药物、化妆品等亦可引起变应性鼻炎。本病的发病机制为 IgE 介导的 I 型变态反应。

(二)护理评估

1. 健康史　询问病人的生活、工作及居住环境,有无对粉尘、螨虫、花粉等的过敏史。

2. 症状与体征

(1)阵发性、连续性喷嚏,大量清水样鼻涕,鼻塞及鼻痒。季节性变应性鼻炎鼻塞症状常很严重,且有眼痒和结膜充血。部分病人伴嗅觉减退,但多为暂时性。

（2）并发症:主要为变应性鼻窦炎、支气管哮喘、分泌性中耳炎等。

（3）鼻镜检查:鼻黏膜呈苍白色或灰蓝色水肿,尤以下鼻甲明显;鼻腔内有大量水样分泌物。分泌物涂片检查,可见大量嗜酸性粒细胞。反复发作,病史长者,中鼻甲可呈息肉样变或形成鼻息肉。变应原皮肤试验和鼻黏膜激发试验可为阳性。

3. 社会心理因素 缺乏变应性鼻炎的相关知识,心情烦躁、紧张,影响工作和学习。

（三）治疗原则

避免接触致敏的变应原,应用药物治疗和免疫治疗。

（四）护理诊断

1. 舒适改变 鼻痒、鼻塞、喷嚏及大量清水样鼻涕,与变态反应有关。
2. 潜在并发症 变应性鼻窦炎、分泌性中耳炎、支气管哮喘,与鼻黏膜水肿、息肉的形成、鼻肺反射等有关。
3. 知识缺乏 缺乏变应性鼻炎的防治知识。

（五）护理目标

1. 病人变应性鼻炎的症状能得到控制或发作频率减少。
2. 无严重并发症发生。
3. 病人能描述已知的变应原,有避开变应原的方法。

（六）护理措施

1. 帮助病人分析寻找病因 通过鼻黏膜激发试验或变应原皮肤试验,寻找变应原。
2. 指导用药

（1）抗组胺药:传统抗组胺药如氯苯那敏(扑尔敏),由于具有明显的中枢镇静和嗜睡作用,现已少用。多使用长效,无嗜睡作用的第二代抗组胺药,如特非拉丁、阿司咪唑(息斯敏)、氯雷他定(开瑞坦)等。在症状改善或消失后,应继续用药4周,以免症状反复,病情加重。

（2）肥大细胞稳定剂:4%色甘酸钠滴鼻液或喷鼻剂,适用于症状轻者。

（3）糖皮质激素:糖皮质激素多主张局部用药,因为鼻内糖皮质激素是目前治疗过敏性鼻炎最有效的药物。局部使用糖皮质激素可以控制大多数季节性和常年性过敏性鼻炎病人的鼻部症状,对眼部剂支气管症状也有一定的缓解作用。目前国内临床常用的糖皮质激素鼻喷剂有布地奈德、丙酸氟替卡松和糠酸莫米松等。为减少并发症的发生应教会病人使用鼻内糖皮质激素的正确方法:① 轻轻摇匀喷瓶;② 病人头微低下;③ 右手拿瓶喷左鼻孔,将喷口刚好伸入鼻腔,稍微转向外侧壁,喷雾1~2次;④ 左手拿瓶喷右鼻孔,重复上述步骤;⑤ 喷鼻时避免用力吸气。

3. 协助医生进行免疫治疗 特异性免疫治疗是WHO公认唯一针对变应性鼻炎和(或)哮喘的对因治疗,该法适用于中重度或持续性变应性鼻炎的病人。选用皮肤试验阳性的相应变应原溶液,开始由低浓度皮下少量注射,渐加大浓度和剂量,以阻断变应原与IgE的结合,降低肥大细胞和嗜碱性细胞的敏感性。采用免疫疗法时,告知病人必须连续、长期进行才能显效。

4. 配合医生进行其他治疗　如激光、微波、冷冻、鼻中隔矫正术、神经切断术等。

(七)健康指导

1. 指导病人避免接触已找出的变应原。花粉播散季节,病人应避免接近树木,花草,必要时可戴口罩。勿养宠物,不用地毯,羽毛被褥等。正确选择化妆品。

2. 注意环境及家庭卫生,保持室内通风、清洁、干燥。

3. 加强体育锻炼,坚持冷水洗脸,提高抵抗力。

4. 教会病人鼻部保健操:用双手拇指掌侧缘,在鼻背两侧,作上下交替摩擦运动,每次擦至局部皮肤温热为止,早晚各 1 次。

5. 对病人及家属进行变应性鼻炎预防保健知识的教育,教会病人一些自我防治、自我诊断的方法,树立病人战胜疾病的信心。

四、鼻出血

鼻出血(epistaxis;nosebleed)是鼻部常见的症状之一,为耳鼻咽喉科常见急症。它可由鼻腔疾病引起,也是某些全身性疾病或邻近器官疾病在鼻腔的症状之一。

(一)病因及发病机制

引起鼻出血的原因很多,一般分为局部原因和全身原因两类。

1. 局部原因　鼻腔及鼻窦炎症、鼻部外伤、鼻腔异物、鼻中隔病变、鼻及鼻咽部肿瘤等。

2. 全身原因　凡能引起动脉压或静脉压增高,凝血功能障碍或血管张力改变的全身性疾病均可引起鼻出血。如心血管疾病,血液病,某些急性传染病,慢性肝、脾、肾疾病,内分泌失调等。

(二)护理评估

1. 健康史　询问病人有无鼻出血的全身及局部因素,有无接触风沙及气候干燥环境生活史。

2. 症状与体征　主要表现为单侧或双侧鼻出血,间歇性出血或持续性出血。

轻者涕中带血,重者可能因一次性大出血而导致失血性休克,长期反复出血可导致贫血。一般来说,儿童和青少年鼻出血多发生在鼻中隔前下方"易出血区",中老年人鼻出血多在鼻腔后部的鼻-鼻咽静脉丛(Wood-ruff 丛)。

3. 社会心理因素　对于鼻出血,尤其是反复大量的鼻出血病人及家属多精神紧张,并有恐惧感。

(三)治疗原则

先止血,再找病因,然后针对病因进行治疗。

1. 一般处理　一般取坐位或半卧位,嘱病人勿将口腔内血液咽下,以免刺激胃部引起呕吐。了解简要病史,估计出血量,注意全身情况,对于严重失血有休克表现的病人,取平卧低头位,先行抗休克治疗。情绪紧张病人可给予镇静药和精神安慰。

2. 止血方法　小量鼻出血部位明确者可采用指压法止血或烧灼法止血。鼻腔前部出血,且出血量较大,出血面较广时,采用前鼻孔填塞法(图 2-3-2)。鼻腔后部出血行后鼻孔填塞法(图 2-3-3)或气囊填塞压迫法止血。大量顽固性出血可采用动脉结扎手术和介入法治疗。

3. 全身治疗　对鼻出血严重的病人或行前后鼻孔填塞的病人,应全身使用止血药、抗生素、维生素等,必要时输血。由全身原因引起的鼻出血应积极治疗原发病。

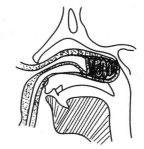

图 2-3-2　前鼻孔填塞法

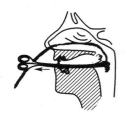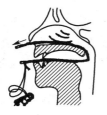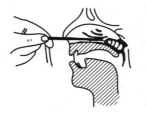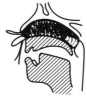

将导尿管头端经口腔拉出　将锥形纱球顶端丝线系于导尿管头端　回抽导尿管,将锥形纱球送入鼻咽部,使锥形纱球紧塞于后鼻孔　用凡士林纱条填塞鼻腔　将牵引线缚于小纱布块上,固定于鼻孔处

图 2-3-3　后鼻孔填塞法

（四）护理诊断

1. 恐惧　与反复出血、担心预后有关。
2. 体液不足的危险　与鼻出血量过多、补液不足有关。
3. 呼吸模式的改变　与鼻腔填塞物有关。
4. 知识缺乏　缺乏预防鼻出血及鼻腔填塞后自我护理的相关知识。

（五）护理目标

1. 病人的恐惧感减轻或消失。
2. 病人的出血量减少或停止,无出血性休克发生。
3. 病人能有效的呼吸。
4. 病人及家属获得并掌握鼻出血防治的相关知识,能进行简易的止血。

（六）护理措施

1. 心理护理　热情接待并安慰病人,消除病人因出血而产生的紧张、焦虑的情绪,必要时可酌情给予镇静药。
2. 病情观察　密切观察病人的脉搏、血压、呼吸等生命体征的变化。对失血较多的病人应迅速建立静脉通道,遵医嘱给予止血药、补液或输血等治疗。

3. 体位护理　病人取坐位或半卧位,头偏向出血侧。休克病人取平卧头低位,并注意保暖。

4. 口腔护理　鼻出血病人口腔及鼻腔往往有陈旧性积血,可用凉开水或漱口液漱口,每日3～4次。

5. 饮食指导　酌情给予冷流质或半流质饮食,避免辛辣及刺激性食物,止血后注意补充高维生素、高蛋白饮食。

6. 止血护理　准备药品器械,配合医生止血。少量鼻出血可采用指压法或烧灼法;出血量大、面广且部位不明者,采用鼻腔填塞法;鼻腔后部出血行后鼻孔填塞法;大量顽固性出血可采用动脉结扎术和介入法等治疗。

7. 鼻腔填塞后的护理

(1)告知病人鼻腔填塞的必要性及方法,通过听音乐、看报刊等,转移其注意力;指导病人使用正确的经口缩唇腹式呼吸:一手置于腹部,另一手置于胸部,然后适当张口深吸气,屏气2～3 s;再将口唇缩起似吹口哨状,由口缓缓呼气,再将放于腹部的手按压腹部自行呼吸。

(2)饮食宜清淡、易消化、营养丰富。多吃水果、蔬菜及富含钾铁的食物,如动物肝、血、橙汁、黑木耳等。提倡少食多餐,提高机体抵抗力,促进愈合。保持大便通畅,防止用力再出血。饮水进食时嘱其注意安全,防止呛咳。

(3)鼻腔填塞后病人常张口呼吸,可以将一块小纱布蘸湿后敷在口唇上,减轻病人因用口呼吸而引起的咽部干燥等不适感。口唇干裂者可涂液状石蜡,每日3～4次。加强口腔护理,预防口腔感染。嘱病人勿大声说话、避免打喷嚏、咳嗽、用力擤鼻等。教会病人避免打喷嚏的方法,如深呼吸,用舌尖顶住上腭等,以防填塞物松动脱落。

(4)对鼻腔填塞后或填塞物取出的病人严密观察是否仍有出血。若有血液流入口腔时,尽量吐出,切勿咽下,以免刺激胃部引起恶心、呕吐,并有利于观察出血量及有无活动性出血。鼻腔填塞物一般在24～48 h分次取出,碘仿纱条可适当延长留置时间。指导病人用液状石蜡滴鼻,以免再次发生出血。填塞物完全取出后1周内严禁擤鼻,避免剧烈运动,以免再度出血。

(5)双侧鼻腔填塞后,注意有无鼻窦炎、中耳炎等并发症的发生。

(七)健康指导

1. 鼻出血时,嘱咐病人勿将血液咽下,以免刺激胃部引起呕吐,加重出血。

2. 戒除挖鼻、拔鼻毛、用力擤鼻等不良习惯。

3. 注意温湿度变化,防止鼻腔干燥,有高血压者,注意血压的变化。

4. 忌烟、酒、辛辣刺激食物,积极寻找并治疗原发疾病。

5. 教会病人及家属简便的止血方法,如指压法,冷敷前额、后颈等。一旦出血量较多,不要惊慌,更不要盲目填塞,应尽快到医院就诊。

五、急性化脓性鼻窦炎

急性化脓性鼻窦炎(acute suppurative sinusitis)是指鼻窦黏膜的急性化脓性炎症,多继发于急性鼻炎。严重者炎症可累及骨质、邻近器官或周围组织,引起并发症。

(一)病因及发病机制

1. 全身因素　多因过度疲劳、受寒受湿、营养不良等因素引起全身抵抗力下降而发病。

此外,特异性体质,某些全身性疾病(如糖尿病、贫血、内分泌功能紊乱等)、上呼吸道感染、某些急性传染病(如流感、麻疹等)均可诱发本病。

2. 局部因素 鼻腔疾病,如急性或慢性鼻炎、鼻中隔偏曲、中鼻甲肥大、鼻息肉、变应性鼻炎、鼻腔异物及肿瘤等阻塞鼻道,影响鼻腔及鼻窦的通气引流;邻近组织的感染,如扁桃体炎、拔牙或牙根尖感染等;气压创伤、鼻窦骨折、鼻腔内填塞物留置过久等。

3. 常见致病菌为肺炎双球菌、溶血性链球菌、葡萄球菌、流感杆菌、厌氧菌等。临床上常为混合感染。

（二）护理评估

1. 健康史 了解病人有无引起本病的全身和局部因素,有无明显的诱发因素等。

2. 症状与体征

（1）全身症状 常继发于上呼吸道感染或急性鼻炎,原有全身症状加重,伴有畏寒、发热、食欲减退、周身不适等。小儿较成年人重。

（2）局部症状 持续性鼻塞,伴暂时性嗅觉减退,多脓涕。牙源性感染者,脓涕常带恶臭味。

（3）头痛和局部疼痛 为最常见症状,有比较固定的部位和时间规律性。头痛部位见图2-3-4,其性质各有特点。

1）急性上颌窦炎:上颌和前额部疼痛,同侧上列磨牙叩痛。上午轻,下午重。

2）急性额窦炎:前额痛,眼眶内上角明显压痛、叩痛。晨起即痛,逐渐加重,午后逐渐减轻,晚间完全消失。次日又发作。

3）急性筛窦炎:头痛较轻,仅局限于内眦或鼻根部,可放射至头顶部,晨起渐加重,午后减轻。内眦部可有压痛。

4）急性蝶窦炎:眼球深处钝痛,可放射至头顶、耳后部。晨起轻,午后重的枕部头痛。

（4）前鼻镜检查 鼻腔黏膜充血肿胀,尤以中鼻甲、中鼻道处黏膜肿胀明显。鼻腔内可见大量的脓性分泌物,前组鼻窦炎可见中鼻道积脓,后组鼻窦炎嗅裂处积脓。

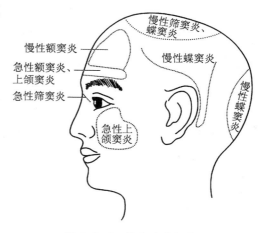

图 2-3-4 鼻窦头痛部位

（5）辅助检查 鼻窦 X 线检查和鼻腔内镜检查有利于明确诊断。血中白细胞计数增高,中性粒细胞增多。

3. 社会心理因素 注意评估病人的心理状态,了解病人对疾病的认知程度和期望。

（三）治疗原则

根除病因,畅通引流,控制感染,预防并发症发生。

1. 一般治疗 多饮水,注意休息。

2. 全身治疗 全身给予足量抗生素,及时有效地控制感染。

3. 局部治疗

（1）改善鼻腔及鼻窦的通气引流　局部应用 1%麻黄碱生理盐水滴鼻液和 1% 链霉素滴鼻液滴鼻。

（2）物理疗法　采用局部热敷,红外线照射或短波理疗等促使炎症消退。

（3）上颌窦穿刺冲洗　待全身炎症消退和局部急性炎症基本控制后施行。

（四）护理诊断

1. 急性疼痛　头痛和局部疼痛,与炎症感染引起窦腔内黏膜肿胀,分泌物、细菌毒素压迫刺激神经末梢有关。

2. 体温过高　高热,与炎症引起全身反应有关。

3. 感知改变　鼻塞、嗅觉障碍,与鼻黏膜充血肿胀,分泌物增多有关。

4. 潜在并发症　急性咽炎、扁桃体炎、喉炎、气管炎、中耳炎等,与机体抵抗力降低导致鼻窦内炎症扩散有关。

（五）护理目标

1. 病人体温恢复正常,鼻塞、头痛等症状减轻或消失,鼻腔分泌物减少,恢复嗅觉功能。

2. 避免发生扁桃体炎,气管炎,中耳炎等并发症。

（六）护理措施

1. 嘱病人注意休息,多饮水,进易消化食物。

2. 指导病人正确使用滴鼻药和擤鼻。

3. 遵医嘱全身给予足量的抗生素,并观察其疗效。

4. 体温过高可采取物理降温或给予解热镇痛药。

5. 给予物理治疗,如局部热敷、超短波或红外线治疗等,促进炎症消散。

6. 炎症控制后可行鼻窦负压置换或上颌窦穿刺治疗。

（七）健康指导

1. 教会病人正确的擤鼻和滴鼻药、体位引流及鼻腔冲洗等方法。

2. 加强身体锻炼,增强机体的抵抗力,预防感冒。尽量避免烟、粉尘及各种化学物质等刺激。

3. 积极治疗上呼吸道感染,防止感染扩散。积极彻底地治疗急性化脓性鼻窦炎,以避免复发或转为慢性。

4. 牙源性感染者,应治疗牙病。

六、慢性化脓性鼻窦炎

慢性化脓性鼻窦炎(chronic suppurative sinusitis)为鼻旁窦黏膜的慢性化脓性炎症,是鼻部常见疾病之一。较急性者多见,常为多个鼻旁窦同时受累。

（一）病因及发病机制

此病病因和常见致病菌与急性化脓性鼻窦炎相似,多因急性化脓性鼻窦炎反复发作或未获及时、彻底治疗而致。另外,特异性体质与本病密切相关。

（二）护理评估

1. 健康史　评估病人是否有急性化脓性鼻窦炎的反复发作史、牙源性上颌窦炎感染的病史,是否为特应性体质。

2. 症状与体征

（1）全身症状　较急性鼻窦炎相比症状轻缓或不明显。一般可有精神委靡,倦怠、失眠、头昏、记忆力减退、注意力不集中等。

（2）局部症状

① 流脓涕:为其主要症状。前组慢性鼻窦炎,脓涕多从前鼻孔擤出,后组慢性鼻窦炎,脓涕多经后鼻孔流入咽部,回吸后经口吐出。牙源性上颌窦炎脓涕有恶臭味。

② 鼻塞:轻重不一,多为持续性鼻塞。病人常有嗅觉减退或消失。

③ 头痛:不明显,一般为钝痛或闷痛或头部沉重感。

（3）前鼻镜检查　可见鼻腔黏膜充血肥厚。尤以中鼻甲、中鼻道明显,中鼻甲肥大或息肉样变,中鼻道变窄或形成鼻息肉。

（4）辅助检查　鼻窦X线拍片或CT扫描是诊断本病的重要手段。

（5）上颌窦穿刺冲洗　是诊断和治疗上颌窦炎的方法。

3. 社会心理因素　慢性化脓性鼻窦炎因病程长,鼻塞、头痛、记忆力减退、注意力不集中,从而影响病人正常的工作、学习及生活,易产生焦虑、烦躁的心理,对治疗失去信心。护士应多关心病人,帮助病人树立起战胜疾病的信心。

（三）治疗原则

根除病因,改善鼻窦通气引流,控制感染,预防并发症,必要时手术治疗。

1. 全身治疗　锻炼身体,增强体质,适当应用抗生素,治疗全身慢性疾病。

2. 中医中药治疗　如鼻渊舒口服液、藿胆丸促进炎症吸收。

3. 局部治疗　鼻腔黏膜滴用血管收缩药,上颌窦穿刺冲洗和鼻窦置换疗法。

4. 手术治疗　主要为鼻窦手术和辅助性手术。鼻窦手术可采用经典鼻窦清理术和功能性鼻窦内镜手术。辅助性手术的目的是解除中鼻道及其附近区域的阻塞,改善鼻窦通气和引流,如中鼻甲切除术,鼻息肉摘除术、矫正高位鼻中隔偏曲术等。

（四）护理诊断

1. 舒适改变　鼻塞,与术后敷料填塞鼻腔、鼻腔黏膜充血水肿及鼻息肉的形成有关。

2. 焦虑/恐惧　与害怕手术、担心预后及术后鼻腔渗血有关。

3. 潜在并发症　鼻出血、感染,与上颌窦穿刺、鼻窦手术等有关。

（五）护理目标

1. 病人鼻腔呼吸功能好转或恢复,鼻腔分泌物减少或消失,恢复嗅觉功能。

2. 病人情绪稳定,无焦虑表现,消除恐惧心理。

3. 无并发症发生。

（六）护理措施

1. 术前护理

（1）饮食指导　进食高热量、高蛋白质、富含维生素的饮食,以增加机体的抵抗力。

（2）术前准备　术前3天用1∶5 000的呋喃西林漱口液漱口,每日3~5次,术前清洁口腔鼻腔,剪鼻毛,男病人刮胡须,以免伤口感染。

（3）心理护理　术前注意心理安慰,告知病人术前检查目的和手术方式及注意事项,使病人积极配合手术过程,有利于手术成功。

2. 术后护理

（1）术后体位　术后取半卧位,以利于鼻腔分泌物的引流。

（2）术后止血　告知病人鼻腔填塞物不能自行随意牵拉,如填塞物脱落应告诉医护人员,不能自行塞入,防止感染与出血。

（3）心理指导　告知病人术后少量出血属于正常现象,术后由于鼻腔填塞物可能会有局部的胀痛、口干、头昏、头痛、流泪等不适,嘱其不必紧张,待鼻腔填塞物取出后,症状即可消失。

（4）用药及注意事项　告知病人术后48 h抽取鼻腔填塞物,取出后局部可能有分泌物带血,3~4 d后可消退,在此期间不宜用力拭鼻、擤鼻。术后数日应避免劳累或剧烈运动,以免鼻腔再次出血。按时遵守医嘱滴鼻药和鼻腔冲洗,减少术后不良反应促进伤口愈合。

（七）健康指导

1. 热情主动地为病人及家属介绍有关生活环境、作息时间、陪伴制度、医生的技术水平、责任护士资历,建立良好的医患关系,为护理和医疗工作建立良好的基础。

2. 向病人介绍鼻窦炎的有关知识,说明手术的必要性,介绍内镜手术与传统手术的区别、手术的优越性,消除病人的恐惧心理,让病人保持良好的心态,轻松愉快地接受手术。

3. 鼻腔填塞后被迫张口呼吸,为防止进入口腔的空气干燥,口部应覆盖湿纱布,进入咽部的分泌物应轻轻吐出,不宜强烈咳出,避免出现恶心、呕吐及鼻出血,有利于观察病情。

4. 指导病人如何避免和控制打喷嚏,如教会病人用舌尖抵住硬腭,用示指按住鼻翼两侧,同时用手指压迫人中穴位。同时要保持口腔清洁防止感染,向病人介绍滴鼻药的正确方法,以及鼻腔冲洗器的使用方法,让病人充分掌握有利于疾病恢复的各种方法。

5. 向病人说明术后1月内须每周清理1次鼻腔,2个月后改为每15天清洗1次,直至术腔上皮化为止,随访均在6个月以上。3个月内避免剧烈活动,以免伤口出血,并防止感冒,戒烟、戒酒。同时让病人出院时留下联系电话、地址,以便随时联系、定期随访。

本 节 小 结

1. 本节主要介绍了鼻前庭炎、鼻疖、慢性鼻炎、变应性鼻炎、鼻出血、急慢性鼻窦炎病因、护理评估、治疗原则、护理诊断和护理措施等基本知识。重点介绍慢性鼻炎、变应性鼻炎、鼻出血、急慢性鼻窦炎等疾病的护理诊断和护理措施。难点为鼻部手术病人的护理措施。

2. 慢性鼻炎分为慢性单纯性鼻炎和慢性肥厚性鼻炎。舒适改变、潜在并发症、知识缺乏为其主要的护理诊断。

3. 变应性鼻炎是由 IgE 介导的 Ⅰ 型变态反应。其主要临床症状为阵发性喷嚏、大量清水样鼻涕、鼻塞、鼻痒等。避免接触致敏的过敏原,应用药物治疗和免疫治疗为其主要的治疗方法。鼻内应用糖皮质激素是目前治疗变应性鼻炎最有效的药物,而特异性免疫治疗是 WHO 公认唯一针对变应性鼻炎和(或)哮喘的对因治疗。

4. 鼻出血是鼻部常见的症状之一,为耳鼻咽喉科常见急症。体液不足的危险、恐惧、呼吸模式的改变、知识缺乏为其主要的护理诊断。鼻腔填塞物一般在 24~48 h 分次取出,碘仿纱条可适当延长留置时间。填塞物完全取出后 1 周内严禁擤鼻,避免剧烈运动,以免再度出血。双侧鼻腔填塞后,注意有无鼻窦炎、中耳炎等并发症的发生。

5. 急性化脓性鼻窦炎头痛和局部疼痛为其主要症状,有比较固定的部位和时间规律性。其中急性上颌窦炎,上颌和前额部疼痛,同侧上列磨牙叩痛,上午轻,下午重。急性额窦炎前额痛,眼眶内上角明显压痛、叩痛,晨起即痛,逐渐加重,午后逐渐减轻,晚间完全消失,次日又发作。应教会病人正确擤鼻和滴鼻药、体位引流及鼻腔冲洗等方法。积极治疗上呼吸道感染,防止感染扩散。慢性化脓性鼻窦炎是鼻部常见疾病之一。舒适改变、焦虑/恐惧、潜在并发症为其主要的护理诊断。一般行手术治疗,因此要做好术前、术中、术后护理及病人的定期随访。

复 习 题

1. 区别慢性单纯性鼻炎和慢性肥厚性鼻炎。
2. 变应性鼻炎的健康教育内容有哪些?
3. 叙述鼻出血病人的健康教育内容。

第二节 咽科病人的护理

学习要点:

1. 描述咽部炎症的病因、护理评估和治疗原则。
2. 说出咽部炎症的护理诊断和护理措施、健康指导。
3. 能制定出扁桃体手术病人的护理计划。
4. 说出阻塞性睡眠呼吸暂停综合征的护理评估、护理措施及健康指导。
5. 能运用所学知识对鼻咽癌的病人制定护理计划。

一、慢性咽炎

慢性咽炎(chronic pharyngitis)为咽黏膜、黏膜下及淋巴组织的慢性炎症,常为上呼吸道炎症的一部分。多见于成年人,一般病程长,症状顽固,不易治愈。

(一)病因及发病机制

慢性咽炎可由急性咽炎反复发作或长期鼻腔、鼻窦疾病炎性分泌物的刺激所致,也可因各种全身慢性疾病,如贫血、便秘、糖尿病、高血压、内分泌紊乱等引起。

（二）护理评估

1. 健康史　了解病人的生活、饮食习惯，居住环境及既往病史。

2. 症状与体征　主要为咽部异物感、咽干、咽痒、灼热感、轻微咽痛，晨起多有刺激性咳嗽、恶心、干呕等。本病在临床上分为三种类型。

（1）慢性单纯性咽炎　咽部黏膜弥漫性充血，色暗红，血管扩张，咽后壁常有散在肿大的淋巴滤泡。

（2）慢性肥厚性咽炎　咽部黏膜慢性充血、肥厚较为明显。咽后壁淋巴滤泡明显增生肥大，甚至融合成片。腭垂、双侧咽侧索亦充血肥厚。

（3）慢性萎缩性咽炎　目前临床较为少见。一般由萎缩性鼻炎或咽部放射治疗所致。

3. 社会心理因素　病人因咽部不适、异物感久治不愈，易产生焦虑、烦躁的情绪，甚至产生恐癌的心理。

（三）治疗原则

消除各种致病因素和增强体质，对本病防治至关重要。

1. 病因治疗　消除各种致病因素，加强身体锻炼，增强体质。

2. 局部治疗　常用复方硼砂溶液或 1:5 000 呋喃西林溶液漱口，用草珊瑚含片、溶菌酶含片等含化。

3. 物理疗法　离子导入、超短波透热治疗。

（四）护理诊断

1. 舒适受损　咽干、咽痒，与咽部黏膜充血、肥厚等有关。

2. 焦虑　与咽部异物感长期不愈有关。

3. 知识缺乏　缺乏对慢性咽炎的防治知识。

（五）护理目标

1. 咽部异物感和不适感减轻或消失。

2. 病人焦虑减轻或消失，积极配合医生治疗。

3. 掌握慢性咽炎防治的相关知识。

（六）护理措施

1. 按医嘱给予病人适当的抗生素、激光、冷冻等治疗。

2. 加强心理护理，耐心向病人介绍本病的发生发展及转归过程，解除病人的焦虑情绪和恐癌心理。

3. 嘱病人饮食清淡，避免烟酒及辛辣食物的刺激。

（七）健康指导

1. 加强身体锻炼，增强体质。戒除烟酒等不良嗜好。

2. 改善工作环境及防护条件、控制有害物质在空气中的浓度。

3. 积极治疗鼻及鼻咽部慢性炎症性疾病。

二、急性扁桃体炎

急性扁桃体炎（acute tonsillitis）为腭扁桃体的急性非特异性炎症，多发生于儿童及青少年，是咽部常见疾病之一。

（一）病因及发病机制

乙型溶血性链球菌为本病的主要致病菌，其他如葡萄球菌、肺炎双球菌、腺病毒等也可引起本病。当机体抵抗力降低时，存在于咽部和扁桃体隐窝的病原菌大量生长增殖，引起扁桃体感染而发病。本病具有传染性，偶具流行性。主要通过飞沫及接触传染，多见于学校、工厂等集体生活。

（二）护理评估

1. 健康史　了解病人发病前是否有上呼吸道感染的病史，是否有受凉、劳累、过度烟酒等诱发因素的存在。评估病人咽痛的时间、程度，是否有头痛、高热等全身症状。

2. 症状与体征　咽痛、发热，扁桃体红肿或有脓性分泌物，颌下淋巴结肿大、压痛。临床上本病分为急性卡他性扁桃体炎和急性化脓性扁桃体炎两种。

（1）急性卡他性扁桃体炎（acute catarrhal tonsillitis）　多为病毒感染，病变较轻，炎症仅限于表面黏膜，扁桃体实质无明显炎症改变。其症状有不同程度的咽痛、低热、头痛、乏力及食欲减退等。检查可见扁桃体及腭舌弓表面黏膜充血肿胀，扁桃体实质无明显肿大，表面无脓性渗出物。

（2）急性化脓性扁桃体炎（acute suppurative tonsillitis）　炎症起始于隐窝，继而进入扁桃体实质，使扁桃体明显充血、肿胀。隐窝内的脱落上皮、纤维蛋白、脓细胞及细菌组成渗出物，在隐窝口有黄白色脓点，并可融合成片。本型起病较急，局部和全身症状都较重。剧烈咽痛，可放射至耳部；吞咽困难，颌下淋巴结肿大、压痛。全身常有畏寒、高热，四肢酸痛等。幼儿可因高热而出现抽搐，呕吐或昏睡。检查可见扁桃体充血肿大，隐窝之间见黄白色脓点或隐窝口有黄白色渗出物，可相互融合形似假膜，容易拭去。

3. 并发症　急性扁桃体炎可引起扁桃体周围脓肿（图2-3-5）、急性中耳炎、风湿热、急性肾炎、急性关节炎、急性心肌炎、急性心内膜炎等。

4. 社会心理因素　急性扁桃体炎症状明显，易引起重视，治疗效果良好。

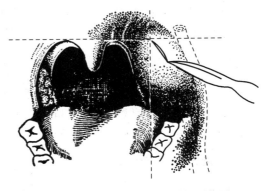

图2-3-5　扁桃体周围脓肿切开位置

（三）治疗原则

抗感染治疗,对症支持治疗,预防并发症的发生。

1. 一般治疗　休息并多饮水,通大便,进易消化富营养的半流饮食。
2. 全身治疗　应用抗生素为主要治疗方法,首选青霉素。重症时作静脉滴注或配合激素治疗,一般疗程为 7～10 d,以防复发或转为慢性。
3. 局部治疗　常用复方硼砂溶液或 1:5 000 呋喃西林溶液漱口;草珊瑚含片、溶菌酶含片等。
4. 手术治疗　对反复急性发作或有并发症者,急性炎症消退 3～4 周后,需行扁桃体摘除术。

（四）护理诊断

1. 急性疼痛和吞咽障碍　与急性炎症致咽部黏膜充血水肿、腭扁桃体肿大有关。
2. 体温过高　高热与急性化脓性扁桃体炎有关。
3. 潜在并发症　扁桃体周围脓肿、风湿热、关节炎、败血症等与扁桃体隐窝引流不畅、细菌毒力过强及变态反应有关。

（五）护理目标

1. 咽部疼痛减轻或消失,无吞咽障碍。
2. 体温恢复正常。

（六）护理措施

1. 注意休息,多饮水,通大便。进易消化、富营养的半流饮食。
2. 按医嘱给予抗感染及解热镇痛、物理降温等对症治疗措施。
3. 局部用复方硼砂溶液或 1:5 000 呋喃西林溶液漱口,同时用草珊瑚、溶菌酶等含片。
4. 病人出现一侧咽痛加剧、耳痛、张口受限等症状时,应及时与医生联系。

（七）健康指导

1. 防治上呼吸道感染,加强身体锻炼,增强体质,提高机体的抵抗力。
2. 戒除烟酒等不良刺激,注意口腔卫生。
3. 积极治疗鼻及鼻咽部慢性炎症性疾病。

三、慢性扁桃体炎

慢性扁桃体炎(chronic tonsillitis)为咽部常见疾病之一,多见于儿童及青少年。

（一）病因及发病机制

多由急性扁桃体炎反复发作转变而来。近年来免疫学说认为,积累在扁桃体隐窝内的病原微生物与扁桃体组织长期接触,导致自身变应原形成,引起自身变态反应,对扁桃

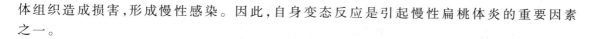

体组织造成损害,形成慢性感染。因此,自身变态反应是引起慢性扁桃体炎的重要因素之一。

(二)护理评估

1. 健康史 评估病人发病前是否有急性扁桃体炎、上呼吸道感染的反复发作史,了解病人是否有风湿热、急性肾炎、长期低热等全身性疾病。

2. 症状与特征

(1)本病平时多无明显自觉症状,而常有急性扁桃体炎反复发作的病史。可有咽部异物感、灼热感、咽干、咽痒及口臭等症状。小儿如扁桃体过度肥大,可出现呼吸、吞咽障碍、睡眠时打鼾、言语含糊不清等。由于隐窝内细菌、毒素被吸收可导致消化不良、头痛、乏力、低热等全身反应。

(2)检查可见扁桃体、腭舌弓慢性充血,隐窝口可见黄白色点状干酪样脓栓,用压舌板挤压腭舌弓上端可见干酪样物质自隐窝口溢出。扁桃体表面凹凸不平,与周围组织有粘连。颌下淋巴结常肿大。

(3)慢性扁桃体炎是常见的全身感染"病灶"之一,机体可能受扁桃体隐窝内病原微生物的影响而发生变态反应,产生各种并发症,如风湿性关节炎、风湿热、风湿性心脏病、肾炎和低热等。必要时测定红细胞沉降率、抗链球菌溶血素"O"等,检查结果可异常。

3. 社会心理因素 应注意评估病人及家属对疾病的认知程度和情绪,了解病人的年龄、饮食习惯、生活及工作环境,有无理化因素的刺激。

(三)治疗原则

慢性扁桃体炎的主要治疗为手术摘除。

(四)护理诊断

1. 急性疼痛 咽痛与急性发作、手术伤口有关。

2. 焦虑 与反复急性发作、并发症或手术有关。

3. 潜在并发症 风湿热、急性肾炎、低热等,与自身变态反应等有关。

(五)护理目标

1. 咽部不适感、疼痛感减轻或消失。

2. 病人焦虑、恐惧感减轻或消失。

3. 无并发症发生。

(六)护理措施

1. 用药护理 按医嘱正确用药,并注意观察用药的疗效及副作用。

2. 术前准备

(1)做好心理护理,消除病人恐惧、焦虑的心理,配合治疗。

(2)协助医生做好术前检查。如血常规、尿常规、血小板计数及出凝血时间、测量血压、心肺功能等,向病人说明每项检查的意义。

（3）详细询问病史,注意有无手术禁忌证。如有无急性炎症、出血倾向、严重的全身性疾病等;妇女月经期、妊娠期不宜手术。

（4）清除口腔内食物残渣和病原微生物,保持口腔清洁,预防口腔感染。术前 3 d 用复方硼砂溶液或 1∶5 000 呋喃西林溶液漱口,每日 2~3 次。

（5）术前夜给予适量镇静药,使病人安静入睡。术前 6 h 禁食,术前 30 min 给予适量阿托品和苯巴比妥肌内注射。

（6）病灶性扁桃体炎病人术前数日应给予抗生素治疗。

3. 术后护理

（1）全身麻醉病人未醒时取侧俯卧位,头偏向一侧;局部麻醉病人术后或全身麻醉醒后取半卧位,颈部可用冰袋冷敷。

（2）注意观察出血情况,嘱病人将口内分泌物吐出,不要咽下。唾液中如混有少许血丝属正常现象。如持续口吐鲜血,则提示创面有活动性出血,应立即检查伤口,采取适当的止血措施。全身麻醉患儿如出现频繁的吞咽动作,提示可能有活动性出血,应详细检查伤口,予以止血。

（3）术后当日禁止刷牙、漱口。术后第 2 天用复方硼砂液漱口,以保持局部清洁。

（4）术后 1~2 d 有轻度的发热,第 2 天创面出现一层白膜,均视为正常现象。白膜对创面具有保护作用,如伤口感染较重,可无白膜形成。5~7 d 后白膜开始脱落,10 d 左右消失,创口逐渐愈合。

（5）鼓励病人早日进食,局麻者术后 4 h 如无出血,可进冷流质饮食,次日如创面白膜均匀完整,可进半流质饮食。全身麻醉者完全清醒后方可进食。

（6）如为病灶性扁桃体炎病人,术后应使用抗生素。

（七）健康指导

1. 按医生要求用药,1 周后复查。
2. 合理饮食,不吃辛辣刺激性食物。
3. 坚持锻炼身体,提高机体的抵抗力。
4. 出院后如出现心肌炎、肾炎等,应及时到医院就诊。

四、咽后脓肿

咽后脓肿(retropharyngeal abscess)为咽后隙的化脓性炎症,因其病因和发病部位不同,分为急性和慢性两型。

（一）病因及发病机制

1. 急性型　多见于 3 岁以下的婴幼儿,因其口、咽、鼻腔及鼻窦的感染,引发咽后间隙淋巴结炎症,进而化脓,最后形成脓肿。咽后壁损伤(异物或其他外伤)感染或邻近组织炎症的扩散,也可引起咽后脓肿。致病菌多为链球菌和葡萄球菌。此外,体弱、多病、营养不良的幼儿,也可为其发病的诱因。

2. 慢性型　又称寒性脓肿,多见于青壮年,多由颈椎结核引起。

（二）护理评估

1. 健康史　询问病人起病前有无上呼吸道感染的病史，有无咽喉壁外伤史，成年人有无颈椎结核的病史。

2. 症状与体征

（1）急性咽后脓肿：病儿多有上呼吸道感染的病史，起病较急，有发热、烦躁、咽痛、拒食、呛奶等症状。脓肿形成后，则有不同程度的吞咽困难和呼吸困难，言语含糊不清，犹如口中含物，哭声似鸭鸣。脓肿增大时可出现睡眠时打鼾或吸气性呼吸困难。患儿头常自取后仰并偏向患侧位，以减轻疼痛和呼吸困难。若治疗不及时，脓肿可突然破溃发生窒息而危及生命。检查见咽后壁一侧充血隆起，触之有波动感。一侧或双侧颌下淋巴结肿大，压痛。

（2）慢性咽后脓肿：多伴有结核病的全身表现，起病缓慢，病程较长，无咽部疼痛。随着脓肿的增大，病人咽部阻塞症状较重时才来诊治。检查见咽后壁呈弥漫性隆起，黏膜苍白。

（3）辅助检查：咽后壁隆起处穿刺抽脓可以确诊。脓肿穿刺可同时达到诊断和治疗两个目的。急性型者时脓液黏稠，慢性型者脓液较稀薄。巨大咽后脓肿切排前需穿刺吸脓减压，以防止脓肿切开后大量脓液被吸入气道引起窒息或吸入性肺炎。颈侧位X线摄片，急性型者可显示颈椎前的软组织隆起，慢性型者可显示颈椎骨质有破坏。

3. 社会心理因素　急性咽后脓肿婴幼儿多见，起病急，症状凶险，患儿不能进食，甚至呼吸困难，家长常承受较大的心理压力，出现焦虑、紧张等情绪。慢性咽后脓肿因病程较长，疗效缓慢，病人可能产生焦躁的情绪。

（三）治疗原则

1. 急性型咽后脓肿　控制感染为主，脓肿形成时施行切开排脓。
2. 慢性型咽后脓肿　抗结核治疗为主，可从颈部切开引流，有颈椎结核者，同时作病灶清除。

（四）护理诊断

1. 体温过高　高热与咽后隙急性感染有关。
2. 疼痛　咽痛、拒食与咽后隙急性感染有关。
3. 吞咽障碍　与咽痛和咽后隙脓肿增大阻塞咽腔有关。
4. 有营养失调的危险　低于机体需要量 与疾病引起的吞咽困难，病人拒食有关。
5. 有窒息的危险　与咽后脓肿破裂误吸或并发喉水肿有关。

（五）护理目标

1. 体温降至正常。
2. 病人主诉咽部疼痛减轻或消失。恢复正常进食。
3. 呼吸通畅，无窒息的危险。

（六）护理措施

1. 急性型咽后脓肿

（1）定时测量体温。遵医嘱采用药物或物理降温法，及时补液，防止发生脱水。

（2）协助医生穿刺抽脓确诊,争取时间及早切开排脓,穿刺前做好抢救准备,床边备氧气、吸引器、气管切开包、环甲膜穿刺针、直接喉镜或麻醉开口器等。必要时,应将病人置于头低脚高仰卧位进行检查,以防脓肿突然破裂,脓液吸入呼吸道,导致窒息死亡。

（3）切开排脓后注意呼吸道通畅,清除口腔积液。

（4）补充足够的营养,给流质或半流质饮食,注意抗感染治疗。

2. 慢性型咽后脓肿

（1）卧床休息,减少颈椎活动。

（2）加强营养,增强体质等。

（3）协助医生做好穿刺抽脓、反复多次冲洗及局部药物治疗。

（4）及时准确地按医嘱给药,并观察用药的不良反应。

（七）健康指导

1. 指导病人加强营养,加强身体锻炼,提高身体素质。

2. 防治上呼吸道感染,避免咽喉部外伤。

3. 保持安静,减少颈椎活动,以免脓肿破裂产生危险。

五、鼻咽癌

鼻咽癌(carcinoma of nasopharynx)是我国常见的恶性肿瘤之一,东南沿海地区尤以广东省发病率最高,其次为广西、湖南、福建、江西等省。就头颈部恶性肿瘤而言,在我国鼻咽癌发病率居首位;本病发病年龄多在40~60岁,男多于女,男性发病率为女性的2~3倍。

（一）病因及发病机制

目前鼻咽癌真正病因尚未明确,可能与遗传、病毒及环境等因素有关。

1. 遗传因素　鼻咽癌有种族易感性和家庭聚集现象。

2. 病毒因素　主要为EB病毒。已从鼻咽癌病人的血清中查出了EB病毒抗体滴度明显升高。在鼻咽癌活组织培养的淋巴母细胞中也能分离出EB病毒。但其致病机制尚待进一步研究,因此,EB病毒的研究已经成为探索鼻咽癌病因学中一个重要课题。

3. 环境因素　根据流行病学调查和动物实验表明,鼻咽癌的发生与多环烃类、亚硝胺类、微量元素镍等多种化学物质有关。另外,摄入亚硝酸盐量较高,也可能诱发鼻咽癌。

（二）护理评估

鼻咽癌多发生于鼻咽部顶后壁和咽隐窝,位置隐蔽,鼻咽癌的早期症状较为复杂,故常易误诊或漏诊。须提高警惕,引起重视,才能做到早期发现,及时诊断,早期治疗。

1. 健康史　询问病人是否有该种疾病的家族史,生活习惯、居住环境等。

2. 症状与体征

（1）鼻部症状:早期为吸鼻后痰中带血或涕中带血。初始仅为少量血丝。晚期可出现大出血危及生命。肿瘤不断增大阻塞后鼻孔或侵入鼻腔,出现单侧鼻塞或双侧鼻塞。

（2）耳部症状:因肿瘤原发于咽隐窝,堵塞或压迫咽鼓管咽口,早期可出现单侧耳聋、耳鸣、耳闭塞感及听力下降,鼓室积液等。故成年人不明原因的单侧分泌性中耳炎,应详细检查鼻咽部,以排除鼻咽癌的可能。

(3)头痛及脑神经症状:肿瘤破坏颅底或经破裂孔入颅,可相继出现第 V、VI、IV、III、II、IX、X、VIII 对脑神经损害症状。除头痛外,还可出现面部麻木、视物模糊、上睑下垂、软腭麻痹、反呛、声音嘶哑等脑神经受压症状。尤以顽固性头痛使病人难以忍受。

(4)颈淋巴结肿大:早期即可出现颈淋巴结转移,这是本病重要临床特征之一。常首先发生在同侧颈深淋巴结上群。开始为单侧,肿块质硬,边界不清,表面不平,活动度差,无压痛,以后迅速增大固定。

(5)远处转移:晚期病例可出现肺、肝、骨骼等处转移。

3. 辅助检查

(1)鼻咽镜检查:间接鼻咽镜、纤维鼻咽镜检查早期可见局部黏膜粗糙不平,并有小结节及肉芽样肿物;肿瘤逐渐发展呈菜花状、结节状或溃疡状,易出血。

(2)影像学检查:颅底 X 线平片、CT 和 MRI 扫描检查,可了解肿瘤的大小、范围、颅底破坏及颈部转移等情况。

(3)EB 病毒血清学检查:由于鼻咽癌病人血清 EB 病毒抗体滴度较高,因此,EB 病毒壳抗原-免疫球蛋白 A(VCA-IgA)抗体测定已成为鼻咽癌诊断、普查和治疗后随访监视的重要手段。

(4)活检:为确诊鼻咽癌的依据。应尽可能做鼻咽部原发病灶的活检。

4. 社会心理因素 鼻咽癌早期症状多不明显,病人多不重视,一旦确诊后容易给病人及家属带来较大的心理压力和不同程度的恐惧心理。因此,护理人员应注意评估病人的心理状况,给予相应的护理。

(三)治疗原则

本病以 ^{60}Co 或直线加速器高能放射治疗为主。放疗前后可辅以化疗及中医中药治疗。早诊断、早治疗,对提高鼻咽癌病人存活率有很重要的作用。据国内报道,早期病例放疗后 5 年生存率可达 60%~80%。

(四)护理诊断

1. 焦虑/恐惧 与恐癌、担心疾病的预后有关。
2. 慢性疼痛 头痛与肿瘤破坏颅内引起颅内转移,压迫脑神经有关。
3. 潜在并发症 鼻出血、放疗引起的张口困难、口腔溃疡等。
4. 知识缺乏 与缺乏认识鼻咽癌的早期症状及防治知识有关。

(五)护理目标

1. 病人情绪平稳,自信心及应对能力增强,并积极配合治疗。
2. 鼻塞、头痛及耳鸣等不适症状减轻或消失。
3. 病人涕中带血或痰中带血消失。
4. 病人了解鼻咽癌早期症状及其有关防治知识。

（六）护理措施

鼻咽癌的主要治疗手段为放射治疗。化疗则用于晚期病例、放疗后复发或远处转移者。因此,其护理措施如下。

1. 保持口腔清洁,可用淡盐水或药液漱口,每日 4~5 次,预防口腔黏膜溃疡的发生。用软毛牙刷刷牙,至口腔黏膜正常为止。

2. 保护放射周围皮肤,外出时要戴帽子遮挡,禁外涂化妆品、刺激性油膏,忌用肥皂水或刺激性沐浴液冲洗,至放射周围皮肤正常为止。

3. 教会病人鼻咽冲洗的正确方法,通过冲洗促进放射靶区创面愈合,防止放射性咽喉炎、中耳炎及鼻咽大出血等并发症的发生。

4. 放射性张口困难为鼻咽癌放疗的后遗症,目前无特效的防治方法,因此应尽早教会病人康复训练的方法,降低其发生率,从而提高病人的生活质量。

5. 改善病人营养状况,增强身体免疫功能和抵抗力。进食高蛋白质、高维生素、易消化食物,如瘦肉、鸡蛋、鱼、蔬菜、水果等。忌食辛辣、刺激性食物。

6. 放疗后由于唾液腺的萎缩,大部分病人数年内会有口干,可用金银花、菊花泡茶饮用。

7. 3 年内禁忌拔牙。因放疗后抵抗力低下,拔牙后细菌自牙床处进入,引起骨髓炎和骨坏死。如要镶牙,可在放疗后 1 年左右进行。

8. 加强心理护理,使病人树立起战胜疾病的信心。

（七）健康指导

1. 指导病人养成良好的饮食习惯。戒烟酒,少食含亚硝酸盐较高的食物、减少与化学物质的接触及刺激。

2. 对有家族遗传史者及在鼻咽癌的高发区,应定期进行免疫酶标法或免疫荧光检测法普查,有利于早期诊断。

3. 向病人介绍鼻咽癌的有关知识,增强其战胜疾病的信心,为疾病康复创造一个良好的环境。

4. 保持口腔黏膜清洁,放疗结束后,口腔康复训练持续 1~2 年,放射野皮肤的保护至少 1~2 个月。

5. 做好定期随访。治疗结束后 1~2 个月应返院进行全面检查,若发现有残留病灶,可及时补充治疗。一般第 1 年每 2 个月复查 1 次,第 2 年每 3 个月复查 1 次,以后每半年随诊 1 次,并做好复诊记录作为随访依据。

六、阻塞性睡眠呼吸暂停综合征

阻塞性睡眠呼吸暂停综合征(obstructive sleep apnea syndrome,OSAS)是一种睡眠障碍性疾病,指成年人于 7 h 的夜间睡眠时间内,至少有 30 次呼吸暂停,每次呼吸暂停时间至少 10 s 以上,儿童 20 s 以上;睡眠过程中呼吸气流强度较基础水平降低 50% 以上,并伴有血氧饱和度下降≥4%;或呼吸暂停指数(即睡眠中平均每小时呼吸暂停和低通气的次数)>5。OSAS 可发生于任何年龄,但以中年肥胖病人居多。

（一）病因及发病机制

1. 上呼吸道狭窄或堵塞　鼻中隔偏曲、鼻息肉、鼻甲肥大、腺样体肥大、扁桃体肥大,口咽狭窄及软腭和腭垂过长者。其中鼻咽部狭窄是导致 OSAS 发生的重要原因。

2. 肥胖　是导致 OSAS 的主要原因。由于咽部脂肪增多及舌体肥厚,导致气道狭窄而引起。

3. 内分泌紊乱　如甲状腺功能低下,引起黏液性水肿;肢端肥大症病人引起的舌体肥大等。

4. 老年性变化　老年期组织松弛,肌张力减弱,致使咽壁松弛、塌陷内移,引起打鼾或 OSAS。

（二）护理评估

1. 健康史　了解病人是否有引起该病的全身因素、局部因素,家族中有无肥胖、鼾症病人。

2. 症状与体征

（1）打鼾:鼾声如雷,响度超过 60 db,严重影响他人睡眠,是病人就诊的主要原因。

（2）呼吸暂停:即憋气,睡眠时奋力呼吸,胸腹部隆起,肢体不自主骚动。频繁发作,每次持续数十秒钟,常被憋醒。憋气与睡眠姿势有一定关系,早期病例憋气常发生于仰卧位,侧卧位时减轻或消失。打鼾与呼吸暂停交替出现。

（3）中枢神经系统症状:常出现晨起头痛、乏力、倦怠、白天嗜睡、注意力不集中、记忆力减退、工作效率低、行为怪异等。

（4）心血管症状:心律失常、高血压,严重者出现右心衰竭。

（5）肥胖:本病病人大多食欲好,白天嗜睡,活动量小。因此,70%的病人属肥胖体形。

3. 社会心理因素　OSAHS 对病人造成的危害是病人和家属往往被忽略的,直到引起严重的并发症才会引起重视。病人和家属因缺乏相关的知识担心预后而产生焦虑的情绪。应评估病人的睡眠情况、性格特征、情绪状态等。

（三）治疗原则

1. 轻度鼾症病人采用非手术治疗,如睡眠时仰卧改为侧卧,减肥,睡前服用抗抑郁药,避免使用酒精、安眠药等中枢抑制药。

2. 若病因明确,原则上予以手术切除病因:如鼻中隔矫正术,鼻息肉摘除术,扁桃体切除术、腺样体切除术等。腭咽成形术或悬雍垂腭咽成形术是近几年常用的手术方式。

（四）护理诊断

1. 睡眠型态紊乱　打鼾、憋气等与呼吸道阻塞有关。

2. 气体交换受损　睡眠时频繁发生呼吸暂停与扁桃体肥大、腭垂过长等有关。

3. 潜在并发症　心肌梗死、呼吸衰竭、睡眠中猝死等,与长期张口呼吸、睡眠时频繁的呼吸暂停,引起血氧饱和度下降等一系列病理、生理变化有关。

4. 知识缺乏　缺乏对本病相关知识及严重性的了解。

5. 焦虑　与健康受到威胁、担心治疗效果有关。

6. 意外受伤的可能　与病人白天过度瞌睡有关。

（五）护理目标

1. 打鼾减轻或消失,呼吸暂停次数减少,睡眠质量提高。
2. 恢复正常呼吸状态。
3. 病人未出现并发症,体重有所下降。
4. 了解 OSAS 疾病的严重性和防治措施。
5. 精神状态恢复正常,工作效率提高,生活质量改善。
6. 病人白天无嗜睡现象。

（六）护理措施

多数病人需手术治疗,护理措施包括术前及术后护理两个阶段。

1. 术前护理

（1）制定减肥计划,如适当增加活动量、控制饮食,必要时服用减肥药等,这样可减轻症状增加手术的安全性。

（2）调整睡眠姿势,嘱病人取侧卧位,常可减轻呼吸暂停及鼾声。

（3）病人最好住单人病房,以免鼾声影响其他病人睡眠及休息。

（4）禁饮酒,因酒精能使肌肉松弛和肌张力下降,从而使症状加重。切勿随意使用中枢神经抑制药,以免加重病情。

（5）睡前将舌保护器置于口中,使舌保持轻度前置位,增加舌根咽后壁间距,减轻上呼吸道阻塞症状。

（6）定期测量血压,密切观察呼吸暂停情况,尤其凌晨要加强巡视。若病人憋气时间过长,应将其推醒。

（7）对病人进行有关 OSAS 的科普教育,同情和关心病人的疾苦,使其消除对手术治疗的紧张和恐惧心理。

（8）手术病人术前应保持口腔清洁,术晨禁饮食,男性病人应剃须。

2. 术后护理　施行腭垂腭咽成形术者,其术后护理需注意以下几点。

（1）密切观察出血情况,嘱病人及时将咽部分泌物或血液吐出,术后 3 天痰中带血丝为正常现象,消除病人紧张情绪。高血压病人应注意控制血压,并采取适当的止血措施;吐血较多者,应及时告诉医生。

（2）病人因疼痛影响睡眠或进食者,可局部冷敷以缓解疼痛减少出血。咽痛明显致吞咽困难者,可适当给予镇痛药。

（3）术后 3 天内给予流质或半流质饮食。因软腭暂时性功能障碍,少数病人进食过程中易发生食物反呛,应嘱病人取坐位或半坐位进食,少量慢咽,并消除紧张情绪。

（4）保持口腔卫生,术后 24 h 用生理盐水或含漱液漱口。

（5）术后短期应用持续正压通气机(CPAP)治疗可维持咽腔的正常结构形态,防止塌陷,对提高手术疗效有一定的意义。

（6）心理护理对于改善病人的心理状态,舒缓精神紊乱具有很重要的价值。目前研究认为 OSAHS 不是由单纯的解剖异常导致的疾患,本质上是一种包括神经精神障碍在内的全身疾病。抑郁、焦虑和精神病性为常见的升高指标,其中抑郁评分升高最为普遍。

（七）健康指导

1. 指导病人控制饮食,多做运动,适量减肥。忌烟酒,保持口腔清洁。

2. 由于 OSAS 病人白天多嗜睡、注意力不集中等,故不宜从事驾驶、高空作业等有潜在危险的工作,以免发生意外。

3. 调整睡眠姿势,减轻睡眠呼吸暂停和鼾声。

4. 术后病人出院 1 周后复查,如再次出现憋气、打鼾,应及时就诊。

5. 提高人们对 OSAS 的认识,以便及早治疗,预防并发症的发生。

本节小结

1. 本节主要介绍了慢性咽炎、急慢性扁桃体炎、咽后脓肿、鼻咽癌、阻塞性睡眠呼吸暂停综合征的病因、护理评估、治疗原则、护理诊断和护理措施等基本知识。重点讲述了急慢性扁桃体炎、鼻咽癌、阻塞性睡眠呼吸暂停综合征等疾病的护理诊断和护理措施。难点为鼻咽癌病人放疗后的护理措施。

2. 消除各种致病因素和增强体质,对防治慢性咽炎至关重要。

3. 剧烈咽痛并向耳部放射,全身高热是急性扁桃体炎的主要临床特征;抗感染,对症支持是其基本的治疗原则。

4. 慢性扁桃体炎主要的治疗措施为手术治疗,因此术前术后的护理为其重要的护理措施。

5. 咽后脓肿分为急性咽喉脓肿和慢性咽喉脓肿两种类型,体温过高、疼痛、吞咽障碍、有窒息的危险为其主要护理诊断。咽后壁隆起处穿刺抽脓可以达到诊断和治疗目的,护理人员应协助医生做好穿刺前的准备工作,将病人将病人置于头低脚高仰卧位进行检查,以防脓肿突然破裂,脓液吸入呼吸道,导致窒息死亡。

6. 鼻咽癌好发于咽隐窝,涕中带血或回吸后痰中带血,成年人不明原因的单侧分泌性中耳炎,一侧颈部出现质硬、边界不清、表面不平,活动度差、无压痛、并迅速增大固定的肿块,头痛等为其早期症状。以放射治疗为主。向病人介绍鼻咽癌的有关知识,增强其战胜疾病的信心,为疾病康复创造一个良好的环境是重要的护理措施。

7. 阻塞性睡眠呼吸暂停综合征(OSAS)无论从其病因、护理评估及治疗手段现已引起人们的高度重视。睡眠型态紊乱、气体交换受损、潜在并发症、知识缺乏等为其主要护理诊断。正确的健康指导尤为重要。

复 习 题

1. 试述急性扁桃体炎的护理诊断、护理措施。

2. 制定扁桃体手术病人的护理计划。

3. 试述 OSAS 病人的主要护理诊断和护理措施。

（王文涛）

第三节　喉科病人的护理

学习要点：

1. 描述急性喉炎、喉阻塞、喉癌的病因、护理评估、治疗原则。

2. 说出各类喉科病人的护理诊断、护理措施和健康指导。

3. 详述喉阻塞和气管切开术术后护理。

4. 能制定一份拟做全喉切除术病人的护理计划。

5. 能在喉科病人的护理中体现高度的责任心,细致地护理好危重病人。

一、急性会厌炎

急性会厌炎(acute epiglottitis)是以喉部声门上区会厌为主的急性炎症,又称急性声门上喉炎(acute supraglottitis)。具有起病急、进展快、易致喉阻塞而危及生命等临床特点,是喉科常见急重症之一。成年人、儿童均可患本病,以冬春季节多见。

(一)病因及发病机制

细菌感染为本病最常见的病因,常见细菌为 B 型流感嗜血杆菌、葡萄球菌、链球菌、肺炎链球菌等,也可为混合感染或合并病毒感染。全身性变态反应、外伤和邻近器官急性炎症的蔓延等也可引起本病。

炎症引起会厌舌面黏膜高度充血水肿,会厌可增厚呈球状。严重者炎症可波及喉的其他部位,从而引起急性喉阻塞。但少侵及声带及声门下区。

(二)护理评估

1. 健康史　可伴有上呼吸道和邻近器官感染(如咽炎、扁桃体炎)、外伤和过敏体质等病史。

2. 症状与体征

(1)起病急骤,可出现畏寒、发热、全身不适、精神委靡、面色苍白等中毒症状。严重者可有呼吸困难及窒息。除不会主诉疼痛的婴幼儿外,多数病人喉痛剧烈,吞咽时加剧,常致吞咽困难。但很少有声音嘶哑。

(2)间接喉镜检查,见会厌黏膜充血肿胀,尤以舌面为甚,重者呈球状。若见局部隆起且上有黄白色脓点,则表示会厌脓肿已形成。

(3)喉部 X 线侧位片可见肿大的会厌,喉咽腔的阴影缩小,界限清楚。

3. 社会心理因素　病人及家属常因吞咽和呼吸困难而焦急和恐惧。

(三)治疗原则

治疗以保持呼吸道通畅,控制感染,减轻会厌水肿,防止窒息为原则。

1. 住院观察　吸氧,做好气管切开的抢救准备。

2. 抗感染　全身应用足量抗生素及糖皮质激素控制感染。

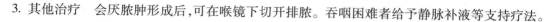

3. 其他治疗 会厌脓肿形成后,可在喉镜下切开排脓。吞咽困难者给予静脉补液等支持疗法。

(四)护理诊断

1. 有窒息的危险 与会厌充血肿胀引起的急性喉阻塞有关。
2. 疼痛 剧烈咽喉痛,与会厌充血肿胀有关。
3. 体温过高 与会厌急性感染有关。
4. 吞咽障碍 与会厌高度充血肿胀和剧烈咽痛有关。
5. 知识缺乏 缺少对急性会厌炎及其危险性的了解。

(五)护理目标

1. 能保持正常的呼吸型态,无窒息的危险。
2. 咽痛缓解,吞咽障碍减轻或消失。
3. 体温恢复正常。
4. 病人及家属了解急性会厌炎的相关知识。

(六)护理措施

1. 绝对卧床休息,取半卧位或坐位,注意声休。
2. 指导用药 按医嘱及时经静脉给予抗生素和糖皮质激素,此为治疗本病的主要措施。并使病人及家属积极配合治疗和护理。
3. 住院,严密观察呼吸,必要时吸氧。对于严重病例,要做好气管切开术的准备,以防发生窒息。已施行气管切开术者,则按气管切开术后护理。
4. 体温过高者应采用物理降温等措施。疼痛时可酌情使用镇痛药。
5. 禁烟酒,多饮水,给予流质易消化、富含营养饮食,避免辛辣等刺激性食物,保持口腔清洁,进食后用含漱剂漱口。采用超声雾化或蒸汽吸入。
6. 脓肿形成切开排脓时,及时用吸引器吸除脓液,以防窒息。

(七)健康指导

1. 指导病人加强身体锻炼,提高身体素质,防治上呼吸道感染。
2. 开展卫生宣教,提高病人及家属对本病的认识。一旦复发应及时诊治。
3. 积极治疗邻近器官的急性炎症,避免喉外伤。

二、急性喉炎

急性喉炎(acute laryngitis)为喉黏膜的急性卡他性炎症,是一种常见的呼吸道急性感染性疾病。儿童病人的病情远较成年人为重,如不及时治疗,则可并发喉阻塞而危及生命。本病多发于冬春两季。

(一)病因及发病机制

病毒与细菌的混合感染为本病的主要病因。一般认为多发生于感冒后,先由病毒入侵,再继发细菌感染。其常见致病菌有 B 型流感嗜血杆菌、金黄色葡萄球菌、溶血性链球菌、肺炎链球菌、奈瑟卡他球菌等。另外,吸入生产性粉尘和有害气体、发声不当或发声过度、烟酒过度、喉部外伤等均可诱发本病。儿童病人可为流感、百日咳、麻疹、猩红热等急性传染病的并发症。

由于小儿喉软骨柔软,喉腔狭小,喉黏膜较为松弛,喉黏膜淋巴管丰富,免疫功能较低下,发生感染后极易因组织肿胀而导致喉阻塞。同时小儿喉部神经敏感,受刺激后易引起喉痉挛。又因其咳嗽功能不健全,喉及气管内分泌物不易排出,更易加剧呼吸困难。基于上述特点,小儿急性喉炎的护理为本节重点。

(二)护理评估

1. 健康史　病人发病前多有受凉、急性上呼吸道感染、上呼吸道慢性病等病史。

2. 症状与体征

(1)患儿全身症状较成年人为重。成年人在感冒之后,出现畏寒、发热、乏力、声音嘶哑、喉痛、咳嗽、咳痰等症状。儿童起病较急,以发热、声音嘶哑、喉痛、夜间突然加重的呼吸困难、"空"、"空"样咳嗽、吸气性喉喘鸣为主要症状,严重者可出现三凹征(吸气时胸骨上窝、锁骨上窝、肋间隙出现明显凹陷)、面色苍白、呼吸无力,甚至窒息死亡。

(2)喉镜检查发现两侧声带和喉黏膜呈弥漫性充血、肿胀。声带呈红色,边缘肿胀变厚,附有少许黏稠分泌物,发声时不能闭合。患儿声门下黏膜肿胀显著并向中间隆起。

3. 社会心理因素　病人及家属常因起病急、病情重表现出紧张和恐惧不安。

(三)治疗原则

治疗的关键是声休和控制感染。

1. 注意少用声,多饮水。禁声 1 周左右。患儿需住院观察呼吸情况。

2. 抗感染,重症者全身应用抗生素和糖皮质激素控制感染。

3. 蒸汽吸入或雾化吸入。

4. 患儿经积极治疗,喉阻塞症状无缓解者,应考虑行气管切开术。

(四)护理诊断

1. 语言沟通障碍　声音嘶哑或失音,与喉部炎症影响声带有关。

2. 体温增高　与喉部感染有关。

3. 疼痛　喉痛、与喉部炎症有关。

4. 有窒息的危险　因小儿急性喉阻塞有关。

5. 知识缺乏　缺乏对小儿急性喉炎危险性的了解和嗓音保健知识有关。

(五)护理目标

1. 病人用笔和纸代言或学会手语等其他交流方式。

2. 体温恢复正常。

3. 喉痛、呼吸困难减轻或消失。

4. 病人及家属了解急性喉炎的相关保健知识。

（六）护理措施

1. 卧床休息,尽可能避免发声。必要时使用镇静药,使患儿保持安静,避免哭闹,以免加重声带水肿和呼吸困难而发生窒息。禁烟、酒;避免进刺激性食物。

2. 用药指导,及时准确按医嘱给予抗生素及激素控制感染,消除喉黏膜水肿。常用青霉素类、头孢类和糖皮质激素静脉滴注。注意补充体液,维持水、电解质代谢平衡。严密观察呼吸、脉搏等生命体征变化,发现情况及时向主管医师报告。

3. 密切观察体温变化,高热时给予物理降温,防止小儿病人发生高热惊厥。保持空气流通和适宜的室内环境。

4. 给予蒸汽或超声雾化吸入。做好口腔护理。

5. 必要时吸氧,作好气管切开术的准备。

（七）健康指导

1. 指导病人加强身体锻炼,提高身体素质,防治上呼吸道感染。
2. 正确用声,戒烟酒,避免进刺激性食物和有害理化因素的长期刺激。

三、喉阻塞

喉阻塞(laryngeal obstruction)亦称喉梗阻,是因喉部或其邻近组织的病变,使喉部通道发生狭窄或阻塞,从而引起以呼吸困难为主要症状的症候群。如不及时抢救治疗,则可引起窒息死亡。本病多发生于小儿。

（一）病因及发病机制

1. 急性炎症 如小儿急性喉炎、急性会厌炎、咽白喉、咽后脓肿等。
2. 外伤 如喉部挫伤、烧灼伤、切割伤、气管插管或气管镜检查引起损伤等。
3. 肿瘤 如喉癌、喉乳头状瘤、喉咽部肿瘤或甲状腺肿瘤。
4. 异物 喉、气管及支气管异物。
5. 喉水肿 如血管神经性水肿、药物过敏反应及心、肾疾病引起的喉水肿。
6. 其他 如先天性喉蹼、喉喘鸣、喉软骨畸形或喉瘢痕狭窄、声带麻痹等。

（二）护理评估

1. 健康史 病人可有过度劳累、上呼吸道感染、喉外伤、呼吸道异物、喉部肿瘤、过敏和喉部手术等病史。

2. 症状与体征

（1）吸气性呼吸困难:为喉阻塞的主要症状。表现为吸气时间延长,吸气深而慢,而呼气时间缩短。如无显著缺氧,则呼吸频率不变。其发生机制与喉的解剖生理和空气动力学有关（图2-3-6）。

（2）吸气期喉喘鸣:表现为用力吸气时伴喘鸣声。由于吸入气流通过狭窄的声门裂,产生空气涡流反击声带,使之颤动而产生的一种尖锐的喘鸣声。喉阻塞越重,喉喘鸣愈响。

（3）吸气期软组织凹陷：由于吸气困难，胸部仍扩张，胸腔内负压增加，使胸壁及其周围的软组织向内凹陷，如三凹征或四凹征。

（4）声音嘶哑：若病变累及声带，则出现声音嘶哑，甚至失音。

（5）缺氧症状：因缺氧而烦躁不安、倦极而思睡。尚可出现发绀或面色苍白、脉搏细速，四肢发冷，额部出冷汗，血压下降、心律失常，心力衰竭，最终发生昏迷而死亡。

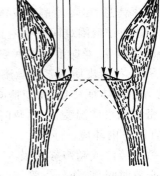

图 2-3-6　吸气性呼吸困难

根据呼吸困难的轻重程度将喉阻塞分为以下四度。

一度：安静时无呼吸困难。活动或哭闹时，出现轻度吸气期呼吸困难，吸气喉喘鸣和软组织凹陷。

二度：安静时也出现吸气期呼吸困难、吸气期喉喘鸣和软组织凹陷，活动时加重，但不影响睡眠和进食。无烦躁不安，脉搏尚正常。

三度：吸气期呼吸困难、喉喘鸣和软组织凹陷明显，因缺氧而出现烦躁不安、脉搏加快、不易入睡、不愿进食等症状。

四度：呼吸极度困难。病人坐卧不安、手足乱动、面色苍白或发绀、出冷汗、心律失常、脉搏细弱、血压下降、大小便失禁等。如不及时抢救，则很快发生窒息甚至死亡。

3. 社会心理因素　病人和家属常因急诊、严重的呼吸困难和对治疗抢救措施的不理解，表现出非常恐惧，甚至不配合医护人员的抢救治疗而导致病人窒息的危险性增加。

（三）治疗原则

对喉阻塞病人必须认真及时处理，迅速解除呼吸困难。根据呼吸困难程度采取不同的治疗方法。

1. 一度、二度呼吸困难　主要针对病因治疗。因炎症引起者，使用足量抗生素和糖皮质激素；因异物引起者，迅速行异物取出术；因肿瘤、外伤、双侧声带麻痹等引起者，考虑先行气管切开术。

2. 三度呼吸困难　因炎症引起，可在严密观察呼吸变化的情况下，先试用药物治疗，经药物治疗无效者应及早行气管切开术；因肿瘤等其他原因引起者，宜先行气管切开术，解除呼吸困难，再予相应的病因治疗。

3. 四度呼吸困难　应立即行紧急气管切开术或环甲膜切开术进行抢救，或先行气管插管后再行常规气管切开术。

（四）护理诊断

1. 有窒息的危险　与喉阻塞有关。

2. 语言沟通障碍　发声嘶哑或失声，与喉部疾病有关。

3. 低效性呼吸型态　与喉阻塞引起吸气性呼吸困难有关。

4. 恐惧　与病情危机、害怕气管切开等有关。

（五）护理目标

1. 保持呼吸道通畅,无发绀及呼吸困难等表现。
2. 声音嘶哑减轻或消失,能够正常进行语言交流。
3. 恢复正常的呼吸型态。
4. 消除紧张恐惧心理。

（六）护理措施

1. 采取有效措施保持呼吸道通常,立即吸氧,并进行心电和血氧饱和度监测,严格观察和记录病人的呼吸、脉搏、血压、神志及缺氧的变化,发现异常情况立即向主管医师报告。
2. 保持病人绝对卧床休息,取坐位或半坐卧位,限制探视人数,保持舒适的病房环境,减少刺激因素。
3. 及时正确地按医嘱静脉给予抗生素和糖皮质激素,必要时超声雾化吸入。
4. 对于有手术指征的病人要协助医生积极完善术前准备,尽快手术治疗,并配合医生做好气管切开术。
5. 重症喉阻塞病人床边应立即准备好气管切开包,迅速做好气管切开的术前准备,以便随时行气管切开。
6. 向病人及家属说明积极抢救治疗的重要性,讲解气管切开术是解除呼吸困难的重要治疗手段,消除紧张恐惧心理,以取得病人及家属的积极配合。

（七）健康指导

1. 指导病人加强身体锻炼,提高身体素质,防治上呼吸道感染。
2. 戒烟酒,避免进刺激性食物。
3. 注意安全,避免喉外伤及呼吸道异物。
4. 避免接触有害粉尘等物质。

四、喉癌

喉癌(carcinoma of larynx)是喉部最常见的恶性肿瘤,近年来其发病率有明显增高的趋势,我国北方多于南方。喉癌发病率占全身恶性肿瘤的 5.7%～7.6%,占耳鼻咽喉恶性肿瘤的7.9%～35%,而居第三位。高发年龄为 50～70 岁,男性发病率显著高于女性,且城市高于农村。

（一）病因及发病机制

喉癌的病因迄今尚未明确。可能与下列因素有关:① 烟酒的长期刺激,烟草燃烧时所产生的苯芘具有强烈的致癌作用。② 长期接触有害生产性粉尘和废气,如二氧化硫、砷、石棉、芥子气、木材粉尘等。③ 病毒感染,如人类乳头状瘤病毒。④ 癌前期病变,如喉白斑病,成人型喉乳头状瘤等可发生恶变。此外,喉癌的发病尚与体内微量元素如锌、铜的缺乏,免疫功能障碍,性激素代谢紊乱等有关。

喉癌的病理分型为:鳞状细胞癌(占 93%~99%),腺癌(占 2%),未分化癌、淋巴肉瘤和纤维肉瘤少见。根据肿瘤的发生部位,喉癌大致可分为 3 种类型,① 声门上型:约占 30%,细胞分化差,病程发展快,多发于会厌基底部或室带部,由于该区淋巴管丰富,常发生早期颈淋巴结转移。② 声门型:约占 60%,多发生于声带的前、中 1/3 处,细胞分化好,病程发展缓慢,早期很少发生颈淋巴结转移。③ 声门下型:约占 6%,即位于声带以下、环状软骨下缘以上部位的癌肿,较为少见,易发生颈淋巴结转移。

(二)护理评估

1. 健康史　病人可有长期喉部慢性炎症或喉部其他疾病(如喉角化症、喉白斑、喉乳头状瘤等)病史;可有长期吸烟、饮酒、接触工业废气和肿瘤家族史等。

2. 症状与体征　临床上将喉癌分为声门上型、声门型、声门下型。

(1)声门上型:早期症状不典型,表现为喉部不适、异物感、喉痛、痰中带血。晚期肿瘤增大,出现口臭、声音嘶哑、咳嗽和咯血、吞咽困难、呼吸困难等。

(2)声门型:表现为声音嘶哑、咳嗽和咯血、呼吸困难、喉喘鸣、失音等。

(3)声门下型:早期表现为喉部不适、咳嗽和痰中带血,肿瘤侵及声带出现声音嘶哑。

3. 检查　通过间接喉镜、直接喉镜或纤维喉镜检查以确定肿瘤的部位、形态、范围及其对声带的影响。喉癌的形态可为菜花状或溃疡状、包块状、结节型。喉癌易沿黏膜表面或黏膜下直接浸润,扩大其病变。经淋巴转移出现颈部转移性肿块,多见于声门上型和声门下型癌,晚期声门型癌亦可发生。喉镜检查有助于喉癌的早期发现。影像学检查如喉部断层摄片、喉部 CT 扫描或 MRI 检查,有助于了解癌肿的部位和浸润范围等。活体组织检查是确诊的依据。

4. 社会心理因素　病人和家属常因喉癌的性质、治疗、预后、经济等问题,表现出恐惧、抑郁、悲观、社会退缩等心理社会障碍。

(三)治疗原则

根据喉癌的范围及扩散情况,选择合适的治疗方案,包括手术、放疗、化疗及免疫治疗等。

(四)护理诊断

1. 语言沟通障碍　声音嘶哑或失音,与喉癌侵犯声带及喉部手术有关。
2. 焦虑　与患喉癌及其预后不良有关。
3. 有窒息的危险　与肿瘤逐渐增大或并发感染、出血引起喉阻塞有关。
4. 进食自理缺陷　与喉切除术后短期需经鼻饲管进食有关。

(五)护理目标

1. 学会应用手势、书写等其他交流方式。
2. 减轻焦虑心情,使之情绪稳定,积极配合治疗及护理。
3. 保持正常的呼吸型态,呼吸道通畅,无窒息的危险。
4. 术后按期拔除鼻饲管,能正常进食。术后 1 周左右能在床边、室内活动,生活能部分自理;出院前基本恢复生活自理能力。

(六)护理措施

手术和放射治疗是治疗喉癌的两个主要手段,可以根据病人的肿瘤部位、范围、分化程度和全身状况单独使用,也可联合应用,综合治疗。治疗手段不同,护理措施也有所不同。

1. 未作特殊治疗前喉癌病人的护理

(1)心理护理:正确判断病人的心理承受能力,或将喉癌的诊断委婉地告诉病人,或暂时保密,以减轻或消除其恐癌心理。如需施行全喉切除术,术前应向病人和家属说明切除喉的必要性及术后语言沟通的替代方法,消除病人术后难以沟通和表达的顾虑,与病人共同讨论焦虑的来源,让其表达自己的感受,给予同情、安慰和解释,使其接受和配合手术和护理。

(2)呼吸困难的护理:晚期喉癌病人多存在不同程度的呼吸困难,特别是在喉镜检查后或取活检后可加重呼吸困难,因此对此类病人应加强巡视,嘱卧床休息,采取舒适、安全且有利于呼吸的体位,观察有无合并感染的征象,必要时吸氧或施行气管切开术。

(3)口腔护理:按口腔护理常规处理,保持口腔清洁,对龋齿等可作相应处理。

(4)用药护理:按医嘱给予抗生素预防感染,避免发生咽瘘。

(5)预防误吸:声门上型喉癌或伴有喉返神经麻痹者,进食时易发生误吸,此类病人尽可能取坐位或半坐位进食,以软食为好。

(6)忌烟酒:喉癌病人一经确诊应立即戒除烟酒。

(7)全身支持疗法:晚期喉癌病人全身营养状况一般较差,故应加强营养,给予高蛋白质及高热量的饮食。进食困难者可按医嘱给予静脉高营养液。

2. 放射治疗病人的护理

(1)心理护理:喉癌病人经放疗或配合手术治疗可达到治愈、降低癌肿复发率和颈淋巴结转移率的目的。鼓励病人树立信心,克服放疗反应,坚持完成每一个疗程。

(2)呼吸困难的护理:放射治疗能使喉黏膜肿胀,使喉阻塞加重。因此,有呼吸困难的病人应先行气管切开,然后施行放疗。已做部分喉切除术者最好在结束放疗后再行拔除气管套管,已做气管切开术病人放疗前需更换非金属性套管。

(3)皮肤护理:颈部皮肤经放疗后若有红肿、糜烂等放疗反应,应清洁后涂布抗生素油膏加以保护。

3. 全喉切除术后病人的护理

(1)体位:麻醉未清醒时,去枕平卧头偏侧位。床边应备吸引器、氧气、手电筒、急救药品等。麻醉完全清醒后,床头抬高 30°~45°,有利于术后病人呼吸和减轻水肿。

(2)饮食:多为术中置入鼻饲管。术后 24~48 h 内鼻饲管用于胃肠减压,病人依靠静脉供给营养。胃肠功能恢复正常后,可开始经鼻饲管注入高热量、高蛋白质流质营养物。指导病人及家属了解合理的膳食搭配及每日需要量。多采用混合流食,加温后少量多次注入胃内,每日 6 次,每次 300~400 mL,热量达 2 500~3 000 kcal(1 kcal=4.184 J)左右。应注意观察鼻饲后反应,预防发生呕吐和消化不良。每次鼻饲前应首先确认胃饲管下端是否位于胃内及有无堵塞,如不能抽出胃液,则应调整鼻饲管的位置或注入 5~

10 mL生理盐水冲洗,确认无堵塞后再给流食。为防止其堵塞,注入的流食不宜太黏稠,且每次鼻饲后应注入少量温开水冲洗管腔。注意固定鼻饲管,防止滑脱。如伤口愈合良好,未发生咽瘘或下咽狭窄,术后10天可拔除鼻饲管,恢复经口进食,逐渐由流食→半流食→正常饮食。若发生咽瘘,鼻饲应保留至咽瘘愈合。

（3）注意观测血压、脉搏和呼吸　在术后2 d内,伤口有发生出血的可能,气管内分泌物也较多,存在潜在感染的危险。因此需密切观察血压、脉搏、体温和呼吸,发现异常情况变化,立即报告医生,及时处理。

（4）负压引流:保持负压引流管通畅并记录每日引流量及引流液颜色。如24 h引流量不到10 mL,可考虑拔除引流管。如为多量血性液,提示有手术创面出血可能,应报告医生处理。

（5）口腔护理:保持口腔清洁,每日做口腔护理2次,连续3 d之后嘱病人用含漱液漱口。嘱病人术后10 d内勿做吞咽动作,将口中分泌物吐出或吸除。

（6）气管套管护理:见气管切开术病人的护理。

（7）失语护理:对病人因失去喉不能进行语言表达和交流所致的痛苦表示理解和同情。耐心领会病人用手势或文字表达的情感和要求。帮助病人建立新的交流方式。出院后嘱病人尽快学会食管发音或学习应用人工喉发音。

（8）其他:按医嘱及时给予药物治疗,注意观察用药反应。鼓励病人早日下床活动,以利身体恢复。

4. 部分喉切除术后病人的护理　除按全喉切除术后护理外还需注意:

（1）气管切开术后护理:各种类型部分喉切除术病人均需同时施行气管切开术。因此,气管切开术的术后护理是部分喉切除术后护理的重要内容之一。只有在确认无喉狭窄和吞咽功能障碍后才能考虑拔除套管。

（2）吞咽训练:声门上水平半喉切除后,病人多需经一定时间的吞咽训练才能正常进食而不发生误吸。训练的方法为:嘱病人取半卧位,深吸气后屏住,然后进一小口食物,吞咽3次,最后做咳嗽清喉动作,将停留在声门处食物咳出。按如此反复训练,直至进食时不发生误吸。

5. 颈廓清术后病人的护理　颈廓清术可引起出血、感染、乳糜瘘、咽瘘、颅内压增高等并发症,因此,术后应密切观察病人的上述各方面的病情变化,发现异常及时向医生报告。如遇到颈动脉突然破裂大出血,应立即采取手指或纱布条压迫止血,并迅速请医生处理。

6. 气管切开术病人的护理　气管切开术是切开颈段气管前壁,通过插入的气管套管建立新的呼吸通道,用以解除喉部及上呼吸道阻塞的手术。因其普遍应用于临床各科急救,因此,每位护理人员都应学会气管切开术病人的护理。

（1）术前准备:备好手术器械、吸引器、灯光,选好合适的气管套管、准备消毒液、针管、麻醉及抢救药品等,遵医嘱给予术前用药。

（2）体位:病人应取平卧位,头部稍低,以利气管内分泌物引流。

（3）专人护理:气管切开术后的病人暂时性的语言交流障碍,应派专人护理以了解病人情况及要求。做好心理护理,消除思想顾虑,使其积极配合治疗。

（4）保持内套管通畅:是术后护理的关键。一般4~6 h取出内套管清洗1次,清洗消毒后立即插入。取出内套管时要固定好外套管,防止与内套管一起拔出。外套管在术后1周内,窦道未形成前勿要更换,以防插入困难;必须更换时,应由医生进行更换。分泌物较多,应及时吸除。吸除时应注意几点:① 注意无菌操作,床边备负压吸引器和无菌的吸引管、盛有生理盐水的治疗碗、镊子、手套等。② 选择合适的吸引管,吸引管的直径一般不超过气管套管内径的1/2。③ 吸引管插入气管内的深度,成年人不超过 15 cm,婴幼儿可达气管套管末端外。④ 吸引管插入气管时不作吸引,在吸气末一边吸引,一边将吸引管转动退出。每次吸引持续时间,成年人一般不超过 10~15 s 婴幼儿一般不超过 5~10 s。⑤ 控制吸引负压,吸引器吸引负压成年人 8~15 mmHg;儿童 5~8 mmHg;婴幼儿 3~5 mmHg。中心吸引负压成年人 110~150 mmHg;儿童 100~110 mmHg;婴幼儿 60~100 mmHg。⑥ 分泌物黏稠者,可经套管先滴入生理盐水或 α-糜蛋白酶稀释后再吸引。每次滴入生理盐水量:婴儿至 2 岁为 0.5 mL,2~6 岁为 2~3 mL,大于 6 岁为 3~5 mL。⑦ 记录每次吸引分泌物的数量、颜色及黏稠度。

(5) 保持适宜的室内温度和湿度:气管切开后,吸入空气未经鼻腔生理性加温加湿,易损害下呼吸道黏膜纤毛功能,因此,应采取湿化措施使室内温度在 22℃ 左右,相对湿度 90% 以上。注意雾化吸入,每次 15~20 min,每日 2~3 次。气管套管管口覆盖 1~2 层湿纱布。

(6) 更换纱布垫:每天至少更换无菌纱布 1 次。如果发现纱布上分泌物的颜色变绿,应考虑铜绿假单胞菌感染,及时做分泌物的细菌培养和药敏试验。

(7) 预防脱管:随时调节套管系带的松紧度,特别是术后并发皮下气肿者,当气肿消退后,应随之将系带收紧,以防咳嗽时套管被咳出而脱管。套管系带应打外科死结。

(8) 带气囊套管的护理:气管切开后插入带气囊套管的病人,气囊内压力应保持在 15~25 mmH$_2$O,且每隔 4 h 放气 5 min,以防引起气管黏膜坏死。放气前应将口咽部的分泌物吸除,以防误吸。

(9) 拔管护理:气管切开术后,若病因已消除,呼吸道通畅,咳嗽功能恢复正常,则应拔除气管套管,以恢复生理性呼吸。拔管前应先试堵管 24~48 h,无呼吸困难后再拔除。堵管期间应密切观察,若有呼吸困难,则应立即去除堵管。拔管后清除切口分泌物,用蝶形宽胶布将切口拉紧,数日后即可愈合。

(10) 带管出院病人的护理:个别病人需要带管出院,出院前应教会病人或家属护理的方法和要点:① 取出和放入内套管的方法。②清洗和消毒内套管的方法。③ 脱管的紧急处理方法。④ 长期带管者要定期到医院更换。⑤ 咳嗽经常带血,特别是鲜血者应到医院检查。

(七) 健康指导

1. 指导病人加强身体锻炼,提高身体素质,增强机体免疫能力。
2. 戒烟酒,避免进刺激性食物。
3. 避免接触有害粉尘等物质。
4. 对病人介绍喉癌的有关知识,增强其战胜疾病的信心,保持定期随访。

本节小结

本节主要介绍了急性会厌炎、急性喉炎、喉阻塞、喉癌病人的病因、护理评估、治疗原则、护理诊断和护理措施等基本知识。重点讲述了喉阻塞、喉癌病人的护理诊断和护理措施。难点是喉源性呼吸困难病人的护理诊断。

临床主要依据呼吸困难程度、软组织凹陷、缺氧程度等将喉阻塞分为四度。一、二度积极进行病因治疗,三度针对病因及时行气管切开术,四度立即行气管切开术。

窒息是喉科病人最严重的潜在并发症,气管切开术是解除严重呼吸困难的最有效方法,保持气管套管通畅是气管切开术后病人最重要的护理措施。

复 习 题

1. 患儿,男性,4 岁,患"感冒"已 3 天,1 h 前出现声音嘶哑,气急,吸气时出现软组织凹陷,稍活动后加重,并出现口唇发绀、烦躁不安,来院急诊。诊断为急性喉炎。

（1）你判断其喉阻塞喉源性呼吸困难属几度?

（2）入院后约 20 min,病人突然出现手足乱动、出冷汗、面色苍白、脉搏细弱、小便失禁、应立即采取的措施是什么?

（3）经过治疗,患儿痊愈出院,对其家属健康指导的内容是什么?

2. 病人,张某,男性,65 岁,工人。声音嘶哑呈进行性加重 3 个月,近 3 天感呼吸和吞咽困难、喉痛、咳嗽、痰中带血而入院。曾经抗感染治疗无好转。间接喉镜检查,见左声带有直径 0.3 cm 的淡粉红色肿块,表面光滑,无破溃,左声带固定于近中线位。颈部可扪及肿大的淋巴结。MRI 检查结果提示喉部新生物。经活检病理确诊为左声带鳞状细胞癌。病人有烟酒嗜好 30 余年,每天吸烟 2 包,饮酒半斤。病人出现恐惧、紧张、失眠及易激动等表现。

（1）应采取的处理原则是什么?

（2）请为病人制订一份护理方案。

第四节　耳科病人的护理

学习要点:

1. 简述耳部炎症的病因、护理评估、治疗原则和护理措施。

2. 能说出中耳炎及常见耳源性并发症的感染途径和护理诊断。

3. 学会鼓膜穿刺等护理操作。

4. 能制定急性化脓性中耳炎病人的护理计划。

5. 能对耳科病人进行正确的健康指导。

一、鼓膜外伤

（一）病因及发病机制

鼓膜外伤(tympanic membrane trauma)是直接或间接外力所引起的鼓膜损伤。直接外力多见于器械伤,如毛衣针、火柴杆挖耳损伤或矿渣、火花、高温溶液溅入耳道烧伤等;间接外力常见于气压损伤,如掌击耳部、爆破、炮震、高台跳水等;其他如颞骨纵行骨折和外耳道异物等也可导致。

（二）护理评估

1. 健康史　详细了解病人外伤的原因、经过等。

2. 症状　突感耳痛、耳鸣、耳闭塞感和听力下降，伴有外耳道少量出血。爆震伤导致内耳损伤可出现眩晕、恶心或混合性聋；合并颅底骨折时可伴有脑脊液耳漏等症状。

3. 体征　鼓膜呈不规则形或裂隙状穿孔，穿孔边缘有少量血迹或血痂。如外耳道出血较多且伴有清水样液溢出，考虑有颅底骨折引起脑脊液耳漏的可能。

4. 辅助检查　电测听检查听力曲线呈传音性聋。内耳损伤时听力呈混合性聋，合并颞骨骨折时颞骨 X 线片或 CT 检查可显示。

5. 社会心理因素　病人及家属常因耳鸣、耳痛、听力减退等产生焦虑情绪。

（三）治疗原则

保持外耳道干燥。预防中耳感染，避免感冒，勿用力擤鼻，禁止冲洗或滴药。鼓膜穿孔经久不愈者可行鼓膜修补术。

（四）护理诊断

1. 感知障碍　听力减退，与鼓膜穿孔或内耳损伤有关。

2. 急性疼痛　耳痛，与损伤有关。

3. 有感染的危险　与鼓膜穿孔处理不当有关。

4. 皮肤完整性受损　因耳部外伤或鼓膜穿孔所致。

5. 知识缺乏　与耳部保健知识不足或缺乏有关。

（五）护理目标

1. 主诉耳痛消除，听力改善或恢复正常。

2. 防止外耳道及中耳污染，避免发生继发感染。

3. 知道耳部保健知识及防治措施。

（六）护理措施

1. 治疗护理　遵医嘱应用抗生素。

2. 嘱病人防寒保暖　避免感冒，穿孔愈合后 1 周内仍勿用力擤鼻。

3. 保持外耳道干燥　禁止外耳道冲洗或滴药。用 75% 乙醇清洁外耳道后，用消毒干棉球堵塞外耳道口。

4. 鼓膜穿孔感染时按急性化脓性中耳炎护理。

（七）健康指导

1. 加强卫生宣传，戒除挖耳等不良习惯，严禁用火柴杆、发卡等锐器挖耳。

2. 取盯聍或外耳道异物时应谨慎操作，勿损伤鼓膜。

3. 遇爆震声时，应戴防护耳塞或用棉球等物堵塞外耳道。

二、外耳道炎及外耳道疖

外耳道炎（otitis external）也称弥漫性外耳道炎（otitis externa diffusa），是外耳道皮肤的弥漫性炎症。外耳道疖（furunculosis of external auditory meatus）是外耳道皮肤毛囊或皮脂腺的局限性化脓性炎症。外耳道炎临床上有急、慢性两类，多发生于夏秋季节。

（一）病因及发病机制

细菌感染是其主要病因。挖耳、外伤及化脓性中耳炎的脓液及游泳、洗头时污水的浸渍、药物刺激或全身疾病（如糖尿病、贫血等）均可引起外耳道皮肤角质层损伤或阻塞毛囊，局部抵抗力降低，细菌趁势侵袭而致本病。常见致病菌为金黄色葡萄球菌、变形杆菌、链球菌及铜绿假单胞菌等。

（二）护理评估

1. 健康史　详细了解病人是否有外伤、化脓性中耳炎、全身慢性病和挖耳不良习惯等病史。

2. 症状与体征

（1）症状：急性外耳道炎的病人表现为耳部灼热、明显耳痛，可有少量分泌物流出；慢性者表现为耳痒不适、耳道内有少许渗出物。外耳道疖表现为剧烈耳痛，张口、咀嚼时加重，疖肿堵塞外耳道时可有听力减退及耳鸣。可伴有全身不适、发热等症状；小儿可有哭闹不安、抓耳等表现。

（2）体征：外耳道炎的急性者有耳郭牵引痛及耳屏压痛，外耳道皮肤弥漫性充血、肿胀，少许分泌物，耳周淋巴结肿大压痛；慢性者外耳道皮肤增厚或结痂、破裂、脱屑、分泌物积聚等致外耳道变窄。外耳道疖检查有明显的耳屏压痛或耳郭牵拉痛，外耳道软骨部皮肤局限性红肿，触痛明显，疖破溃后有脓血流出。

3. 社会心理因素　病人及家属常因耳痛、耳漏和听力障碍表现出焦急情绪。

（三）治疗原则

清洁耳道、控制感染、切开引流。

（四）护理诊断

1. 急性疼痛　与外耳道炎症刺激有关。
2. 体温过高　与急性炎症有关。
3. 知识缺乏　与缺乏外耳道炎及疖的防治知识有关。

（五）护理目标

1. 减轻或消除局部疼痛。
2. 体温恢复正常。
3. 病人及家属了解外耳道炎及疖的防治知识。

（六）护理措施

1. 清洗外耳道分泌物　以3%过氧化氢溶液清洗外耳道分泌物,去除脓痂,促使局部干燥和病灶愈合。

2. 抗感染及镇痛　按医嘱全身应用抗生素。指导病人早期局部热敷或超短波透热等治疗,促使炎症消退,疼痛缓解。外耳道炎慢性者应用抗生素和糖皮质激素类合剂、糊剂或霜剂局部涂敷。外耳道疖早期用1%~3%酚甘油滴耳或用10%鱼石脂甘油纱条外敷,每日更换1~2次,消炎止痛。疼痛剧烈者指导病人服用镇痛药。

3. 切开引流　当疖肿成熟后,局麻下切开引流,每日换药。注意切口与外耳道纵轴平行。

4. 积极治疗原发病　如化脓性中耳炎、贫血、维生素缺乏,内分泌紊乱、糖尿病等。

（七）健康指导

1. 加强健康知识宣教　指导病人纠正挖耳不良习惯。疾病急性期和治疗恢复期禁止游泳。

2. 保持外耳道清洁干燥　游泳、洗头时污水入耳后应及时拭净。及时清除或取出外耳道异物或耵聍,操作时注意勿损伤外耳道。

三、分泌性中耳炎

分泌性中耳炎(secretory otitis media)是以听力下降及鼓室积液为主要特征的中耳非化脓性炎症性疾病。当中耳积液黏稠呈胶冻状者,称胶耳。本病可分急性和慢性两种。成年人和小儿均可发病,冬春季多发。

（一）病因及发病机制

分泌性中耳炎的病因及发病机制尚未完全明确。可能主要与咽鼓管功能障碍、中耳感染及免疫反应等有关。如急性上呼吸道感染、腺样体肥大、鼻咽部肿瘤、气压急剧变化、内分泌失调等引起的咽鼓管阻塞,中耳腔内的气体被黏膜逐渐吸收,形成中耳腔内负压,黏膜内血管扩张,管壁通透性增加,鼓室内出现积液,中耳黏膜进一步发生系列病理变化,从而导致听力下降。多为轻型或低毒性的细菌感染。变态反应多为可溶性免疫复合物对中耳黏膜的损害。

（二）护理评估

1. 健康史　病人可有上呼吸道感染、鼻炎、鼻窦炎和腺样体肥大等病史。

2. 症状与体征

（1）耳闭塞感与听力下降:多有耳堵塞和自听增强感。急性者多为感冒后出现听力减退,变动头位时,因积液离开蜗窗,听力可暂时好转。慢性者以渐进性聋为主,因积液黏稠,变动头位时听力无改善。

（2）耳痛与耳鸣:急性分泌性中耳炎可有轻微耳痛,慢性者多无耳痛。但常有低音调间歇性耳鸣。

（3）体征:鼓膜松弛部或紧张部周边有放射状的血管纹。鼓膜内陷表现为光锥缩短、变形或消失,锤骨柄向后上移位,锤骨短突明显外突。可见鼓室积液,透过鼓膜见到液平面。积液多时,鼓膜向外隆凸,活动度受限。

（4）听力检查:音叉试验和纯音听阈测试呈传导性聋。鼓室导抗图呈平坦型（B型）或高负压型（C型）曲线。

3. 社会心理因素　病人及家属常因耳鸣、听力减退和慢性者病程长、易反复发病而表现出焦虑心理。

（三）治疗原则

清除中耳积液,改善中耳通气引流,积极治疗原发病。

1. 病因治疗　积极治疗鼻及鼻咽部疾病,全身应用抗生素及糖皮质激素类药物。

2. 改善咽鼓管通气功能

（1）咽鼓管吹张　采用捏鼻鼓气法、咽鼓管吹张发（波利策球法,图2-3-7）或导管法（图2-3-8）。

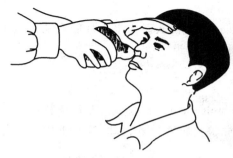

图 2-3-7　咽鼓管波利策球吹张

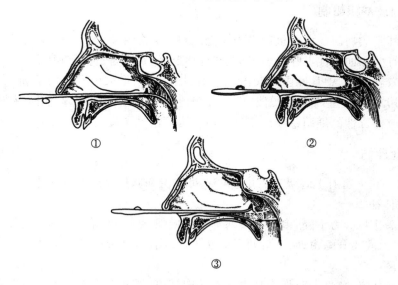

① ② ③

图 2-3-8　导管吹张

① 前端弯曲部朝下,插入前鼻孔,沿鼻底伸入鼻咽部;② 导管前端抵鼻咽后壁,导管向受检侧旋转90°,导管前端落入咽鼓管圆枕;③ 再将导管向外上方旋转45°,固定后可向导管吹气。

（2）局部用药 可用1%麻黄碱液滴鼻。

3. 清除中耳积液

（1）鼓膜穿刺:选用针尖斜面短的7号针头,在无菌操作下经鼓膜前下或后下方穿刺抽出积液,可注入糖皮质激素或α-糜蛋白酶。

（2）鼓膜切开术:积液黏稠者可行鼓膜切开术,切开后吸尽积液。

（3）鼓膜置管术:病情迁移或反复发作者,行鼓膜切开清除积液后置中耳通气管。

4. 理疗 红外线或超短波治疗,可改善中耳血液循环,促进积液吸收。

（四）护理诊断

1. 语音沟通障碍 与中耳积液致听力下降有关。

2. 疼痛 与急性分泌性中耳炎有关。

3. 知识缺乏 与缺乏分泌性中耳炎防治知识有关。

（五）护理目标

1. 通过改善咽鼓管功能达到恢复听力的目的。

2. 减轻或消除耳疼痛、耳鸣及耳内闭塞感。

3. 学会捏鼻鼓气法等简单的咽鼓管吹张方法,了解该病的防治知识。

（六）护理措施

1. 防治感染 按医嘱应用抗生素及糖皮质激素类药物。

2. 改善咽鼓管功能 选用波利策球法、导管吹张法或捏鼻鼓气法等咽鼓管吹张。

3. 开放咽鼓管咽口 指导病人用1%麻黄碱液滴鼻,以保持鼻腔或咽鼓管通畅,改善中耳通气,增加中耳气体交换,促进炎症吸收。

4. 手术护理 对需要进行手术者,应告知手术方法与目的,减轻紧张情绪,取得病人合作。

（七）健康指导

1. 加强身体锻炼,防止感冒,及时治疗上呼吸道感染。

2. 积极治疗鼻部与鼻咽部疾病。注意用正确的擤鼻方法,防止分泌物经咽鼓管进入中耳。

3. 提高家长和教师对本病的认识,对10岁以上儿童定期进行检查,早发现、早诊断、早治疗。

四、急性化脓性中耳炎

急性化脓性中耳炎(acute suppurative otitis media)是中耳黏膜的急性化脓性炎症。好发于儿童,冬春季多见。

（一）病因及发病机制

致病菌以肺炎双球菌、流感嗜血杆菌、溶血性链球菌、葡萄球菌等为主。感染途径有咽鼓管途径、外耳道鼓膜途径和血行感染三种，以咽鼓管途径最常见，血行途径极少。常见诱因为急性上呼吸道感染、急性传染病。另外，在污水中游泳或跳水，不恰当的咽鼓管吹张、擤鼻，细菌经咽鼓管侵入中耳；婴幼儿哺乳位置不当，如平卧吮奶，乳汁可经咽鼓管流入中耳；鼓膜外伤亦可导致中耳继发性感染。

（二）护理评估

1. 健康史　病人可有上呼吸道感染、传染病和手术（如鼓膜穿刺、鼓膜置管等）病史，有不正确的擤鼻、哺乳生活习惯。

2. 症状与体征

（1）全身症状：轻重不一。可有畏寒、发热、急倦、食欲减退。儿童较重，可出现高热、惊厥、呕吐、腹泻等症状。鼓膜一旦穿孔，体温即逐渐下降，全身症状可明显减轻。

（2）耳痛：呈搏动性跳痛或刺痛，吞咽及咳嗽时加重，穿孔后耳痛顿减。儿童则表现为哭闹不安和抓耳摇头。

（3）听力减退及耳鸣：早期感耳闭塞感，穿孔后耳聋减轻。

（4）耳漏：鼓膜穿孔后耳内有分泌物流出，初为血水样，以后变为黏脓性。

（5）耳镜检查：早期鼓膜松弛部充血，紧张部周边和锤骨柄可见放射状扩张的血管。继之鼓膜弥漫性充血，肿胀，向外膨出。鼓膜正常解剖标志难以辨识，穿孔后外耳道积脓。清除外耳道积脓后可见鼓膜穿孔处有搏动溢脓。

（6）耳部触诊：乳突及鼓窦区可有轻微压痛。

（7）辅助检查：听力检查呈传导性聋，血常规检查白细胞总数和多核粒细胞增加。

3. 社会心理因素　病人及家属常因剧烈耳痛、听力下降、耳流脓和发热等表现出焦虑和恐惧心理。

（三）治疗原则

控制感染，通畅引流，去除病因。

（四）护理诊断

1. 急性疼痛　耳痛，与急性化脓性中耳炎有关。
2. 体温过高　与急性炎症感染有关。
3. 感知改变　耳聋，与急性化脓性中耳炎有关。
4. 潜在并发症　急性乳突炎、耳源性脑脓肿等。

（五）护理目标

1. 自述耳痛缓解，听力、体温恢复正常。
2. 无并发症的发生。

（六）护理措施

1. 遵医嘱尽早全身使用足量抗生素控制感染，如青霉素类、头孢菌素类等药物。疗程一般 7~10 天。重症者可遵医嘱给予解热药、补液等支持治疗。

2. 保持引流通畅,鼓膜穿孔前用 2%酚甘油滴耳,消炎止痛;同时给予 1%麻黄碱生理盐水滴鼻,以利咽鼓管引流;如高热、全身症状及耳痛严重、鼓膜膨出明显,虽经治疗亦无明显减轻者,可行鼓膜切开术排脓。鼓膜穿孔后用 3%过氧化氢溶液清洗外耳道,拭净后用抗生素水溶液滴耳,如 0.3%氧氟沙星;炎症消退、脓液减少时,可用甘油或乙醇制剂滴耳,如 3%硼酸甘油、3%硼酸乙醇等。

3. 注意休息,多饮水,调节饮食,保持大便通畅。

4. 炎症完全消退后,穿孔多可自行愈合。穿孔长期不愈者可做鼓膜修补术,改善听力。

(七)健康指导

1. 加强卫生宣教,宣传化脓性中耳炎对人体的影响及积极治疗的必要性和重要性,避免并发症的发生。

2. 指导病人注重锻炼身体,提高身体素质,积极预防上呼吸道感染。

3. 做好各种传染病的预防接种工作。

4. 指导正确的喂奶方法,喂养后应抱起婴儿,轻拍背部排出吸入胃内的气体,防止发生溢奶呛入咽鼓管。

五、慢性化脓性中耳炎

慢性化脓性中耳炎(chronic suppurative otitis media)是中耳黏膜、骨膜或深达骨质的慢性化脓性炎症,是耳科常见疾病之一,其主要临床特点为反复中耳流脓、鼓膜穿孔及听力下降。严重者可引起颅内外并发症而危及生命。

(一)病因及发病机制

多为急性化脓性中耳炎治疗不及时或未能有效彻底治疗迁延所致。致病菌常有变形杆菌、金黄色葡萄球菌、铜绿假单胞菌、大肠杆菌等,可有两种以上细菌混合感染。无芽胞厌氧菌的感染或其与需氧菌的混合感染逐渐多见。

病理学上慢性化脓性中耳炎分为三型。

1. 单纯型 多伴有上呼吸道感染反复发作,鼓室黏膜充血,增厚,圆形细胞、杯状细胞及腺体分泌活跃,无骨质损坏,又称黏膜型或咽鼓管鼓室型。

2. 骨疡型 鼓室黏膜组织广泛破坏,病变深达骨质,听小骨、鼓窦、鼓环、乳突骨质坏死及肉芽组织形成,又称肉芽型,听骨链不完全。鼓室黏膜增厚,甚至广泛肉芽组织生长、息肉形成。

3. 胆脂瘤型 为位于中耳腔内的囊性结构,并非真性肿瘤。胆脂瘤外壁为一层薄纤维组织,内壁为复层鳞状上皮;囊内积满脱落的坏死上皮,角化物质及胆固醇结晶,故称为胆脂瘤。

(二)护理评估

1. 健康史 病人可有急性化脓性中耳炎、鼻咽部慢性疾病病史和机体抵抗力低下等情况。

2. 症状与体征 三型慢性化脓性中耳炎的鉴别见表 2-3-2,鼓膜穿孔部位见图 2-3-9。

3. 社会心理因素　病人及家属因耳流脓且有臭味、听力下降、手术等因素表现出焦虑和恐惧心理,少数病人因知识缺乏而不予重视。

表 2-3-2　三型慢性化脓性中耳炎的鉴别

鉴别点	单纯型	骨疡型	胆脂瘤型
耳漏	多为间歇性	持续性	持续性
分泌物性质	黏液性或黏液脓性,无臭	脓性,间带血丝,臭	脓性,可含"豆渣样"物,奇臭
听力	一般为轻度传导性聋	多为较重的传导性聋,亦可为混合性聋	听力损失可轻可重,晚期可为混合性聋
鼓膜及鼓室	紧张部中央性穿孔	紧张部大穿孔或松弛部边缘性穿孔,鼓室内有肉芽或息肉	松弛部或紧张部后上方边缘性穿孔,外耳道后上壁可见塌陷
乳突 X 线片或颞骨 CT	无骨质破坏	鼓窦内或有边缘模糊的透光区,中耳有软组织阴影	骨质破坏,边缘浓密锐利
并发症	一般无并发症	可引起颅内外并发症	常引起颅内外并发症
治疗原则	非手术治疗	肉芽或息肉刮除术及局部滴药,无效者手术治疗	手术治疗为主

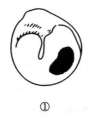 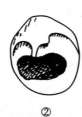 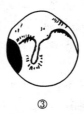 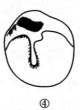

①　　　　②　　　　③　　　　④

图 2-3-9　鼓膜穿孔

① 紧张部前下方穿孔;② 紧张部大穿孔;③ 边缘性穿孔;④ 松弛部穿孔

(三)治疗原则

清除病灶,通畅引流,控制感染,消除病因,恢复听力。

1. 消除病因　积极治疗上呼吸道疾病,如慢性扁桃体炎。

2. 清洗外耳道脓液　用 3% 过氧化氢溶液彻底清洗外耳道脓液,然后无菌干棉签拭干。

3. 局部治疗　依据脓液性状选用滴耳液。常用 0.3% 氧氟沙星滴耳液、2.5% 氯霉素甘油,中耳肉芽用硝酸银烧灼或以刮匙或圈套器去除。流脓期间一般不使用硼酸粉吹耳,以免外耳道堵塞,造成引流不畅。

4. 手术治疗　对长期药物治疗无效,反复发作或胆脂瘤型中耳炎者可行手术治疗。手术目的为彻底清除病灶组织,重建听力,并尽量求得一干耳。常用手术方式有乳突根治术、鼓室成形术。

（四）护理诊断

1. 感知紊乱　听力下降,与慢性化脓性中耳炎有关。
2. 潜在并发症　耳源性颅内、外并发症,与慢性化脓性中耳炎(特别是胆脂瘤型)引起。
3. 知识缺乏　与中耳炎及耳源性并发症的防治常识和危害性认识有关。

（五）护理目标

1. 耳流脓消失,听力改善。
2. 无耳源性并发症发生。
3. 病人了解手术的目的和术后注意事项,并主动配合治疗和护理。
4. 病人学会应用一些减轻疼痛的技巧和正确滴耳药方法。

（六）护理措施

1. 指导病人使用滴鼻药物的方法、注意事项,以保持咽鼓管引流通畅。
2. 按医嘱将脓液做细菌培养和药物敏感试验,以利于选用恰当的抗生素治疗。
3. 向病人及家属介绍骨疡型和胆脂瘤型中耳炎的治疗方法,征得病人及家属同意,进行手术治疗。
4. 中耳乳突手术后,密切注意有无面瘫、眩晕、恶心呕吐、头痛、耳痛等症状,一旦出现上述症状,须及时报告医生。
5. 术后 7 天拆线,1~2 周逐渐取出耳道内填塞物,每日换药,观察术腔恢复情况。

（七）健康指导

同急性化脓性中耳炎。

六、耳源性并发症

化脓性中耳乳突炎向邻近组织扩散而引起的各种颅内外并发症,称耳源性并发症(otogenic complications),是耳鼻咽喉头颈外科危急重症之一。因抗生素的广泛使用,其发病率日趋减少,治疗的预期效果明显改善。

（一）病因及发病机制

耳源性颅内外并发症的发生主要与脓液引流不畅、骨质破坏严重、身体抵抗力下降、抗生素应用不当及致病菌毒力较强等因素有关。其感染途径有如下几种(图 2-3-10):① 直接通过骨质破坏处向周围扩散。② 经解剖结构薄弱区处（如蜗窗、前庭窗、先天未闭合骨缝等）扩散。③ 少数经血行途径播散。

（二）护理评估

1. 健康史　病人可有急、慢性化脓性中耳炎病史,并有在外耳道内放置水溶性粉剂药物

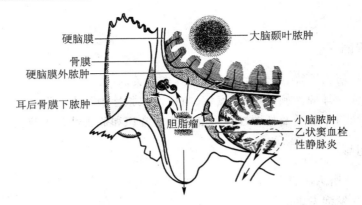

图 2-3-10　耳源性颅内外并发症感染途径

等不正确处理方法。耳源性并发症一般分颅外并发症和颅内并发症两种。

2. 颅外并发症

（1）耳后骨膜下脓肿（postauriclar subperiosteal abscess）：起病初即有耳痛加重，脓液减少，伴同侧头痛、发热等急性乳突炎症状。随之耳后红肿，乳突区疼痛与压痛明显，触之柔软或有波动感。若不及时治疗或处理不当，则自行溃破形成瘘管。

（2）贝佐尔德脓肿（Bezold's abscess）：急性乳突炎经过治疗体温不降反升，同侧颈部疼痛，运动受限，胸锁乳突肌上 1/3 部位触压痛明显，穿刺抽吸可见脓液。

（3）迷路炎（labyrinthitis）：是较常见的颅外并发症。包括局限性迷路炎（迷路瘘管），浆液性迷路炎和化脓性迷路炎三种。表现为阵发性眩晕、恶心、呕吐和平衡失调，摇动头部、改变体位和耳内滴药时症状加重。有时可见严重的自发性眩晕。病人双目紧闭，卧床不能活动。眩晕发作时伴自发性眼球震颤，呈水平性、快相，向健侧。听力损失表现为患耳传导性或混合性聋，甚至永久性全聋。瘘管试验阳性。

3. 颅内并发症

（1）乙状窦血栓性静脉炎（thrombophlebitis of the sigmoid sinus）：是常见的颅内并发症。其特点是寒战，高热，体温呈弛张热型，每日可发作 1~2 次。常伴有颜面潮红，出汗，剧烈头痛，恶心、呕吐等，但体温与脉搏一致。体温下降后症状缓解。同侧颈部可触及条索状肿块，压痛明显。眼底检查患侧视盘水肿，视网膜静脉扩张，压迫颈内静脉时眼底无变化，即 Growe 试验阳性。腰椎穿刺压迫患侧颈内静脉时，脑脊液压力不升或轻微升高，即 Tobey-Ayer 试验阳性，提示有血栓形成。

（2）耳源性脑膜炎（otogenic meningitis）：表现为寒战，体温高达 39~40℃；部位不定的剧烈头痛；与饮食无关的喷射状呕吐；视盘水肿，烦躁不安，感觉过敏；重者出现嗜睡、谵妄，甚或昏迷等全身中毒症状、颅内高压征、颈项强直、角弓反张、锥体束征及其他病理反射等脑膜刺激征；脑脊液压力增高、混浊，细菌培养阳性；可因脑疝导致呼吸、循环衰竭而死亡。

（3）耳源性脑脓肿（otogenic brain abscess）：是脑组织白质内局限性积脓，多发生于同侧大脑颞叶和小脑。初期历时数日，症状轻重不一，表现为局限性脑炎或脑膜炎症状。潜伏期常无明显症状。病人可有表情淡漠、嗜睡、抑郁、少语等症状。显症期出现全身中毒症状和颅内压增高，表现为面色苍白，乏力，消瘦，高热伴相对缓脉，剧烈的持续性头痛，喷射性呕吐和视盘水肿。大脑颞叶脓肿病人对侧肢体偏瘫,对侧中枢性面瘫和命名性失语。小脑脓肿病人同侧肌张力减退、共济失调及中枢性眼震。脑脓肿逐渐增大,可发生破裂引起弥漫性脑膜炎,也可因脑疝形成导致呼吸心跳停止而死亡。乳突 X 线平片、颅脑 CT、磁共振成像(MRI)、眼底检查、脑血管造影、脓肿穿刺抽吸等有助于确诊。

4. 社会心理因素 病人及家属常因知识缺乏而未及时就医,因就医时病情危重而表现出焦虑不安、惊慌恐惧,病情发展到一定程度病人常表现出淡漠、抑郁等精神行为异常,甚至昏迷。

(三)治疗原则

通畅引流、清除病灶、去除病因、控制感染、支持疗法及对症处理为主要治疗原则。

(四)护理诊断

1. 疼痛 头痛,与耳源性并发症有关。
2. 体温过高 与耳源性感染有关。
3. 清理呼吸道无效 与耳源性脑膜炎,脑脓肿引起的昏迷有关。
4. 皮肤完整性受损 与耳源性并发症和中耳炎手术有关。
5. 绝望 与耳源性脑膜炎、脑脓肿有关。
6. 自理缺陷 与眩晕、手术后或要求绝对卧床等因素有关。

(五)护理目标

1. 体温降至正常,全身反应减轻或消失。
2. 卧床期间在护理帮助下可完成日常生活,如穿衣,洗漱等。
3. 未发生脑疝或脑疝得到及时抢救,无生命危险。
4. 尽量使病人皮肤不受损。
5. 病人及家属了解相关中耳炎并发症的知识,心态平稳,积极配合治疗。

(六)护理措施

1. 耳源性并发症病人须绝对卧床休息,保持病室环境安静,光线宜暗。备好抢救药品,如50%葡萄糖、20%甘露醇、强心药、呼吸兴奋药、气管插管等药品与急救器械。

2. 施行中耳乳突探查术时,按术前常规准备,让病人家属了解术前准备的目的和手术方法,减轻或消除思想顾虑,配合治疗与护理。耳源性脑脓肿者,需将头发剃净,以备紧急钻颅术。

3. 密切观察病人生命体征的变化。注意有无面瘫、偏瘫、头痛、恶心、呕吐和眼球震颤等。一旦发现病情变化,立即报告主管医生。

4. 耳源性并发症者,忌用镇静、镇痛药及阿托品类药物,以免掩盖症状,延误诊断。

5. 给予清淡,易消化,高热量,高蛋白质和富含维生素的流质或半流质饮食,便秘者应给予缓泻药。及时补液,注意水电解质代谢平衡。

6. 对于昏迷的病人,应按昏迷常规护理。

（七）健康指导

1. 指导中耳炎乳突炎病人加强身体锻炼,注意休息和营养,防治并发症。
2. 搞好卫生宣教,指导家属关怀病人,发现异常及时就诊。
3. 做好病情解释工作,消除病人紧张心理。

七、梅尼埃病

梅尼埃病(Meniere's disease)是以膜迷路积水为基本病理改变的非炎症性内耳疾病。以发作性眩晕、波动性耳聋和耳鸣及耳内胀满感为主要临床特点。多为青壮年发病。一般单耳多见。

（一）病因及发病机制

病因目前尚未完全明确,可能与内耳微循环功能障碍、内淋巴生成和吸收平衡失调、膜迷路破裂、病毒感染、变态反应、内分泌功能异常、膜迷路机械性阻塞等有关。

主要病理改变为膜迷路积水,蜗管和球囊膨大明显,椭圆囊和半规管壶腹可膨大,内淋巴囊和膜半规管膨大不明显。前庭膜可破裂。

（二）护理评估

1. 健康史　病人可有反复发作的眩晕、耳鸣和听力障碍等病史,也可有类似病家族史。

2. 症状与体征

（1）眩晕　突发性旋转性眩晕,病人常感自身或周围物体在旋转,伴有恶心、呕吐、面色苍白、出冷汗、血压下降等自主神经反射症状,持续数分钟至数小时,睁眼与转动头部时加剧,闭目静卧时略微减轻,但病人神志清醒。反复发作间歇期可为数日或数年不等。

（2）耳鸣　常出现于眩晕之前。初为持续性低音调,久之转为高音调。在眩晕发作时耳鸣加剧,间歇期缓解或消失。多次发作可转为永久性耳鸣。

（3）耳聋　多为单侧性。眩晕发作期耳聋加重,间歇期耳聋减轻或完全恢复正常。多次发作可致耳聋加重或永久性感音神经性聋。

（4）耳内胀满感　发作时有耳闷胀感、压迫感或头胀满感。

3. 辅助检查

（1）耳镜检查:鼓膜正常,咽鼓管功能良好。

（2）前庭功能检查:发作期可见节律整齐、强度不等的眼球震颤。

（3）听力检查:呈感音性聋。

（4）甘油试验:按 2.4～3.0 mL/kg 空腹 1 次口服 50% 甘油,服用前与服用后 3 h 内每隔 1 h 做 1 次纯音测听,如气导听力改善提高 15 dB 或以上者为甘油试验阳性,有助于本病的诊断。

（5）影像学检查:可排除听神经瘤、脑干或小脑肿瘤、脑部血管病变、颈椎疾病等。

4. 社会心理因素　病人及家属常因眩晕反复发作和听力障碍而焦虑,因影响工作和生活产生悲观情绪。

（三）治疗原则

以调节自主神经功能、改善内耳微循环、减轻迷路积水为原则。采用药物综合治疗和手术治疗。

1. 一般治疗　发作期间卧床休息,低盐限水饮食。
2. 药物治疗　选用血管扩张药、脱水药、前庭神经抑制药及能量合剂等。
3. 手术治疗　眩晕发作频繁、剧烈,药物治疗无效可考虑手术治疗。

（四）护理诊断

1. 舒适度改变　与眩晕、耳聋、耳鸣及恶心、呕吐有关。
2. 感知紊乱　耳鸣及听力下降,与膜迷路积水有关。
3. 恐惧　与梅尼埃病发作时耳聋、眩晕等有关。

（五）护理目标

1. 病人自述眩晕消除,听力恢复,耳鸣减轻或消失。
2. 能采用有效的应对措施来消除恐惧,增强舒适感,减少复发。

（六）护理措施

1. 发作期嘱病人卧床休息,环境要安静舒适,室内光线要暗淡。进低盐饮食,适当控制饮水量。禁烟、酒、浓茶。
2. 向病人解释梅尼埃病的发生发展规律及预后的情况,消除其紧张与恐惧心理,使之配合治疗与护理。
3. 发作期遵医嘱使用镇静药或自主神经调整药物,如氟桂利嗪（西比灵）、谷维素、苯海拉明等;选用脱水药减轻膜迷路积水,如50%葡萄糖注射液、20%甘露醇注射液等;选用血管扩张药改善微循环,如川芎嗪、复方丹参注射液等;禁用耳毒性药物。
4. 施行手术治疗时,按术前常规准备,并使病人家属了解术前准备的目的和手术方法,减轻或消除思想顾虑,配合治疗与护理。

（七）健康指导

1. 指导病人出院后仍要低盐饮食,心情要愉快,精神要放松,合理地安排工作和休息,做到劳逸结合,增强体质。
2. 指导病人复发时应静卧休息,且应有人陪伴,以防发生意外。

本 节 小 结

本节主要介绍了鼓膜外伤,分泌性中耳炎,急、慢性化脓性中耳炎,耳源性并发症,梅尼埃病的病因、护理评估、治疗原则、护理诊断和护理措施等基本知识。重点讲述了分泌性中耳炎,急、慢性化脓性中耳炎,耳源性并发症等病人的护理诊断和护理措施。难点为耳源性并发症病人的护理诊断。防治感染,保证外耳道干燥是鼓膜外伤的重要护理措施。

听力下降及鼓室积液为分泌性中耳炎的主要特征,清除鼓室积液和保持鼻腔及咽鼓管通畅是重要护理措施。

致病菌经咽鼓管、外耳道鼓膜、血液三条途径感染中耳,引起急性化脓性中耳炎。发热、耳痛、听力下降等是其主要护理评估。控制感染、通畅引流等为其重要护理措施。

慢性化脓性中耳炎多为急性化脓性中耳炎迁延而来,以反复中耳流脓、鼓膜穿孔和听力下降为主要临床特点,可分为单纯型、骨疡型、胆脂瘤型三型。严重者可通过破坏缺损骨壁、血行途径、正常解剖薄弱区引起系列颅内外并发症。密切观察病人的头痛、发热、耳流脓及生命体征等情况的变化,控制感染、对症支持治疗和做好围术期的护理等是其重要护理措施。

发作性眩晕、波动性耳聋、耳鸣和耳内胀满感是梅尼埃病的典型症状,舒适度改变和恐惧是其主要护理诊断,发作期卧床休息和给予心理护理等是重要的护理措施。

复 习 题

1. 治疗外伤性鼓膜穿孔时,错误的方法是什么?

2. 病人,女性,45 岁,有"梅尼埃病"病史,今晨起床后突觉头重脚轻,视物有旋转感。

(1) 你是病人的家庭护士,接病人电话后,应嘱病人注意哪些?

(2) 病人入院后确诊为梅尼埃病,其治疗措施有哪些?

3. 病人,李某,男性,31 岁,右耳反复流脓 20 余年,1 周前又发作,伴头痛、发热,经抗感染治疗无好转,曾呕吐 2 次,均为胃内容物。检查见右耳道积脓,有臭味,鼓膜松弛部穿孔,乳突 X 线拍片示有骨质破坏,诊断为慢性化脓性中耳炎急性发作,颅内并发症。收入院治疗。

(1) 该病人主要的处理原则是什么?

(2) 请为该病人制订一份护理计划。

第五节 气管及支气管异物与食管异物病人的护理

学习要点:

1. 描述气管及支气管异物、食管异物的病因、护理评估、治疗原则。

2. 说出气管及支气管异物、食管异物病人的护理诊断和护理措施。

3. 能对气管及支气管异物、食管异物病人做好健康指导。

4. 面对气管及支气管异物、食管异物病人要有时间就是生命的意识,热情接待病人,配合医生积极抢救。

一、气管及支气管异物

气管及支气管异物(foreign bodies in the trachea and bronchi)是耳鼻咽喉头颈外科常见急症之一。本病多发生于 5 岁以下儿童,3 岁以下最多,可占 60% ~ 70%,偶发于成年人,重者可因窒息死亡。异物大体可分为内源性和外源性两类。内源性指呼吸道内的干痂、假膜或坏死物质等阻塞气道;外源性指经口、鼻误吸入的外界物质而致病。外源性异物有植物性、动物性、矿物性和化学合成品等,临床上多见外源性异物。

(一)病因及发病机制

1. 小儿牙齿发育和咀嚼功能不完善,不能将花生、瓜子、豆类等硬物嚼碎,加之喉的防御反射功能不健全,若进食时嬉笑或哭闹,易将含于口内的食物吸入气道。

2. 儿童含物品玩耍或成人工作时口中含物,如笔帽、铁钉等,由于嬉笑、跌倒、惊吓等原因误吸入气管、支气管。

3. 全麻或昏迷、醉酒病人,由于咽反射功能不健全,未取下的义齿或呕吐物易被误吸入气道。

4. 在鼻、咽喉、口腔异物取出治疗中不当,异物或治疗器械误落入气道。异物停留的部位与异物性质、形状、气管及支气管的解剖特点等因素有密切关系。尖锐或不规则的异物易嵌顿于声门下区;光滑而质轻的异物(如西瓜子)常随呼吸气流上下活动。由于解剖因素的关系,右侧支气管异物的发病率高于左侧。异物进入气管、支气管后,所引起的病理变化与异物的性质、大小、阻塞部位、存留时间长短及有无感染等因素有关。花生、豆类和瓜子等植物性异物因含游离脂酸,可刺激呼吸道黏膜引起炎性反应,使之发生充血、肿胀、分泌物增多,并可有发热等全身症状,称之为植物性支气管炎。反之,金属类或动物类异物对黏膜刺激则较小。

异物停留于支气管内时,根据其堵塞程度,可发生下述两种情况:① 不完全阻塞,如异物较小,局部黏膜肿胀较轻,支气管虽变窄,但因吸气时支气管扩张,空气仍可被吸入;而呼气时,管腔缩小,空气排出受阻,远端肺叶出现阻塞性肺气肿。② 完全性阻塞,如支气管异物较大或支气管局部黏膜肿胀明显,使支气管完全阻塞,空气吸入、呼出均受阻,其远端肺叶内空气逐渐被吸收,最终导致阻塞性肺不张。如病程持续较久,远端肺叶因引流不畅,可能并发肺炎或肺脓肿。

(二)护理评估

1. 健康史　病人多有明确的异物误吸、剧烈呛咳等病史,可伴有呼吸困难和缺氧等。

2. 症状与体征

(1)气管异物:异物吸入气管后,立即发生剧烈呛咳、面红耳赤,并有憋气、呼吸不畅等症状。若异物贴附于气管壁,症状可暂时缓解或稳定;若吸入之异物较轻而光滑(如西瓜子等),常随呼吸气流在气管内上下活动,并引起阵发性剧烈呛咳、呼吸困难。当异物随气流向上撞击声门下区时,在咳嗽时或呼气末期以听诊器在颈部气管前可听到拍击声,用手在颈前可触到撞击感。

(2)支气管异物:其早期症状与气管异物相似。当异物进入支气管后,因其活动减少,咳嗽症状略减轻。如为植物性异物,常有发热、咳嗽、多痰等支气管炎的症状。呼吸困难程度与异物存留部位及大小有关。如两侧支气管内均有异物堵塞,呼吸困难多较严重。肺部听诊时,患侧呼吸音减低或消失。

3. X 线检查　对于不透光性异物,胸部 X 线透视或摄片后可确定异物形状、大小及所在部位。对于透光性异物,根据其阻塞程度不同而产生肺气肿或肺不张,胸部 X 线检查有不同的发现。① 阻塞性肺气肿:患侧肺部透亮度增加,横膈下降,活动度较差,有时可见纵隔摆动现象。② 阻塞性肺不张:患侧肺部密度增高,横膈上抬,心脏及纵隔移向患侧,且呼吸时位置保持不变。

4. 社会心理因素　病人及家属常因剧烈咳嗽、憋气甚至窒息而紧张、恐惧和担心,产生焦虑情绪。

(三)治疗原则

取出异物是气管、支气管异物唯一的治疗方法。应及时明确诊断,早期行异物取出术,以防窒息及其他并发症的发生。

1. 气管、支气管异物酌情在直接喉镜和支气管镜下取出。
2. 对支气管镜下确实难以取出的异物,可行开胸手术。
3. 对喉阻塞症状重者,立即行气管切开术。
4. 术后给予抗生素及糖皮质激素类药物,控制感染及减轻喉水肿。

(四)护理诊断

1. 清理呼吸道无效　与气管、支气管内存在异物,阻碍正常呼吸有关。
2. 有窒息的危险　与异物较大,阻塞气管或声门裂有关。
3. 有感染的危险　与异物刺激支气管黏膜,或阻塞其远端肺叶的引流而继发感染有关。
4. 恐惧　与担心异物不能被取出而危及生命有关。
5. 知识缺乏　与缺乏气管、支气管异物的预防知识有关。

(五)护理目标

1. 呼吸道通畅,发绀、呼吸困难减轻或不出现。
2. 能够保持正常的呼吸型态,无窒息的危险。
3. 无感染或感染得到控制。
4. 情绪稳定,积极配合治疗和护理。
5. 家长或病人能够理解并讲述有关呼吸道异物的预防知识。

(六)护理措施

1. 密切观察病人的呼吸情况,使其安静,卧床休息,避免患儿哭闹不安。准备好氧气、负压吸引、气管切开包等急救物品,完善术前准备,作好支气管镜检查的准备。
2. 如呼吸困难骤然加重,应按医嘱立即给氧。但忌用吗啡、哌替啶等抑制呼吸的药物。
3. 注意观察有无呼吸道感染的早期征象,如发现体温升高、咳嗽、多痰等症状应告知医生,给予及时处理。
4. 护理人员应积极配合医生作好内镜检查的各项术前准备工作(包括禁饮食及术前用药等),并详尽地向病人及其家属介绍手术的过程、必要性、可能发生的各种并发症、配合治疗及护理的注意事项等,并签署手术同意书。
5. 对于婴幼儿病人施行支气管镜检查并取出异物后,可能发生喉水肿,引起呼吸困难。

术后应遵医嘱及时给氧、应用抗生素和激素治疗,预防窒息、感染和喉水肿的发生。应特别注意呼吸型态。如有严重的呼吸困难发生,经药物治疗和吸氧等仍无缓解,且进行性加重时,应及时告知医生,予以处理,必要时施行气管切开术。

6. 全麻术后,及时吸净病人口腔内及呼吸道分泌物;麻醉尚未清醒前,头偏向一侧,防止误吸分泌物。

(七)健康指导

1. 向幼儿教育人员及家属讲解气管、支气管异物发生的原因及危害等保健知识。

2. 教育小儿进食时不要嬉笑、哭闹、追逐,纠正小儿口中含物的不良习惯,以免异物误吸入呼吸道。

3. 婴幼儿避免进食花生、瓜子、豆类等带硬壳的食物,以免不慎误吸。

4. 不要口中含物工作,全麻时、睡觉前均应取下活动义齿,以免发生意外。

二、食管异物

食管异物(foreign bodies in esophagus)是耳鼻咽喉科常见的急诊疾病。可发生于任何年龄,以老年人和儿童多见。

(一)病因及发病机制

1. 进食匆忙,注意力不集中,误将鱼刺、猪骨、鸡骨等咽入食管。

2. 老年人因牙齿脱落或使用义齿,咀嚼时感觉不灵敏或熟睡时义齿松动脱落而误咽。

3. 小儿磨牙发育不全,食物未经充分咀嚼或口含小玩物,不慎咽下而致。

4. 食管疾病(如食管癌)引起食管狭窄,发生异物阻塞。

5. 精神病和神志不清者误吞,吞咽异物自杀者等。

食管异物绝大多数发生在食管入口处,其次为食管中段,下段较少。异物停留过久,可导致严重并发症而危及生命。

(二)护理评估

1. 健康史　病人常有明确的误咽异物后出现呛咳、咯血及便血等病史。

2. 症状与体征　主要是吞咽困难和吞咽疼痛。异物停留于食管入口,明显吞咽困难,张口流涎,同时感胸部有物阻塞。尖锐异物于颈前甲状软骨下或胸骨后发生疼痛。小儿发生较大的食管异物时,可压迫气管后壁发生呼吸困难,唾液流入气管引起刺激性咳嗽等症状。

3. 检查

(1)间接喉镜检查:见到梨状窝有唾液滞留或杓状软骨呈水肿隆起,提示有食管异物可能。

(2)食管X线检查:对于金属不透光异物或大块致密骨质可以确诊和定位。对不显影的异物用钡剂检查或加入棉絮纤维作X线透视定位。疑有食管穿孔时改用碘油。

(3)食管镜检查:少数病例有明显异物史和相应症状,X线检查不能确诊时,需作食管镜检查,发现异物并取出。

4. 社会心理因素　病人及家属常因疼痛、梗阻感及呼吸困难而紧张和焦虑,常因知识缺乏而延误治疗。

(三)治疗原则

应尽早在食管镜下取出异物,防止并发症的发生。

1. 食管镜下取出异物。

2. 防治感染　补液及全身支持疗法。

3. 并发症处理　异物过大难以取出或出现食管穿孔者,应请胸外科会诊处理。

(四)护理诊断

1. 有感染的危险　与异物刺激食管引起继发感染有关。

2. 急性疼痛　吞咽疼痛,与尖锐异物刺激食管壁有关。

3. 潜在并发症　感染、食管穿孔、出血、气管-食管瘘,与异物的性质、大小、部位、停留的时间长短有关。

4. 恐惧　与异物引起大出血、疼痛不适、担心异物取不出来有关。

5. 知识缺乏　与缺乏预防食管异物发生的知识有关。

(五)护理目标

1. 无感染的症状或感染得到控制。

2. 疼痛缓解,吞咽障碍减轻或消失。

3. 不发生任何并发症。

4. 家长或病人能够理解并讲述有关食管异物的防治知识,消除恐惧心理。

(六)护理措施

1. 按医嘱用药　如病人体温升高、疼痛明显加重,则提示有感染存在,应按医嘱使用足量抗生素、禁食、静脉输液等治疗,补充营养,维持水、电解质代谢平衡。

2. 严密观察病情变化　如发现病人出现高热、全身中毒症状明显、局部疼痛严重、吞咽时呛咳、大量呕血或便血等症状,应立即报告医生,及时予以处理。

3. 配合医生做好食管镜检查的各项准备工作　包括禁食、术前用药,向病人及家属介绍手术方法、注意事项及如何配合等。并获得病人及家属签署的手术同意书。

4. 心理治疗　对于有焦虑情绪的病人及家属,应予以安慰和开导,使其了解病情和治疗方法,消除紧张情绪和焦虑心理,积极配合治疗。

(七)健康指导

1. 向病人及家属进行预防食管异物发生的宣传教育。

2. 进食要细嚼慢咽,松动的义齿要及时修复,睡前将活动的义齿取下。

3. 教育小儿改正口含玩物的不良习惯,成人不要含物工作。

4. 误吞异物后,立即到医院就诊,切忌自行吞服饭团、馒头等,以免加重损伤,造成取出困难。

本节小结

本节主要介绍气管及支气管异物、食管异物等的病因、护理评估、治疗原则、护理诊断和护理措施等基本知识。重点讲述了气管及支气管异物、食管异物病人的护理诊断和护理措施。难点是气管及支气管异物病人的护理诊断。

气管及支气管异物、食管异物大都有较明确的异物吸入或误吞病史。不良的生活习惯、不规范的操作及病人功能的不健全等为其发生的常见诱因。

异物进入气管后,立即发生剧烈呛咳、面红耳赤,并有憋气、呼吸不畅并可闻及拍击声,触到撞击感;窒息的危险、感染的危险、恐惧、知识缺乏等是其重要的护理诊断;嘱病人静卧休息,吸氧,密切观察其呼吸、体温等,配合医生作好内镜(直接喉镜和支气管镜)的术前准备,加强宣教等是其重要护理措施。

食管异物病人的潜在并发症(感染、食管穿孔、出血、气管-食管瘘)、吞咽疼痛、知识缺乏等是其主要诊断;主要护理措施是嘱病人按医嘱使用足量抗生素、禁食、静脉输液等治疗,补充营养,维持水电解质代谢平衡,严密观察病情变化,配合医生做好食管镜检查的各项准备工作,防治感染,配合医生做好内镜(食管镜)的术前准备等。

复 习 题

1. 当误咽鱼刺并卡于咽部时,正确的处理方法是什么?

2. 试述气管、支气管异物的常见病因、处理原则,及应如何预防?

3. 食管异物常见的并发症有哪些?

4. 患儿,男性,4岁,在吃瓜子过程中突发剧烈咳嗽,呼吸困难,以"下呼吸道异物"急诊入院,准备行气管镜下异物取出术。

(1)该患儿哭闹,护嘱中错误的是:

A. 给患儿小玩具玩   B. 给患儿讲故事

C. 给患儿看动画片   D. 请家属哄患儿使其安静

E. 嘱家属带患儿到院外走走

(2)手术取出瓜子半粒,现患儿安静,护理观察应特别注意:

A. 脉搏   B. 体温

C. 血压   D. 呼吸

E. 精神

(3)对该患儿家属进行健康指导的内容是:

A. 避免给患儿吃坚硬带壳的食物   B. 患儿进食时不可嬉戏、打闹等

C. 教育患儿不要将玩具含于口中玩耍   D. 进食发生呛咳、呼吸困难时应及时就诊

E. 以上都是

(胡卫东)

第四章 耳鼻咽喉科护理管理、常用护理操作技术与耳鼻咽喉保健

学习要点:

1. 说出门诊室、治疗室及隔离室及耳鼻咽喉科各诊疗室主要护理管理。

2. 学会滴鼻、滴耳、鼻腔冲洗、外耳道冲洗、雾化吸入、咽部涂药、上颌窦穿刺冲洗、鼻窦负压置换疗法、下鼻甲注射法等护理操作,并说出其注意事项。

3. 认识防聋、治聋的重要性及耳鼻咽喉保健知识。

4. 通过耳鼻咽喉护理技术操作的训练,培养操作程序规范,动作轻柔准确,工作认真细心,对病人尊重、关心的态度。

第一节 耳鼻咽喉科护理管理

一、门诊室护理管理

(一)开诊前的准备

1. 诊室卫生 做好诊室卫生,保持诊室清洁、明亮,通风。做好卫生安全管理,保持诊疗室清洁卫生。

2. 诊室物品 开诊前检查各诊室常用检查器械和用品是否齐全,备好所需药品及敷料,并且按固定位置摆放好。定期检查门诊急救、麻醉及剧毒药品,常用抢救器械、设备等是否齐全且功能完好。

(二)组织病人就诊,协助医生检查

1. 填好病历首页各项内容,做好分诊工作。

2. 遇急症病人应安排提前就诊,密切配合医生准备急救药品和器材,积极协同抢救,并作好抢救记录。

3. 对婴幼儿酌情安排提前就诊,检查时应协助医生固定头位。

4. 遇聋、哑病人应酌情采取适当的交流方式,避免喧哗。

5. 积极配合、协助门诊医生做好术前准备、术中巡回、术后观察及护理等。

6. 伴送危重病人入院、转科等。

（三）开展卫生宣教及健康指导

利用病人候诊时间,适时开展卫生宣教工作及健康指导,使病人及家属掌握本科常见病的发病因素,预后及预防保健方法,促使其能够积极配合治疗和护理。

二、隔音室护理管理

（一）专人管理

隔音室应有专职护士与技术人员共同管理,隔音室室内环境噪声的声压级应符合国家GB 7583—87 的要求。

（二）室内卫生

保持室内整洁,空气清新,注意防潮。

（三）诊室物品

备好检查及办公用品,如音叉、纯音听力计、声导抗仪和结果记录单等。仪器应按规定定期校准,耳塞应用肥皂水清洗,并用75%乙醇擦拭。

（四）注意事项

1. 测试前去除受试者的眼镜、头饰、耳环及助听器等,并清洁外耳道,调整耳机,以免因外耳道软骨部塌陷造成外耳道阻塞。
2. 向受试者解释测试的目的、过程及配合方法。婴幼儿受检者,应结合其年龄及检查目的选择合适的测试方法或遵医嘱给予镇静药。
3. 测试过程中请受试者尽量坐得舒适,避免说话、吞咽及清鼻等动作,不移动身体,保持安静。
4. 测试结束后,记录、整理检查结果并及时送交医师。

三、耳鼻咽喉科病人手术前后护理

（一）心理护理

了解病人的心理状态,有针对性地向病人解释手术的目的、意义、方式及注意事项等,让病人有充分的思想准备,减轻焦虑,积极配合手术。对过度紧张者可适量给予镇静药。

（二）术前准备

1. 做好手术前一般准备,如更衣、剪指甲、剃须、剪鼻毛或耳毛、备皮,上颌窦穿刺冲洗,含漱液漱口及术前用药等。
2. 了解病人是否有上呼吸道感染,尤其是女性病人还需了解月经史。
3. 局麻病人手术晨可进少量干食,全麻病人手术前晚 22:00 时开始禁食禁水。进入手术室前,嘱病人排空大小便。

(三)术后体位

手术结束,病人回病房后根据不同手术和麻醉的要求采取不同的体位,如鼻部手术一般采取半卧位,全麻者取去枕平卧位等。

(四)护理观察

整理手术文件,了解手术情况,按时巡视病人,密切观察病情。如有呕吐、出血、呼吸困难等情况,应及时和医师联系并给予适当处理。

(五)局部护理

注意手术局部护理,如给予滴鼻液,抗生素软膏,含漱液等,并教会病人或家属使用方法。气管切开者应按气管切开术术后护理,保持气管套管通畅。

(六)执行术后医嘱

1. 及时执行各项术后医嘱,经常与医师交流分管病人的病情。

2. 鼓励病人说出不适的原因及严重程度,耐心细致地和病人及家属交谈,使他们树立战胜疾病的信心,积极配合医护活动,争取早日康复。

四、内镜检查室护理管理

内镜是近年来耳鼻咽喉科普遍开展的一项特殊的诊治技术。在复杂的技术操作过程中规范医用内镜的消毒工作,保护病人的权益,保障医疗安全是临床护理质量的保证。

(一)内镜室管理

1. 内镜室应保持清洁、整齐、空气流通,区域划分明确,分为诊查区、洗涤消毒区、清洁区。

2. 工作人员操作时穿防渗透衣、戴工作帽、口罩和手套,更换工作鞋,工作结束后用 0.5%84 消毒液浸泡双手。

3. 严格执行消毒隔离制度,内镜每次用后应去污、清洁,用高效消毒剂消毒后备用。肿瘤病人使用过的毛刷宜用酒精消毒。

4. 对传染性疾病者、特殊感染者或非特异性结肠炎病人应安排在最后检查,并使用专用内镜。

5. 每日监测并记录浸泡内镜消毒液的有效浓度。每日用消毒液擦拭工作桌面、地面。每周进行 1 次空气消毒,每月进行 1 次空气培养。

(二)组织病人就诊,协助医生检查

1. 预约时了解病史及必要的化验检查结果,并登记检查日期。

2. 应向病人交代检查前和检查中的注意事项,同时做好心理护理等健康宣教工作。

3. 检查时应注意保护病人的隐私权。检查时发现可疑病灶不要议论,以免引起病人的心

理紧张。

4. 镜检所取病理组织应妥善保管,送检时必须认真核对,并与病理科有签收制度。

(三)诊室物品

护士应熟悉仪器的性能、操作规程及诊查常规。内镜应专人保管,定期保养(一般 2 周检查保养 1 次),对精密仪器(如冷光源、电子镜显示系统)应严加爱护,严防碰撞或剧烈振动,并定期通电以防受潮短路,各种内镜应建立使用登记卡。

(四)注意事项

1. 检查时注意观察病情变化及有无并发症的发生,随时做好应急准备,配合抢救。

2. 检查后要向病人及家属交代注意事项,如有不适随时就诊,对疑有并发症者,要留院观察。

3. 测试结束后,记录、整理检查结果并及时送交医师。

第二节　耳鼻咽喉科常用护理技术操作

一、外耳道清洁法

(一)目的

用于耳部检查和治疗的方法,尤其在检查鼓膜时更为重要。

(二)用具及药品

卷棉子、耳镜、耳镊、3%过氧化氢溶液 1 瓶。

(三)操作方法

整块的耵聍,应用耳镊或耵聍钩轻轻取出。对残存耵聍碎屑,则用卷棉子清除。外耳道分泌物可用蘸有 3%过氧化氢溶液的消毒卷棉子加以清洗,然后用干卷棉子拭净。也可先滴入 3%过氧化氢溶液 3~5 滴,任其起泡沫后流出,再用卷棉子擦干。

(四)注意事项

用镊子或卷棉子时动作要轻柔,不可损伤外耳道皮肤和鼓膜。

二、外耳道冲洗法

(一)目的

用于冲洗耳部的耵聍,分泌物及微小异物。

（二）用具及药品

弯盘、治疗碗、橡皮球、塑料管或 20 mL 注射器。温生理盐水（37℃左右）。

（三）操作方法

侧坐位，头稍偏向健侧，将弯盘放于患耳耳垂下紧贴皮肤，以便盛受流出的冲洗液。用左手将病人耳郭向后上方（小儿向后下方）轻轻牵引，右手执吸满温生理盐水的接有塑料管的橡皮球或 20 mL 注射器，向外耳道口后上壁的方向冲洗。使水沿外耳道后上壁进入深部，借水的回流力量将耵聍栓塞冲出，直至冲净为止，然后用干棉签擦干外耳道。

（四）注意事项

冲洗所用盐水不可过冷或过热，以免刺激内耳引起眩晕。冲洗方向应斜对外耳道后上壁，不可直对鼓膜，以免损伤鼓膜。亦不可直对耵聍栓塞或异物，以免将之冲入深部。有急性或慢性化脓性中耳炎的病人不应冲洗。

三、外耳道滴药法

（一）目的

治疗外耳道、鼓膜及中耳疾病。

（二）用具及药品

滴管及滴耳药。

（三）操作方法

滴药前必须先将病侧外耳道内分泌物清洗干净，然后让病人将头倾向一侧患耳朝上，向上后方轻拉耳廓，向外耳道内滴入药液 3~5 滴。有鼓膜穿孔者，可用手指按压耳屏数次，促使药液经鼓膜穿孔进入中耳。

（四）注意事项

药液温度须与体温相近，过冷时宜稍加温，以免滴入后出现前庭反应。滴管不可触及外耳道壁，以免污染。

四、咽鼓管吹张法

详见第二章第一节。

五、鼓膜穿刺法

（一）目的

适用于非化脓性中耳炎的鼓室积液。

（二）用具及药品

布宁液、斜面较短的 7 号长针头、2 mL 注射器、耳镜、醋酸可的松药液。

（三）操作方法

病人取坐位，外耳道皮肤及鼓膜表面用 75％乙醇消毒，小棉片蘸布宁液贴在鼓膜表面，约10 min后，在无菌条件下在鼓膜紧张部前下方刺入鼓室，固定针头，用注射器抽吸鼓室内的液体。抽液后可通过穿刺针注入抗生素、α-糜蛋白酶、透明质酸酶、醋酸可的松等药物。耳道口堵以无菌干棉球，防止继发感染。（图 2-4-1）。

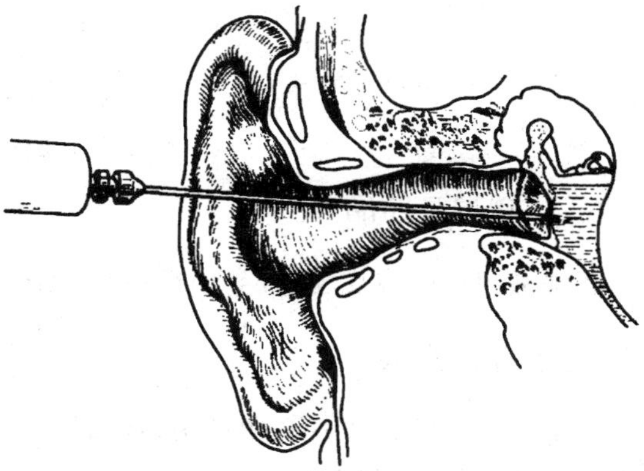

（四）注意事项

针头的方向必须与鼓膜垂直。刺入鼓室后，一定要固定好针头，以防抽液时针头顺势脱出。治疗后控制感染。

图 2-4-1　鼓膜穿刺法

六、鼻腔滴药法

（一）目的

治疗鼻腔、鼻窦病变，起收缩及湿润黏膜、改善通气、引流或消炎作用。

（二）用具及药品

滴用药物、滴管或喷雾器。

（三）操作方法

采用仰卧头低位，肩下垫枕，或将头悬于床缘外，亦可背靠椅背，头尽量向后仰伸，使鼻腔低于喉腔，避免药液流入咽部。如采用侧卧位时，患侧应向下。滴入药液 3～5 滴，并轻轻吹气，使药液与鼻腔黏膜广泛接触，约 5 min 后恢复正常体位。另外，也可使用喷雾器将药液喷入鼻腔（图 2-4-2）。

（四）注意事项

药瓶口、滴管口或喷雾器头不得插入鼻孔，碰及鼻翼和鼻毛，以防污染。应教会病人或家属，使其能在家中自行滴药。

七、鼻腔冲洗法

（一）目的

用于治疗萎缩性鼻炎干痂较多者或功能性鼻窦内镜手术后。

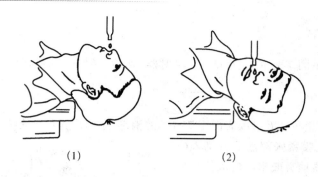

图 2-4-2 滴鼻法
（1）仰头位；（2）侧头位

（二）用具及药品

灌洗桶、脸盆、橡皮管、洗鼻用橄榄头、毛巾，温生理盐水或一般温盐水 500~1 000 mL。

（三）操作方法

灌洗桶下端接橡皮管和橄榄头，将桶悬于距病人头顶约 1 m 的高处。橡皮管用夹子夹住，以免盐水流出，然后将温盐水倒入桶内。病人头向前倾，颏下接脸盆，将橄榄头塞入一侧前鼻孔，开放夹子，使桶内的温盐水缓缓注入鼻腔，病人张口呼吸，使盐水经对侧鼻腔流出，此时即可将鼻内的分泌物、痂皮随水冲出。一侧鼻腔冲洗后，可如法冲洗对侧鼻腔。冲洗后用毛巾擦干面部。

（四）注意事项

鼻腔有急性炎症时，禁用冲洗法，以免炎症扩散。灌洗桶不宜悬挂过高，过高则压力加大，水流过急，有将分泌物冲入咽鼓管引起中耳炎之虞。盐水的温度以接近体温为宜，不可过热或过冷。

八、下鼻甲注射法

（一）目的

注射硬化剂，使下鼻甲产生纤维化，缩小体积，借以改善鼻腔通气，主治肥厚性鼻炎；双下甲封闭疗法治疗单纯性鼻炎和变态反应性鼻炎。

（二）用具与药品

额镜、鼻镜、枪状镊、1%丁卡因、80%甘油或枯脱液、0.5%普鲁卡因、1%利多卡因、注射器及针头等。

（三）操作方法

病人取坐位，头正直，并靠在椅背上。用 1%麻黄碱液和 1%丁卡因液棉片收缩鼻甲及麻醉黏膜。用鼻镜扩大前鼻孔，针尖自下鼻甲前刺入黏膜下，注射针与下鼻甲游离缘平行方向自前向后达下甲后端,注意切勿穿透后端黏膜,然后边退针边推药物,将药液注入黏膜下,拔针后用干棉球压迫下鼻甲前段针孔处止血。

(四)注意事项

严格掌握注入药量。若需双侧注射者,由于疼痛反应重,可分次进行。注射前先回抽,无回血时方可缓慢注入药液。注入药液时应观察病人反应,发现异常如心慌等反应时立即停止。

九、上颌窦穿刺冲洗法

(一)目的

用以诊断慢性化脓性上颌窦炎,同时也是一种治疗措施。

(二)用具与药品

前鼻镜、棉签或卷棉子、上颌窦穿刺针、1%丁卡因、橡皮管及接头、20~50 mL 注射器、治疗碗(盛温生理盐水)及弯盘(盛冲洗流出液)。

(三)操作方法

病人取坐位,用 1%麻黄碱棉片收缩鼻腔黏膜,用 1%丁卡因棉片置入下鼻道穿刺部位麻醉黏膜。如穿刺左侧上颌窦,术者用右手固定病人头部,左手拇指、示指和中指捏住针柄中段,掌心顶住穿刺针后端,针头斜面朝向鼻中隔方向,经前鼻孔伸入下鼻道,抵达其外侧壁距下鼻甲前端 1~1.5 cm 近下鼻甲附着处,固定穿刺针头,然后向同侧耳廓上缘方向稍用力刺入,使穿刺针穿过下鼻道外侧壁进入上颌窦,穿入窦内时有一种进入空腔的感觉(图 2-4-3)。拔出针芯后,将橡皮管一端接穿刺针,另一端接注射器。病人取头低位。冲洗时先回抽检查有无空气或脓液抽出,以判定针尖是否确在窦腔内,再徐徐注入温生理盐水。如有上

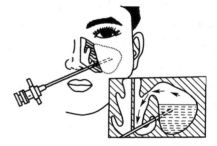

图 2-4-3　上颌窦穿刺法

颌窦积脓,冲洗中可见脓涕自鼻腔流出。连续冲洗,直至将脓洗净为止。脓多时可在冲洗完毕后注入抗生素药液。冲洗完毕,拔出针头,下鼻道穿刺处用棉片压迫止血,并根据脓液性质(黏脓、脓性、蛋花样、米汤样)、臭味和脓量(少、中、多)记录冲洗结果。

(四)注意事项

1. 穿刺部位及方向要正确,防止刺入眶内及面颊部软组织,以免引起眼眶或面颊部肿胀及诱发炎症。在未能肯定已刺入窦腔前,不要进行冲洗。

2. 拔出穿刺针后如遇出血不停,应用浸有 1%麻黄碱生理盐水或 1:1 000 肾上腺素棉片紧填下鼻道妥善止血。

3. 在穿刺过程中,若病人发生昏厥等意外情况,应立即拔出穿刺针,平卧休息,密切观察

病情并给予必要的处理。

4. 在未确知针尖全部在窦腔中时,切忌注入空气,以免发生气栓。

十、鼻窦置换疗法

(一)目的

用于慢性鼻窦炎,特别是慢性筛窦炎。

(二)用具及药品

吸引器、带橡皮管的橄榄头、治疗碗,1%麻黄碱生理盐水液和抗生素溶液。

(三)操作方法

病人擤去鼻涕,仰卧垂头位,肩下垫枕。两侧鼻腔各滴入 1%麻黄碱生理盐水 1~2 mL,保持头位不变 1~2 min。再于鼻腔内注入 2~3 mL 抗生素滴鼻液,将与吸引器相连的橄榄头(或用橡皮球代替吸引器)塞入一侧鼻孔,另一侧鼻孔用手指封闭(图2-4-4),然后让病人连续发出"开、开、开"的声音,使软腭断续上提,间歇关闭鼻咽腔;同时开动吸引器(或轮替放松及挤压橡皮球)抽吸鼻内空气。由于吸引器的抽吸,使鼻腔、鼻窦内形成暂时负压;而当发"开、开、开"音中断时,窦腔内的气压低于和外界气压相等的鼻腔气压,此时鼻腔内的药液便可进入压力较低的窦腔内。用同法对另一侧鼻腔进行治疗。休息3~5 min后坐起。见图2-4-4。

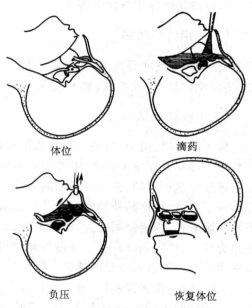

体位　　　　　　滴药

负压　　　　　恢复体位

图 2-4-4　鼻窦置换疗法

(四)注意事项

急性鼻炎、急性鼻窦炎、鼻出血、鼻部手术后伤口未愈、高血压等病人,不宜使用本法。吸引器产生的负压不宜太大,一般不超过 180 mmHg。

十一、咽部涂药及吹药法

(一)目的

治疗各种类型咽炎。

(二)用具及药品

长棉签、喷粉器、压舌板。

（三）操作方法

张口,将舌压低,用棉签蘸药液直接涂布于口腔、舌或口咽等处,或用喷粉器将药粉直接喷于咽部。如病人自己用药,可对镜看清咽部涂布。

（四）注意事项

涂药时,棉签上的棉花应缠紧,以免脱落。所蘸药液不宜太多太湿,以免用力涂布时将药液挤出下流入喉,引起不良反应。

十二、蒸汽或雾化吸入法

（一）目的

治疗急、慢性咽炎,喉炎,气管支气管炎及鼻腔干燥者。

（二）用具及药品

蒸汽吸入器、雾化器或超声雾化器或热水杯和各种治疗用药,如薄荷醑、复方安息香酊、抗生素及糖皮质激素等。

（三）操作方法

将药液滴于杯内热水中或蒸汽吸入器、雾化吸入器内,对准气流张口做深呼吸,直至吸完蒸汽或雾化器内的药液。每日 1 次,5~6 次为 1 疗程。

（四）注意事项

蒸汽的温度不可太高,以免烫伤。气管切开的病人,蒸汽应从气管套管口吸入。治疗结束后应稍事休息再外出,以免受凉或因过度换气而头晕。

［附录］ 常用敷料制作

（一）纱布类

1. 长纱条　用于鼻腔及鼻窦手术麻醉及止血。要求细致柔软、吸湿性强,长约 25 cm,宽约 0.5 cm,厚约 0.15 cm。盘成小卷后拦腰打结,装入瓶（罐）中高压灭菌后备用。

2. 短纱条　用于乳突术后换药,用上述长纱条剪成,长约 2.5 cm,两端呈斜尖角状,装入瓶（罐）中高压灭菌消毒后备用。

3. 气管套管纱布垫　用于气管切开术后换药。将 8～6 cm 大小的普通方纱布,从对折一边的中点向对侧剪开一半即可。喉切除者,因套管较粗,故需剪开 2/3。装罐高压灭菌消毒备用。

4. 扁桃体纱布球　用于扁桃体手术时或术后出血时压迫止血。要求紧而光滑,相当于扁桃体窝大小。制作方法:依图 2-4-5 A-H 所示,将纱布依对角线折叠一次成三角形;再对折成直角三角形;左手示指插入第二次折叠后的双层纱布之间并紧贴折叠线;用右手将三角形的底边向内卷紧成扁圆条状;再向左手掌方向卷紧使略成圆柱状;然后将左手示指抽出,将袋口翻转包紧即成。高压灭菌消毒备用。

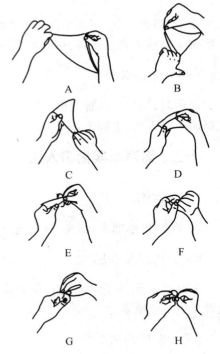

图 2-4-5　扁桃体止血纱布球制作法

（二）棉花类

1. 干棉球　换药用。

2. 棉片　浸泡不同药液,用于鼻腔换药、止血及黏膜表面麻醉。将脱脂棉剪成 2 cm×4 cm 大小的薄棉片,包成小包(每包 4~6 片)装入瓶(罐)内,高压灭菌消毒备用。

3. 卷棉子或细棉签　用于清除分泌物及涂布药液,采取分泌物涂片或培养。将棉花撕成小块,平铺在食指及中指掌面,将卷棉子头端或专用细竹签的一端放在棉片一边,卷紧即可。卷棉子的尖端不可露在外面,以免使用时引起损伤。包成小包,高压灭菌消毒后备用。

（三）凡士林敷料类

1. 凡士林纱条　用于鼻腔填塞止血。将 4.8 cm(或 6 cm)宽的绷带卷用快刀与卷轴垂直切开成两半(或三等分),即宽 2.4 cm(或 2 cm),撕去边缘碎纱,来回折叠平铺;或剪成长约 70 cm 一根,卷成小纱布卷,放入有盖的长方盒内,按凡士林与纱条重量之比 4:1,将凡士林放在纱条上,盖好盒盖,经高压消毒后,凡士林即均匀渗入所有纱条中。

2. 凡士林纱布　用于上颌骨切除术压迫止血及填塞伤口和术后换药。将纱布剪成约 10 cm×18 cm 大小的单层方块,撕去边缘的碎纱,层层平铺在有盖长方盒中,按上述比例加入凡士林软膏,高压灭菌消毒备用。

3. 凡士林锥形纱球　用于后鼻孔填塞止血。将凡士林纱布(图 2-4-6),折叠后再卷紧,即成一头大一头小之锥形纱球,用粗丝线缚紧,尖端留置 2 根长线头,作前鼻孔外打结用,底部留置 1 根短线头,作以后从口咽取除凡士林纱球用。

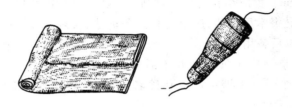

图 2-4-6　凡士林锥形纱球制作法

第三节　耳鼻咽喉卫生保健

一、上呼吸道保健

上呼吸道包括鼻、咽、喉,是呼吸的门户。在机体抵抗力下降时容易遭受病毒感染、细菌及其他病原体感染或各种理化因素的刺激,而引起急慢性炎症、肿瘤、全身其他脏器的病变。因此,加强对上呼吸道的保健,对保护人体健康具有重要的意义。上呼吸道保健主要包括:

1. 加强体育锻炼,经常到户外活动,增强体质。易感病人开窗通风,加强耐寒锻炼。
2. 积极治疗鼻、咽、喉部疾病。
3. 患病后注意休息,居室要保持有一定湿度的清新空气。多饮水,吃清淡并富有营养的食物,戒除烟酒的刺激。
4. 加强厂矿管理,改善工作环境,控制有害物质的排放浓度,减少环境污染。
5. 加强集体和个人的防护措施,尽量避免接触有害气体和粉尘的刺激,工作时戴防护口罩及面罩。
6. 对从事粉尘、化学物质及有害气体工作的人员,应定期检查,提高自我防范意识,发现职业病应及时更换工作并积极治疗。

二、嗓音保健

嗓音在现代社会中扮演重要的角色,它是语言沟通的重要媒介,若没有适当清晰的嗓音,人们的沟通势必会造成严重的阻碍与困惑。临床上嗓音异常多见于嗓音的音质、音量、音调或弹性的问题。表现为嗓音的沙哑、说话费力、咽喉干燥、肿痛、音域变窄等。症状一旦出现,病人应尽早就医检查,接受嗓音治疗。嗓音保健的原则如下。

1. 使用适当的音量说话:应避免大声吼叫或提高音量,在嘈杂的环境下,使用麦克风对预防大声说话有极大的帮助,因为音量过大,容易造成声带肌肉、颈部肌肉和共鸣腔弹性的减少,产生嗓音问题。
2. 使用软起声说话:每一句话的第一个字轻松地发声,使气流与嗓音同时出来。使用适当的速度说话;一句话的字数以不超过 10 个字为限,每句中间须做短暂的停顿以便吸气。
3. 使用适当的音调说话:尽量避免使用过高或过低的音调说话,以减少发声时的阻力及声带的紧张。
4. 注意嗓音的休息:在长时间说话后,应尽量把握机会休息,让因过度使用而充血的声带可以充分休息。
5. 多喝温开水,保持喉部的湿润,以降低声带闭合时的摩擦力。
6. 避免吃刺激性的食物,如烟、酒、辣椒、咖啡、浓茶等。
7. 要有充足的睡眠,适当的运动,以保持肌肉的放松及良好的声带弹性。
8. 感冒时要尽量减少声带的使用;休息是最好的方法,也不可使用耳语发声。
9. 注意说话时情绪的稳定:在情绪激动高昂的时候,如盛怒、悲伤时应避免无节制的使用嗓音。

三、听力保健

听力一旦受到某些因素的影响发生不同程度的减退,就会使你处处感到不便,尤其是发生严重的耳聋时,更增添了不少困难和烦恼。因此,听力的保健应做到:

1. 提倡优生优育,杜绝近亲结婚,加强妊娠期保健,妊娠期避免使用耳毒性药物。广泛开展新生儿、婴幼儿听力筛查,发现问题及时治疗。

2. 加强环境保护,控制噪声在安全范围内,改善劳动条件,提高防范意识。

3. 戒除不良习惯,不要随便用不洁的毛线针、发夹、木棒来挖耳止痒。

4. 避免接触爆震声。如遇到燃放鞭炮时,应该距现场 3 m 以外或用手捂住耳朵;不要用掌击耳部。

5. 戒除烟酒的刺激。香烟中的尼古丁和酒中的乙醇,对内耳都有一定的毒害作用。

6. 积极防治上呼吸道感染和耳部疾病。

7. 慎用氨基糖苷类药物,如链霉素、卡那霉素、庆大霉素、新霉素等,以免发生药物中毒性聋。

8. 做到劳逸结合,保证充足的睡眠,加强体育锻炼,如转头、转身、太极拳、健身操等可增强内耳的平衡功能,提高机体的抗病能力。

四、聋的防治与康复

聋是听觉系统中传音、感音或综合分析部分发生器质性或功能性病变而导致的听力损害的总称。聋的程度较轻者也称为重听。程度较重且影响正常社交者称为聋。造成聋的原因很多,遗传、产伤、感染、药物应用不当、免疫性疾病、生理功能退化、某些化学物质中毒等都能导致聋。对耳聋病人要早发现、早确诊、早治疗。对传导性聋、混合性聋,要查清病因彻底治疗,改善中耳内环境和传音功能,最大限度地恢复听力。

(一)聋的分级

临床上以法定为 500 Hz、1 000 Hz、2 000 Hz 三个频率的平均听阈值为标准,将聋分为 5 级。轻度聋:听阈 26~40 dB,听低声谈话有困难。中度聋:听阈 41~55 dB,听一般谈话有困难。中重度聋:听阈 56~70 dB,需大声说话才能听清。重度聋:听阈 71~90 dB,只能听到耳旁大声喊叫。极度聋:听阈>91 dB,听不清耳旁大声喊叫。足以引起某耳听觉的最小声强值为听阈。

(二)聋的防治与康复

1. 聋的预防具体措施见听力保健。

2. 外耳、中耳、内耳疾病应根据病因、病变部位、性质和范围采取不同的治疗方法积极治疗,有手术适应证者应采取手术治疗,恢复或重建听力。

3. 感音性耳聋的防治及康复。

(1)老年性聋:是指随着年龄增长逐渐发生的进行性听力减弱。早期大多为双侧高频的感音神经性聋,两侧耳聋程度可不一致,呈缓慢进行性加重,逐渐向低频区发展。表现为蝉鸣声、鸟叫声等,高频声响不敏感。对于防治老年性聋,首先要养成良好的生活习惯,注意饮食卫生,减少糖类、脂类食物,禁烟酒,进行适当的体育锻炼。远离对听力有害的环境,避免对听力有害的药品与食物,特别要注意用药安全,慎用耳毒性药物。定期检查听力健康状况,尽量延缓听觉器官的衰老进程。对于已经患有老年性聋的病人可以选配适当的助听设备。

（2）噪声性聋:由于长期工作或生活在噪声环境中所发生的听觉器官的损害,是一种进行缓慢的感音性聋。为了预防噪声性聋,要养成保护听力的良好习惯,尽量减少暴露在噪声环境中的时间。如果长期生活在噪声环境中,可戴耳塞、耳罩等,合理安排工作及休息时间,尽量避免持续地强噪声,尽可能降低或消除噪声强度。当耳内出现高调蝉鸣音时,要及时检查、处理,避免听力进一步下降。

（3）创伤性聋:是指头颅遭受闭合性创伤所导致的双侧重度高频神经性聋或混合性聋。多发于潜水人员、爆破人员。伴耳鸣及眩晕、平衡紊乱。治疗针对病因进行。如果听骨链中断,需要进行鼓室探查术和听骨链重建。

（4）突发性聋:是一种突然发生的原因不明的感音神经性聋。病因与病毒感染、内耳血流障碍、过于激动、压力过大或过于劳累、剧烈咳嗽、打喷嚏、捏鼻鼓气等有关。治疗方面主要是使用大剂量的激素,同时使用神经营养、扩张血管药物,还可以辅以高压氧的治疗。对于怀疑病毒感染的病人,加用抗病毒药物;怀疑血管栓塞的病人,使用溶栓药物。越早治疗的效果越好。

（5）药物中毒性聋:使用某种药物或接触某些化学制剂而引起的耳聋,常见的有卡那霉素、庆大霉素、新霉素、利尿药、抗疟疾药(如奎宁和氯喹)及某些避孕药、消毒剂(如碘酒、氯己定、甲醛)等,耳毒性药物引起的耳聋是直接损害内耳的感觉神经细胞所致。为了避免药物性聋,首先,要做好新生儿、婴幼儿的听力普查。其次,在治疗疾病时,不要滥用药物,特别是氨基糖苷类抗生素。一旦发现药物中毒性聋迹象,应及时就医治疗,选择维生素、神经营养药和血管扩张药等,必要时可加用激素,治疗可持续2~3个月。同时要进行积极的听力和语言训练,力争使轻中度耳聋患儿的听力恢复或好转,将危害降至最低程度。如果已发展为重度,可在必要的药物治疗基础上,早期选配助听器,加强听力、语言的康复训练,以使患儿生活质量有所提高。

（6）梅尼埃病　主要是膜迷路积水引起的内耳疾病,表现为反复发作的旋转性眩晕、耳鸣、耳聋及耳胀满感等症状。嘱病人在医生指导下服用镇静药、抗组胺药、血管扩张药、利尿脱水药等药物。

本 章 小 结

本章重点讲述门诊室、治疗室及隔离室管理工作程序,耳鼻咽喉科各诊疗室护理的内容,及专科的护理操作技能。

学习本章重点掌握门诊室、治疗室及隔离室管理工作程序,能阐述耳鼻咽喉科各诊疗室护理的全套内容,初步学会滴鼻、滴耳、鼻腔冲洗、外耳道冲洗、雾化吸入、咽部涂药,上颌窦穿刺冲洗,鼻窦置换疗法,下鼻甲注射法等护理操作,并说出其注意事项。能在社区进行耳鼻咽喉卫生保健的宣传教育。

<h1 style="text-align:center">复 习 题</h1>

1. 开始一天忙碌的工作前,耳鼻咽喉科门诊护士应当做好哪些护理准备工作?
2. 鼻腔滴药的注意事项是什么?
3. 外耳道滴药的注意事项是什么?
4. 下鼻甲注射的注意事项是什么?
5. 叙述鼻腔冲洗的操作步骤。

(史艳莉)

第三篇

口腔护理学

第一章 口腔颌面部的应用解剖生理

学习要点:

1. 说出牙的分类、名称、数目与排列,牙的形态、牙与牙周组织结构及生理功能。
2. 叙述口腔颌面部的范围、分区、固有口腔的结构。
3. 概括颌面部各组织器官特点。

第一节 口腔的应用解剖生理

口腔(oral cavity)是消化道的起始端,由唇、颊、腭、口底共同围成。向前经口裂通外界,向后经咽峡与咽相通,内有牙、舌等器官(图 3-1-1)。口腔具有摄食、吸吮、咀嚼、味觉、消化、吞咽、语言与辅助呼吸等生理功能。口腔以上、下牙弓(牙列)和牙槽突、牙龈为界,分为口腔前庭和固有口腔两部分。当上、下牙列咬合时,口腔前庭可经第三磨牙后方与固有口腔相通。临床上牙关紧闭或颌间固定的病人可经此通道输入营养物质。

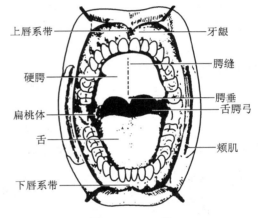

图 3-1-1 口腔

一、口腔前庭

口腔前庭(ovestibule of mouth)是唇、颊与牙弓、牙龈及牙槽黏膜之间的间隙。由唇、颊黏膜移行至牙槽黏膜的沟槽称前庭沟,是局部麻醉常用的穿刺部位。前庭沟内有连接唇与牙龈之间扇形带状的黏膜皱襞,称唇系带。一般上唇系带较下唇系带明显。位于上、下尖牙与双尖牙部位的黏膜皱襞称为颊系带,其数目不定。在平对上颌第二磨牙牙冠的颊黏膜上有一乳头状突起,为腮腺导管的开口。腮腺造影经此处灌注造影剂。大张口时平对上、下颌后牙𬌗面的颊黏膜上有一三角形隆起,称颊脂垫。三角形的底在前,尖向后称颊脂垫尖,为下牙槽神经阻滞麻醉的进针部位。

(一)唇

唇(lip)以鼻底、鼻唇沟、颏唇沟为界。口裂将其分为上唇和下唇,上下唇联合处为口角。上唇中央有一纵形的浅沟称人中,其中下部的人中穴是常用的急救穴位。唇由皮肤、皮下组织、肌层及黏膜组成。皮肤富有毛囊、皮脂腺与汗腺,为疖、痈的好发部位。皮下组织较疏松,口唇感染时常出现明显水肿。肌层为口轮匝肌呈环状分布,损伤或手术时应注意对位缝合以免影响唇的外观与功能。唇黏膜外露部分称唇红。唇红与皮肤交界处为唇红缘,外伤缝合或唇裂修复手术时,应恢复其形态。唇黏膜下富有小黏液腺,开口于黏膜。腺管阻塞时易形成黏液腺囊肿。

(二) 颊

颊(cheek)位于面部两侧,为口腔前庭外侧壁,由皮肤、浅层表情肌、颊脂垫、颊肌和黏膜构成,组织疏松富有弹性。

二、固有口腔

固有口腔(proper cavity of mouth)为口腔的主要部分,其范围上为腭,下为舌和口底,前界和两侧为上、下牙弓,后界与咽腔相通。

(一) 腭

腭(palate)为固有口腔的上界,借此与鼻腔分隔,由前 2/3 的硬腭与后 1/3 的软腭组成。

1. 硬腭(hard palate) 由上颌骨的腭突和腭骨水平板构成,覆以致密的粘骨膜组织,能耐摩擦与咀嚼压力。硬腭正中线纵形突起的黏膜皱襞称腭中缝,其前端两侧的横向黏膜皱襞称为腭嵴。两中切牙间的腭侧有一黏膜隆起,称腭乳头,其深面为切牙孔,有鼻腭神经及血管出入,是该神经阻滞麻醉进针的标志。在硬腭后缘前约 0.5 cm,腭中缝与上颌第三磨牙腭侧,相当于腭中缝至龈缘连线的中、外 1/3 交界处黏膜上有一浅凹陷,其深面为腭大孔,左右对称,腭前神经与血管通过此孔向前分布于硬腭后 2/3,亦为腭大孔麻醉的常用部位。

2. 软腭(soft palate) 是硬腭向后下延伸的部分,其后缘游离,中央有一小舌样物称腭垂(又称悬雍垂)。两侧向下外方形成两个弓形黏膜皱襞,前为腭舌弓,后为腭咽弓,两弓间容纳腭扁桃体。软腭厚约 1 cm,内有腭帆张肌、腭帆提肌等几对细小肌肉,与咽部肌肉协调运动,共同完成腭咽闭合,对吞咽、语言、呼吸等功能起重要作用。

(二) 舌

舌(tongue)是固有口腔内的重要器官,具有味觉功能,并协助完成语言、咀嚼、吞咽等生理功能。舌的上面为舌背,下面为舌腹,两侧为舌缘,舌腹中线处黏膜皱襞称舌系带。舌系带过短会限制舌的活动致发音不清。舌前 2/3 为舌体部,活动度大,舌体的前端为舌尖。舌后 1/3 为舌根部,活动度小。在舌背可见舌体部与舌根部之间有"∧"形界沟,其尖端向后有一凹陷处,称舌盲孔。

舌由表面的黏膜及其内的横纹肌组成。舌黏膜呈淡红色。舌背黏膜有许多乳头状突起,称舌乳头。依形状分为丝状乳头、菌状乳头、轮廓乳头和叶状乳头。除丝状乳头外,均含有味觉感受器,称为味蕾,能感受甜、酸、苦、咸、辣等味觉刺激。舌尖对甜、辣、咸味敏感,舌缘对酸味敏感,舌根对苦味敏感。舌根部黏膜有许多淋巴组织集聚而形成的突起,称舌扁桃体。舌背黏膜的色泽、厚薄等是中医诊断疾病的依据之一。

(三)口底

口底(floor of the mouth)是固有口腔的下界,位于舌体之下,下颌舌骨肌和舌骨舌肌之上,主要是疏松结缔组织,表面为黏膜覆盖。舌系带两侧各有一黏膜突起称舌下肉阜,是颌下腺管和舌下腺管的开口处。舌下肉阜向后延伸部分为颌舌沟,表面凸起的黏膜皱嵴为舌下襞。舌下腺位于舌下襞的深面。口底黏膜下有颌下腺导管和舌神经走行其间,做口底手术时避免损伤导管和神经。口底组织比较疏松,当外伤或感染时水肿明显,并可形成较大的血肿或脓肿,将舌推挤向上后,造成呼吸困难或窒息。

第二节 牙及牙周组织的应用解剖生理

一、牙

牙(teeth)嵌入上、下颌骨的牙槽内,是人体最坚硬的器官,能对食物进行机械性加工,并有协助发音和保持面部正常形态的作用。

(一)牙的分类名称、数目与排列

人一生中共有两副牙齿,即乳牙和恒牙。乳牙共 20 个,上、下颌每侧各 5 个,从中线起向两侧依次为乳中切牙、乳侧切牙、乳尖牙、第一乳磨牙、第二乳磨牙。恒牙 28~32 个,上、下颌每侧各 7~8 个,从中线到两侧分别是中切牙、侧切牙、尖牙、第一双尖牙、第二双尖牙、第一磨牙、第二磨牙、第三磨牙(又称智齿)(图 3-1-2)。

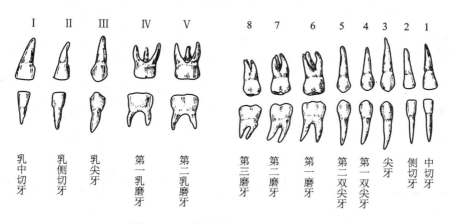

图 3-1-2 乳牙、恒牙的名称和符号

临床上为便于记录牙位,常以被检查者的方位为准,以“+”符号将上、下牙列分为上、下、左、右 4 个区,或以 $\frac{A|B}{C|D}$ 代表 4 个区。通常乳牙用罗马数字 I—V 表示,恒牙用阿拉伯

数字1—8表示。如右上第一乳磨牙记为 IV 或 IVA,左下第二双尖牙记为 5 或 5D,其他依次类推。

(二)牙的形态与结构

外观上,牙可分为牙冠、牙颈和牙根三部分(图3-1-3)。牙冠暴露在口腔内,有五个面,即唇面或颊面、舌面或腭面、近中面、远中面和殆面。牙根嵌于牙槽内,根的尖端称为根尖。牙颈是牙冠与牙根交界部分。牙根尖有根尖孔,通过牙根管与牙冠腔相通,有牙髓血管神经出入。牙根管与牙冠腔合称牙髓腔。

(三)牙的萌出与替换

出生后6~8月开始萌出乳中切牙,两岁半左右全部乳牙长齐。自6~12岁,乳牙逐渐脱落,恒牙相继萌出,在此期间口腔里既有乳牙,又有恒牙,称混合牙列期。左右侧同名牙萌出的时间大致相当,下颌牙的萌出稍早于上颌牙。第三磨牙萌出时间较迟,大约在18~25岁,也有人部分萌出或完全不萌出(表3-1-1)。

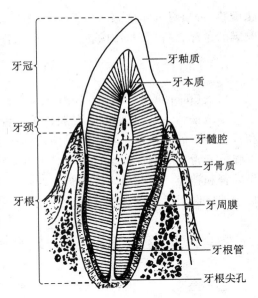

图3-1-3　牙的形态与构造

表3-1-1　牙的萌出和脱落时间

乳牙			恒牙	
名称	萌出时间	脱落时间	萌出时间	名称
乳中切牙	6~8个月	6岁	6~8岁	中切牙
乳侧切牙	6~10个月	8岁	7~9岁	侧切牙
乳尖牙	16~20个月	12岁	9~12岁	尖牙
第一乳磨牙	12~16个月	10岁	10~12岁	第一前磨牙
第二乳磨牙	20~30个月	11~12岁	10~12岁	第二前磨牙
			6~7岁	第一磨牙
			11~13岁	第二磨牙
			18~28岁	第三磨牙

(四)牙的组织结构

牙由牙釉质、牙本质、牙骨质三种硬组织和牙髓软组织组成。

1. 牙釉质(enamel)　位于牙冠表面,呈乳白色半透明,有光泽,是牙组织中高度钙化的最坚硬的组织。

2. 牙本质(dentine) 构成牙的主体,色淡黄而有光泽,硬度比牙釉质低。牙本质中有感觉神经末梢,当牙本质外露后,遇冷、热、酸、甜刺激时会产生酸痛感。

3. 牙骨质(cement) 位于牙颈及牙根表面,色淡黄,是一层钙化结缔组织,硬度与骨相似。牙骨质在根尖部及根分叉处较厚,在牙颈部较薄,在牙根部借助牙周膜将牙体固定于牙槽窝内,损伤后可再生修复。

4. 牙髓(dental pulp) 是充填于髓腔内的疏松结缔组织,内含血管、淋巴管、神经纤维、成纤维细胞和成牙本质细胞。具有敏锐的感觉功能,主要是营养牙体组织,形成继发牙本质等功能。

二、牙周组织

牙周组织包括牙槽骨(alveolar bone)、牙周膜(periodontal membrane)和牙龈(gingiva)。

1. 牙槽骨(alveolar bone) 是颌骨包围牙根的部分,又称牙槽突,骨质较疏松,且富有弹性,为支持牙的重要组织。牙槽骨容纳牙根的凹窝称牙槽窝。各牙根之间的骨板称牙槽中隔,游离缘称牙槽嵴。当牙齿脱落后,牙槽骨逐渐吸收。

2. 牙周膜(periodontal membrane) 是介于牙骨质与牙槽骨之间的致密纤维结缔组织,其纤维一端埋于牙骨质,另一端埋于牙槽骨和牙颈部牙龈内,将牙齿固定于牙槽窝内,并对咬合的冲撞起缓冲作用。牙周膜富含神经、血管和淋巴组织,有营养牙体组织的作用。

3. 牙龈(gingiva) 是口腔黏膜覆盖在牙颈部与牙槽骨表面的部分,色粉红,质地坚韧并有弹性。牙龈表面有呈橘皮状的凹陷小点,称为点彩。当牙龈水肿时点彩消失。两牙间牙龈突起的部分称龈乳头。炎症或食物嵌塞时,龈乳头肿胀或破坏消失。牙龈的边缘称龈缘,龈缘与牙齿间的空隙称龈沟,正常深度不超过 2 mm,如龈沟过深,即形成病理性牙周袋。

第三节 颌面部的应用解剖生理

颌面部(maxillofacial region)指上起额部发际,下至舌骨水平,左右达颞骨乳突垂直线之间的区域。由颌骨、颞下颌关节、涎腺及周围的软组织构成。按解剖区域将颌面部划分为额部、眶部、颧部、眶下部、鼻部、口唇部、颊部、腮腺嚼肌部、颏部、颏下部、颌下部、耳部、颞部等 13 个区域(图 3-1-4)。临床上常将颌面部分为面上、面中、面下三部分,两眉弓中间联线以上的区域为面上部,两眉弓中点联线至口裂平行线之间的区域为面中部,口裂平行线以下的区域为面下部。

一、颌骨

(一) 上颌骨

上颌骨(maxilla)是面中部最大的骨,左右各一于腭中缝处接合,与邻骨连接,参与眼眶底、鼻腔侧壁、鼻底和口腔顶、翼腭窝前壁等部位的构成。上颌骨形态不规则,大致可分为四突一体(图 3-1-5)。

1. 四突 即额突、颧突、腭突、牙槽突。

(1) 额突:位于上颌骨体的内上方,与额骨、鼻骨、泪骨相连接。

(2) 颧突:位于上颌骨体的外上方,与颧骨相连,向下至第一磨牙形成颧牙槽嵴。

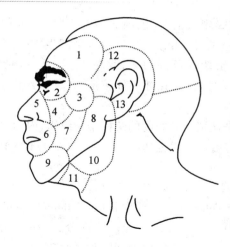

图 3-1-4　颌面部分区

1. 额部；2. 眶部；3. 颧部；4. 眶下部；5. 鼻部；6. 口唇部；7. 颊部；
8. 腮腺嚼肌部；9. 颏部；10. 颌下部；11. 颏下部；12. 颞部；13. 耳部

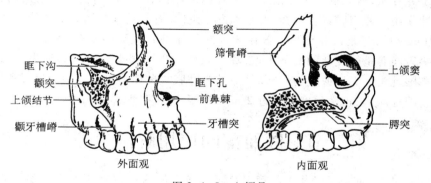

图 3-1-5　上颌骨

（3）腭突：是在牙槽突内侧面伸出的水平骨板，前厚后薄，与对侧腭突在正中线相接，向后连接腭骨水平板，构成口腔顶及鼻腔底。

（4）牙槽突：位于上颌骨体的下方，与上颌窦前、后壁紧密相连。每侧牙槽突上 7~8 个牙槽窝容纳牙根。前牙及前磨牙区牙槽突的唇、颊侧骨板薄而多孔，利于药液渗入骨松质内。唇颊侧骨质较疏松，拔牙时向唇颊侧方向用力运动阻力较小。

2. 一体　即上颌骨体，分为前外、后、上、内四壁和上颌窦腔。

（1）前壁：又称脸面，上界以眶下缘与上壁相接。在眶下缘中点下方 0.5~1 cm 处有眶下孔，眶下神经、血管在此通过。眶下孔下方稍偏外侧骨面较凹，称尖牙凹，此处骨质菲薄，常经此凿骨进入上颌窦内施行手术。

（2）后壁：又称颞下面。与前壁以颧牙槽嵴为界，其后方骨质微凸呈结节状，称上颌结节。上颌结节上方有 2~3 个小骨孔，有上牙槽后神经血管通过。颧牙槽嵴和上颌结节是上牙槽后神经阻滞麻醉的重要标志。

（3）上壁：又称眶面，呈三角形，构成眶下壁的大部分。其中份有由后方眶下裂向前移行的浅沟称为眶下沟,续于眶下管,开口于眶下孔。上牙槽前、中神经由眶下管内分出,经上颌窦前、外侧壁分布于前牙和前磨牙。

(4)内壁:又称鼻面,构成鼻腔外侧壁。上颌窦开口于鼻腔的中鼻道,施行上颌窦根治术或囊肿摘除时,可经鼻道开窗引流。

(5)上颌窦:位于上颌骨体内,呈底向内、尖向外的锥形空腔,底部有上颌窦开口。上颌窦壁骨质皆薄,内衬黏膜,其下壁与上颌第二双尖牙和第一、二磨牙牙根相毗邻,有时仅隔以薄骨板或黏膜,当上述牙感染时可引起牙源性上颌窦炎,拔牙时应注意勿将残根推入上颌窦内。

(二)下颌骨

下颌骨(mandible)是颌面部唯一可以活动且最坚实的骨骼,是面下 1/3 的骨性支架,左右对称,在中线处融合呈马蹄形,水平部为下颌体,两侧垂直部为下颌支。(图 3-1-6)。

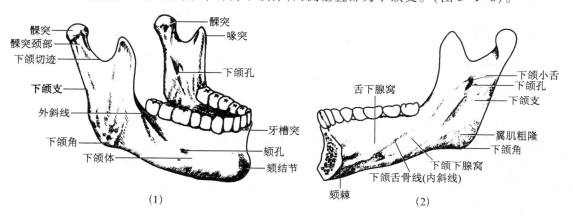

图 3-1-6 下颌骨
(1)外侧面;(2)右侧半,内侧面

1. 下颌体 呈弓形,有上、下两缘和内、外两面。

(1)上缘:为牙槽骨,前牙区牙槽骨板较后牙区疏松,后牙区颊侧牙槽骨较舌侧厚。

(2)下缘:骨面光滑,骨质致密且厚,两侧与下颌支下缘相续。

(3)内面:正中联合处偏下有小骨棘称颏棘,分别是颏舌肌和颏舌骨肌的附着处;从颏棘斜向上方有线形突起,称下颌舌骨线(内斜线),是下颌舌骨肌起端的附着处;在下颌舌骨线前上份有舌下腺窝;后下份有下颌下腺窝,分别为同名腺体所在处。

(4)外面:正中联合处近下缘较突出为颏结节;两侧相当于前磨牙区上、下缘之间,有颏孔开口于后上方,孔内有颏神经、血管通过;自颏孔区往后上方,与下颌支前缘相连续的线形突起称外斜线,有面部表情肌附着。

2. 下颌支 为下颌骨的左右垂直部分,内外扁平的长方形骨板。每侧下颌支分内、外两面,上、下、前、后四缘和两突。

(1)内侧面:中央有一骨孔为下颌孔,呈漏斗状,为下牙槽神经、血管进入下颌管的入口;下颌孔前内侧一小的尖形骨突称下颌小舌,是蝶下颌韧带的附着处;内侧面下份近下颌角区骨面粗糙,有翼内肌附着。

(2)外侧面:扁平不光滑,有咬肌附着。

(3)上缘:呈两凸一凹状,前凸为喙突,后凸为髁突,中央深凹为下颌切迹,是经颞下途径麻醉圆孔和卵圆孔的重要标志。

(4)下缘:前与下颌体下缘连续,后与下颌支后缘相交成下颌角,角前凹陷处称角前切迹。

(5)前缘:上起喙突,向下连下颌体的内外斜线,其间形成磨牙后三角。

(6)后缘:自后上斜向前下,上段圆而厚,下段薄而粗糙,是茎突下颌韧带附着处。

(7)喙突:呈尖朝上的三角形,有颞肌附着。

(8)髁突:与颞骨关节凹构成颞下颌关节;髁突下方缩窄处为髁突颈部,有翼外肌附着。

下颌骨的正中联合、颏孔区、下颌角、髁突颈部等处为骨质薄弱区,外伤时易发生骨折。下颌骨血液供应较上颌骨少,且有强大致密的肌肉和筋膜包绕,当发生化脓感染时不易引流,故骨髓炎的发生率较上颌骨高。

二、肌肉

颌面部肌肉可分为表情肌和咀嚼肌两部分,主要功能是表情、咀嚼、语言和吞咽等。

(一)表情肌

面部表情肌多薄而短小,起自骨壁或筋膜浅层,止于面部皮肤。主要分布在眼裂、口裂和鼻孔周围,排列成环形和辐射状。收缩时使孔裂开大或闭合,同时牵动皮肤,使面部显示出各种不同表情。主要有眼轮匝肌、口轮匝肌上唇方肌、三角肌、笑肌、额肌和颊肌等。由于表情肌与皮肤紧密相连,且不同部位肌纤维方向也不同,外伤或手术时应按肌纤维方向逐层对位缝合,以免造成面部畸形。

(二)咀嚼肌

咀嚼肌是运动颞下颌关节的肌肉,共4对,即颞肌、咬肌、翼内肌和翼外肌。颞肌呈扇形,起自颞窝,通过颧弓深面止于喙突,作用是牵引下颌向上,微向后方。咬肌呈长方形,起自颧弓,止于下颌角和下颌支外侧面,作用是牵下颌向上前方。翼内肌起自蝶骨翼突外板内面和上颌结节,止于下颌角内侧面,作用是使下颌骨向上,司闭口,并协助翼外肌使下颌前伸和侧方运动。翼外肌起端有上下两个头,上头起自蝶骨大翼的颞下面与颞下嵴,下头起自翼外板外面,分别止于颞下颌关节囊前方、关节盘和髁突颈部,作用是开口运动时,牵引下颌前伸与侧向运动。

张口动作主要由开口肌群(降颌肌)完成,即二腹肌、下颌舌骨肌和颏舌骨肌,总的牵引方向是使下颌骨向下后方。

咀嚼肌的功能是使牙咬合,协助张口,完成研磨动作。咀嚼肌的运动特点是协调性和对称性。当颌骨骨折时,肌群间平衡关系被破坏,且因骨折片移位,造成牙列变形、咬合错乱和咀嚼肌功能障碍。咀嚼肌与颌骨等组织之间有很多筋膜间隙,内有疏松结缔组织,牙源性感染容易在间隙扩散,形成脓肿(图3-1-7)。

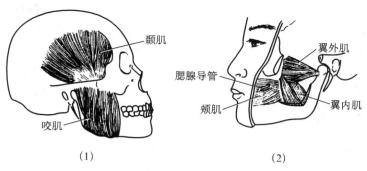

图 3-1-7　咀嚼肌

（1）颞肌和咬肌（右侧）；（2）翼内、外肌和颊肌（左侧）

三、血管

（一）动脉

颌面部血液供应主要来自颈外动脉的分支，即舌动脉、颌外动脉、颌内动脉和颞浅动脉等（图 3-1-8）。舌动脉主要供应舌、口底和牙龈。颌外动脉又称面动脉，是面部浅层组织的主要动脉，供应唇、颏、颊和内眦等处的软组织及下颌下腺和腭扁桃体。颌内动脉又称上颌动脉，位置较深，主要供应上、下颌骨和咀嚼肌等；颞浅动脉供应腮腺、额、颞、顶部等处。颌面部动脉各分支间和两侧动脉间都有吻合，颌面部组织的血液供应特别丰富，有利于伤口愈合和提高抗感染能力，但外伤时可引起大量的出血，常需压迫供应动脉的近心端，才能暂时止血。颌外动脉在下颌骨下缘与咬肌前缘相交处位置表浅，颞浅动脉在耳屏前方、颧弓根部处也表浅，是临床上常用压迫止血的部位。

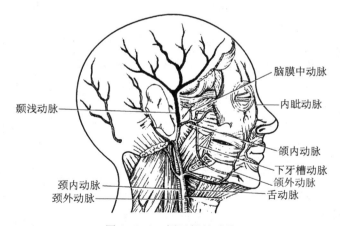

图 3-1-8　颌面部的动脉

（二）静脉

颌面部静脉系统较复杂且有变异，一般分为浅、深两个静脉网。浅静脉网由面前静脉和面

227

后静脉组成,深静脉网主要是翼静脉丛。多数静脉与同名动脉伴行,其静脉血主要通过颈内、外静脉回流到心脏。浅、深静脉间常互相吻合,如面前静脉经面深静脉与翼静脉丛相通等。浅、深静脉还分别经内眦静脉及翼静脉丛与颅内海绵窦相通。

颌面部静脉,静脉瓣较少,当肌肉收缩或挤压时,易使血液逆流。所以当颌面部感染时,特别是由鼻根至两侧口角间感染,若处理不当,可能逆行传入颅内,引起海绵窦血栓性静脉炎等严重并发症。

四、淋巴

颌面部淋巴组织非常丰富,淋巴管成网状结构,收集淋巴液,汇入淋巴结,构成颌面部的重要防御系统。颌面部较重要的淋巴结群有耳后淋巴结、腮腺淋巴结、颌上淋巴结,颌下淋巴结和颏下淋巴结,以及位于颈部的颈浅淋巴结和颈深淋巴结,它们分别收集来自相应区域的淋巴液。正常情况下,淋巴结小而柔软,不易扪及,当有炎症或肿瘤时,相应的淋巴结就会出现肿大、质硬、压痛等表现,故有重要的临床意义。

五、神经

颌面部的神经支配主要与三对脑神经有关,即三叉神经、面神经和舌咽神经。

(一)三叉神经

三叉神经(trigeminal nerve)为第 5 对脑神经,是最粗大的脑神经,含有躯体感觉和躯体运动纤维两种。其感觉神经根较大,自颅内三叉神经半月节发出 3 条神经,即眼神经、上颌神经和下颌神经,其中上、下颌神经与口腔科关系最密切。

1. 上颌神经(maxillary nerve) 由圆孔出颅,至翼腭窝内分为眶下神经、上牙槽神经后支、翼腭神经(蝶腭神经)等,其中眶下神经在眶下管内发出上牙槽神经前支和中支,该神经分布于上颌尖牙、切牙及其附近牙龈等。

2. 下颌神经(madibular nerve) 为混合神经,经卵圆孔出颅后分为前,后两股。

前股较小,除颊神经为感觉神经外,其余均为支配咀嚼肌的运动神经。后股较大,多为感觉神经,主要分支有耳颞神经、下牙槽神经和舌神经,分布于相应部位的皮肤、黏膜、下颌牙及牙龈等(图 3-1-9)。

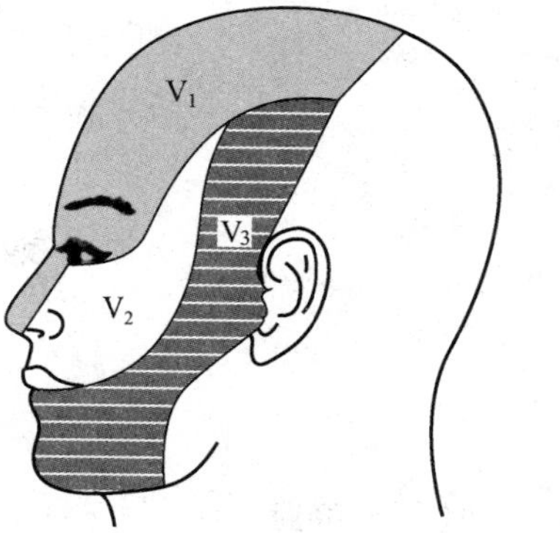

(二)面神经

面神经(facial nerve)是第Ⅶ对脑神经,主要是运动神经,含有味觉和分泌神经纤维。其主要神经分支如下。

1. 鼓索(chorda tympani) 是面神经的重要分支,该分支穿过鼓室至颞下窝处进入舌神经,其中内脏运动纤维在颌下神经节内交换神经元,节后纤维支配下颌下腺和舌下腺的分泌。

2. 颞支、颧支、颊支、下颌缘支与颈支 面神经主干经面

图 3-1-9 三叉神经分布图

神经管出茎乳孔后向前进入腮腺,于腮腺内分为数支并交织成丛。自腮腺前缘呈放射状发出5支,自上而下为颞支、颧支、颊支、下颌缘支及颈支,前4支分别支配面部相应区域的表情肌,颈支支配颈阔肌。

面神经与腮腺关系密切,腮腺病变可影响面神经,使之发生暂时性或永久性的麻痹。颌面部手术或损伤缝合时,应注意保护面神经,避免造成面部畸形。

(三)舌咽神经

舌咽神经(glossophryngeal nerve)是第Ⅸ对脑神经,含有躯体运动、躯体感觉、内脏运动和内脏感觉四种纤维。其中与颌面部有关的是其鼓室神经内的内脏运动纤维,在耳神经节内交换神经元,节后纤维支配腮腺。

六、涎腺

颌面部涎腺分大、小两种。大的涎腺为三对,即腮腺、颌下腺和舌下腺,分别有导管开口于口腔。小的涎腺属无管腺,分布于唇、舌、颊、腭等处的黏膜固有层和黏膜下层。涎腺分泌的涎液为无色黏稠的液体,进入口腔内则称为唾液,故涎腺又称唾液腺。唾液具有湿润口腔黏膜、软化食物、杀菌、消化食物及调节机体水分平衡作用。

1. 腮腺(parotid gland) 是涎腺中最大的一对,属浆液腺。位于两侧耳垂前下方和颌后窝内,呈不规则楔形。腮腺表面被致密的腮腺咬肌筋膜包裹,实质被腮腺鞘分成多个小叶。筋膜鞘在上方和深面咽旁区多不完整,时有缺如,故当腮腺感染化脓时,易向筋膜薄弱区扩散。腮腺导管自腺体前缘偏上端处露出,在颧弓下约一横指平行向前走行,绕咬肌前缘垂直向内,穿过颊肌,开口于正对上颌第二磨牙的颊黏膜上。

2. 下颌下腺(submandibular gland) 为混合腺,位于颌下三角,呈扁椭圆形。腺体深层延长部经下颌舌骨肌后缘进入口底,其导管自深面,由下后方向前上走行,开口于舌系带两旁的舌下肉阜。此导管常因涎石堵塞而导致下颌下腺炎症。

3. 舌下腺(sublingual gland) 为较小的混合腺,位于口底舌下襞的深面,由若干小腺构成。开口于舌下襞或与下颌下腺导管汇合,共同开口于舌下肉阜。

本 章 小 结

本章介绍了口腔颌面部的应用解剖生理,包括牙的分类、名称、数目与排列,牙的形态、牙与牙周组织结构及生理功能;口腔颌面部的范围、分区、固有口腔的结构;颌面部各组织器官特点。

复 习 题

1. 解释口腔前庭,固有口腔,鼓索,危险三角区。
2. 口腔包括哪些组织器官? 口腔的生理功能如何?
3. 临床上如何记录乳牙或恒牙的牙位?
4. 牙分几部分? 牙周组织与牙各部分的位置关系?

5. 牙周组织包括哪些内容？各有何作用？

6. 颌面部肌肉分几群？各群肌肉的名称是什么？

7. 颌面部的主要血管和神经有哪些？

8. 颌面涎腺有几种？它们的位置与导管开口在哪里？

（姜宪辉）

第二章　口腔科病人的护理评估及常用护理诊断

学习要点：

1. 说出口腔科病人的基本特征。
2. 叙述常见口腔科病人的常用护理诊断及口腔科检查内容和注意事项。
3. 学会识别和使用口腔科常用检查器械。
4. 能初步辨认口腔颌面部各部分正常形态及牙的形态、结构、数目并记录结果。
5. 做好检查护理，养成认真细致的工作态度和关心、爱护、尊重病人的态度。

第一节　口腔科病人的基本特征

口腔科护理工作的主要对象是口腔科病人，口腔科病人是指因口腔颌面部的疾患（或外伤）而就诊或住院的病人。口腔科护理必须从整体上了解和理解口腔科病人。口腔科病人的基本特征有以下几个方面。

1. 具有广泛性和症状体征明显突出　由于口腔科病人无性别、年龄、职业等限制，男女老幼均可发生口腔疾患，所以口腔科病人具有广泛性。由于口腔、颌面部处于人体暴露部位，极易遭受损伤引起明显的相应部位的症状、体征，故而有利于口腔科病人的护理问题的发现，因此，口腔科病人的护理项目，内容比较容易确定。例如，牙髓炎的牙痛特点、颌面部间隙感染的临床特点、龋齿引起的龋洞等。

2. 多与全身性疾病相关联　口腔科病人多有全身相关因素，口腔病症的出现与全身因素紧密相关。如口腔黏膜中的复发性口疮与自身免疫功能障碍和内分泌紊乱有关；口角炎与维生素 B_2 缺乏有关；坏死性牙龈炎与维生素 C 缺乏有关；牙周炎与全身营养代谢障碍、系统性疾病等有关；白血病造成牙龈溃烂出血等。因此，在护理口腔科病人时必须有整体观念，充分考虑病人局部与全身的关系。

3. 口腔、颌面部具有易损伤性　口腔、颌面部处于人体暴露部位，故而极易遭受损伤。随着社会不断的进步和发展，交通事故等意外伤害增多，颌面部创伤的发生率也逐年升高。颌面部创伤的病人伤情多复杂，损伤广泛，以出血、肿胀、张口受限、语言功能障碍等为主要特点，常合并颅脑损伤，呼吸道梗阻，休克，感染等。因此，护理人员必须具有急救意识及敏锐的观察能力、判断能力和解决问题的能力，做到手疾眼快，抢救技术熟练，并能使用常用仪器设备。

4. 口腔、颌面部创伤具有易感染性　口腔、颌面部窦腔多，如口腔、鼻腔、上颌窦等，窦腔内存在有多种致病菌，受伤后或颌面部手术特别是经口腔途径的手术，其创伤伤口与窦腔相通,容易引起感染,故而口腔护理对颌面部手术及外伤的病人尤为重要,依据测定口腔 pH 选用药物,采用冲洗、擦拭和漱口的方法,可降低口腔的感染,预防并发症的发生。

因此,我们认识疾病时必须强调整体观念。口腔科护理是以病人为中心的整体护理模式,必须做到以病人为中心,以护理程序为基础。

第二节　口腔科病人的护理评估

对口腔科病人的护理评估是确定护理诊断、制定护理计划、采用科学而合理的护理措施的必要手段和重要依据。在评估时,不仅要了解病人的身体状况,而且要关心病人的心理、社会、文化、经济等情况,这样才能作出全面正确的评估。为护理诊断,护理计划及护理实施提供系统的、完整的、可靠的资料。

一、口腔科病人的常见临床症状及心理状态评估

(一)牙痛

牙痛是口腔科常见症状和就诊的主要原因。疼痛的特点主要是自发性疼痛、激发痛和咬合痛。引起牙痛的常见原因如下。

1. 牙齿本身的疾病　如龋病、牙髓炎及牙齿的非龋疾病等。

2. 牙周组织疾病　如急慢性根尖周炎、外伤、牙槽脓肿、牙周脓肿、龈乳头炎、冠周炎、坏死性龈炎及干槽症等。

3. 邻近组织疾病的影响　如颌骨骨髓炎、急性化脓性上颌窦炎、上颌窦或颌骨肿瘤、急性化脓性中耳炎等。

4. 全身疾病　如流感、神经衰弱、癔症、月经期或绝经期、心脏病等。

5. 神经系统疾病　如三叉神经痛等。

疼痛使病人坐卧不安、饮食难进、心情极其烦躁,影响工作及生活,常以急诊就医。疼痛因个体敏感性及耐受性的不同而各异,必须根据主诉、病史、护理评估和检查结果综合分析,作出正确的诊断和评估。

(二)牙龈出血

许多原因可致牙龈出血,表现为用力吸吮唾液时带少量血丝,或刷牙时牙龈的少量出血,多为暂时性的,并非真正的牙龈出血。常见原因如下。

1. 口腔疾病　如牙龈炎、牙周炎、牙龈肿瘤、食物嵌塞、不良修复体刺激等。

2. 全身原因　如维生素 C 缺乏症、血液病、严重贫血、肝硬化、脾功能亢进、播散型红斑狼疮等。

经常的牙龈出血,使病人焦虑不安。

(三)口臭

口臭是很多疾病均可出现的一种症状。病人常因牙龈出血、口臭影响人际交往,使其产生

自卑心理。常见原因如下。

1. 口腔疾病 如口腔黏膜溃疡、龋齿、残根、牙髓坏疽、牙周炎、牙龈炎、口腔恶性肿瘤、智齿冠周炎及干槽症等,多见于口腔卫生差、牙垢和牙石过多者。

2. 鼻咽部疾病 如萎缩性鼻炎、化脓性鼻窦炎、扁桃体炎、鼻咽部恶性肿瘤、小儿鼻腔内异物等。

3. 全身性疾病 如肺炎、消化不良、胃肠疾病、急性肝炎、发热、维生素 C 缺乏症、化学物质中毒、尿毒症、白血病、糖尿病等都可有口臭。

4. 味觉异常 如病人自我感觉口臭,经医生检查无臭味。

(四)牙齿松动

正常情况下,牙齿有约 0.02 mm 的极轻微生理动度,超过生理动度的为病理因素所致。病人常因牙周脓肿形成、牙齿松动、脱落等,严重影响咀嚼功能及面容,表现出十分的焦虑和担忧。常见原因如下。

1. 牙周病 如牙周炎、根尖周炎等。

2. 外伤 如𬌗损伤、牙外伤等。

3. 颌骨炎症或肿瘤 如颌骨骨髓炎、上颌窦癌使颌骨广泛破坏时,在短时间内导致多个牙齿松动移位。

4. 全身疾病 如维生素 C 缺乏、Down 综合征等。

(五)张口受限

正常张口度约 3.7 cm,凡不能达到正常张口度者,称为张口受限。常见原因如下。

1. 颞颌关节疾病 如颞下颌关节强直、关节盘脱位、关节炎症及颞下颌关节功能紊乱等疾病均可引起张口受限。

2. 口腔颌面部炎症 如颌面部蜂窝织炎、智齿冠周炎及牙源性颌骨骨髓炎等。

3. 口腔颌面部外伤 如颌骨骨折、颌面部软组织和颞下颌关节挫伤等。

4. 口腔颌面部肿瘤 凡累及颞颌关节或闭口肌群的恶性肿瘤均可引起张口受限。

张口受限易致病人烦躁、恐慌和精神紧张,长时间张口受限影响进食,可出现饥饿消瘦、营养缺乏状态。

(六)牙齿着色和变色

正常牙齿呈黄白色或灰白色,有光泽。

1. 牙齿着色 为牙齿表面有外来的色素沉积,又称外发性染色。

2. 牙齿变色 有个别牙和全口牙变色两种。前者常见于局部原因,如外伤或用亚砷酸失活牙髓过程中,牙髓出血并逐渐坏死分解,其中血红蛋白分解产物可渗入牙本质小管,将牙齿染成青灰色、褐色或粉红色。后者常见于在牙齿发育期间受环境和全身情况的影响所形成,如四环素牙和氟斑牙等。

因牙齿着色和变色影响面容,给病人带来心理负担,病人求治心切。

二、口腔科病人的检查及护理配合

口腔科护理检查是护理诊断及护理计划的基础。检查时应力求全面,既要对局部病变进行仔细检查,又要有整体观念。着重检查病人的牙齿、牙周、口腔黏膜及颌面部组织等。检查口腔要在光源充足的情况下,调整合适椅位。要求操作时动作轻柔、有顺序、主次分明,一般先颌面部而后做口腔检查。

(一)检查前的准备

检查室要整洁、安静,有充足的自然光线。如果自然光线不足,可采用灯光辅助照明。与手术有关的设备,器械及材料要摆放合理。口镜、探针,镊子是口腔检查中最常用的器械(图 3-2-1),应消毒后置于消毒的弯盘中。

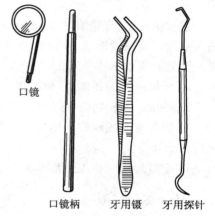

图 3-2-1　口腔检查常用器械

1. 口镜　利用镜面反光和映像作用,增加视野照明,检查视线达不到的部位,如牙齿的远中或舌、腭面。此外,可牵拉口角、唇、颊及推压舌体,口镜柄还可用于叩诊牙齿。

2. 镊子　用于夹持小块异物、药物及敷料,亦可夹持牙齿,以测定其松动度。镊柄也可用于叩诊牙齿。

3. 探针　可用以检查牙齿的沟裂、点隙、龋洞,探测患牙感觉、牙石,以及充填物与修复体的密合程度等。另外,还有专用于探测牙周袋深度的钝头柱形探针,上有毫米刻度。

(二)病人体位

口腔科病人检查时的椅位可采用坐位或仰卧位两种。护士必须根据不同的检查部位,随时调节适宜的椅位。通常病人坐于手术椅上,护士应为病人围好胸巾,备好检查器械一套,放好漱口杯。检查时使受检者坐靠舒适,头部置于较固定的状态,同时调节照明灯光,便于检查者进行检查。检查上颌时,使上牙颌面与地面成约45°,高度与检查者肘部平齐或略高;检查下颌时,嘱病人张口,使下牙颌面与地面平行,高度与检查者的肘部相齐。检查者坐或站在病人的右后方。

(三)常用检查方法

1. 牙齿、牙周组织的检查

(1)问诊:针对病人的主诉、现病史、既往史和家族史等进行问诊,了解疾病的病因、发生、发展、诊治经过及效果、与本次发病有关的病史等。

(2)视诊:先检查其主诉部位,再观察牙齿的数目、形态、颜色、牙齿的位置、牙体、牙周组织等。

(3)探诊:用牙科探针或口腔镊子探测有无龋洞及深浅、大小、有无探痛、牙周破坏的情况及瘘管的方向等。对牙周病可用钝头探针检查牙周袋的深度、牙龈的瘘管方向、牙周袋内牙石的分布及牙龈是否有出血等。

（4）触诊：手指轻压牙周组织进行触诊，轻压龈缘观察脓液溢出，触诊根尖部的牙龈注意有无压痛和波动感。

（5）叩诊：用口镜或镊子柄垂直轻叩牙齿的𬌗面或切缘，应先叩健齿，再叩患齿进行对比。叩诊正常音清脆，音变混浊表示根尖有损害或牙周膜有破坏。目的是检查牙周膜的反应。

（6）牙齿松动度：正常牙具有一定的活动度，超出此范围为病理性。可用牙科镊子夹住牙冠作前后摇动来检查牙齿的松动度。牙齿松动程度分为三度。

牙齿向唇（颊）舌侧方向活动幅度在 1 mm 以内为Ⅰ度松动；牙齿向唇（颊）舌侧方向活动幅度在 1~2 mm 为Ⅱ度松动；牙齿向唇（颊）舌侧方向活动幅度在 2 mm 以上，且伴有远近中面及垂直向多方向活动为Ⅲ度松动。

（7）牙髓活力检查：正常牙髓能耐受一定量的电流或温度刺激而无不适感。运用物理和化学的方法，测定病人牙髓的反应，以确定牙髓病及其发展阶段，或确定牙髓组织的生活状况。

1）温度测验法：即用冷水、氯乙烷、酒精、加热的牙胶等测验牙髓活力。此法简单、易操作、准确性较满意。正常牙体对 20~50℃ 的温度刺激不产生反应，当牙髓病变时，常对温度刺激产生一定的敏感性。具体方法是将冷热温源置于牙体𬌗面或病损处，观察能否激起疼痛或酸痛。用冰棒作牙髓活力测验，因其操作简便而被广泛应用。

2）电流测试法：使用电牙髓测验器测定病人牙髓反应。测验器有直流高频感应器及直流电力器两种。具体测试方法是：检查前向病人解释检查目的及方法，消除顾虑，取得病人的配合。同时向病人说明，检查中若有麻木感则举手向检查者示意。检查时使患牙保持干燥，避免被唾液浸湿。阳极握于病人手中，阴极间断地与放置在𬌗面上盐水棉球相接触。探测电极不可与充填体或修复体接触。打开电测活力器，缓慢旋转电流调节钮，从零开始由小到大进行测试。测试时先健牙后患牙，以便进行比较。由于牙髓状态不同，感受及反应也不尽一致。

正常牙齿引起反应的刺激电流为 2~5 mA。急性牙髓炎反应性增高，即小于 2 mA 就可引起反应；慢性牙髓炎等其兴奋性降低。牙髓坏死强电流也不能激起反应。成年人反应较儿童为弱。

（8）X 线检查：主要用于检查颌面的骨折、肿瘤、阻生齿、埋伏齿的位置，龋洞的部位、深浅，邻面龋及根尖周组织的病变。有时难以检查清楚时，X 线检查结合护理评估有利于作出正确的诊断。

除以上检查外，还有细胞学检查，活体组织检查，𬌗力测定，化验等检查方法。

2. 口腔检查

（1）唇：注意色泽、外形、运动、有无肿胀、疱疹、皲裂，口角有无红肿糜烂、新生物、色素沉着、白斑等。健康人的口唇色泽呈粉红色，口唇苍白见于营养障碍、贫血、虚脱等。青紫多为缺氧、慢性心脏病、汞中毒等。

（2）颊：注意颊部色泽、对称性，颊部有无肿胀、压痛、瘘管、感觉障碍、感觉过敏、肿物生长等。观察颊部黏膜的色、形、质。颊部黏膜的变化常可反应全身性疾病。例如麻疹病人其颊黏膜上会出现 0.5~1 mm 大小的白点，其周围伴有红晕，称科氏斑（Koplik's spot）。正常人两颊是对称的，先天性畸形可发生不对称者除外。

（3）舌：正常舌质淡红，舌体柔和、滋润、有光泽。舌背表面覆盖有薄层白苔，无裂隙。舌腹部黏膜平滑而薄。应注意舌质的色泽，舌苔的变化，以协助诊断机体全身性疾病。

（4）腭：硬腭黏膜正常为粉红色，黏膜下有骨质；软腭黏膜略暗红色，黏膜下无骨质。注意观察黏膜有无充血、溃疡、假膜、白色斑块等异常变化。

（5）口底：正常口底组织坚韧，质地柔软，可用望诊和触诊了解有无淋巴结浸润、压痛和硬结。

（6）牙龈黏膜：正常牙龈为粉红色，有点彩。要注意观察牙龈有无红肿、出血、增生、萎缩；龈缘有无溃疡、坏死和窦道等。牙龈、牙周病点彩减少或消失。若有红肿发炎，可应用钝头探针检查龈袋、牙周袋及其深度。

（7）唇颊沟及系带：应注意唇颊沟有无肿胀、压痛、糜烂及角化异常等。注意系带数目、形状、位置及其附着情况，对牙位及口腔功能有无影响等。

3. 颌面部的检查

（1）望诊：注意观察颜面表情与意识状态，颜面部外形与色泽，有无皮肤颜色改变及瘢痕、畸形、缺损、肿块、瘘管及肿胀等，应结合触诊进一步检查其部位，范围、质地，以及与周围组织的关系。

（2）触诊：了解病变范围、大小、形态、深度、硬度、温度、能否移动、有无触痛，波动感等，以及皮肤和深层组织的关系。

（3）探诊：用圆钝质软的银探针顺势推进，探测瘘孔、涎腺导管部位及深度。应注意避免穿破瘘管及导管壁。

4. 颞下颌关节的检查　通过张闭口运动，观察张口度大小，关节部位是否疼痛，检查髁状突的活动度，有无弹响及摩擦音，有无压痛以及开口是否偏斜等。对比面部左右两侧发育状况、协调性、对称性、颏部中点是否正中位。

5. 𬌗关系的检查　有无过早接触，正中关系位于正中𬌗位是否协调，正中接触是否平衡。检查前伸及侧向运动有无障碍，充填体、冠桥和托牙是否合适，牙齿的磨损程度等。

6. 张口度的检查　用卡尺测量上下切牙缘的切牙缘间距离。临床常见翼外肌痉挛者下颌张口受限，翼外肌亢进者张口过度。若有张口度异常，则可参照以下标准。

（1）轻度张口受限：上下切牙的切缘间距离约 2~3 cm。

（2）中度张口受限：上下切牙的切缘间距离约 1~2 cm。

（3）重度张口受限：上下切牙的切缘间距离不足 1 cm。

（4）张口过度：张口度超过 4.5 cm 者。

7. 涎腺的检查　一般用于腮腺、舌下腺、颌下腺三大涎腺的检查。检查的主要方法如下：

（1）望诊：两侧对比，了解形态变化，注意导管口有无分泌物。正常腮腺局部柔软无压痛，注意观察有无肿胀、硬结、压痛；腮腺导管开口于上颌第二磨牙相对应的颊黏膜上，注意导管乳头有无充血、水肿、溢脓、触痛等。

（2）触诊：腮腺的触诊以示指、中指、环指三指平触为宜，下颌下腺及舌下腺的触诊常用双合法检查。触诊导管时，了解导管的质地，排除导管结石。用手轻轻按摩和推压腺体，观察导管排出物的性质和量，必要时双侧进行对比。

（3）探诊:用钝头探针探测涎腺导管。操作时动作要轻柔、准确,要认真、耐心,以免损伤导管乳头。在未触及结石时方可进行探诊。

（4）造影检查:注入造影剂及药物要轻柔、准确、认真、耐心,以免将药液注入软组织中。

第三节 口腔科病人的常用护理诊断

1. 自我形象紊乱 与面神经麻痹、面部畸形、颌面部损伤、肿瘤和手术造成的组织缺陷等有关。

2. 有感染的危险 与颌骨骨折、颌面部组织外伤不易清洁口腔、机体抵抗力降低、营养不足等有关。

3. 口腔黏膜改变 与口腔损伤、炎症、肿瘤、放疗后机体抵抗力降低、口腔卫生不良、缺乏维生素等有关。

4. 体温过高 与炎症有关。

5. 语言沟通障碍 与炎症引起口腔颌面部疼痛和肿胀、张口受限有关,与口腔颌面部外伤、唇腭裂、口腔敷料填塞、术后禁止发音等有关。

6. 营养失调,低于机体需要量 与张口受限、咀嚼吞咽困难、机体需要量增加、缺乏营养知识等有关。

7. 知识缺乏 缺乏口腔科疾病预防、保健、治疗等方面的知识和技能。

8. 疼痛 与龋病、炎症、肿胀、外伤、骨折、肿瘤等有关。

9. 焦虑 与缺乏口腔科疾病有关医学知识、担心预后不佳影响功能和美观、环境改变等因素有关。

10. 潜在并发症 出血,与手术、伤口感染有关。

11. 组织完整性受损 与化学、温度、机械刺激等有关。

本 章 小 结

本章介绍了口腔科病人的基本特征、护理评估和常用护理诊断。重点讲述口腔科病人的常见症状、常用护理检查和常用护理诊断。难点是牙齿及牙周组织的检查。

口腔科病人具有广泛性和症状体征明显突出、全身病的相关性、易损伤性和易感染性的特征。

口腔科护理评估,主要是了解病人牙痛、牙龈出血、口臭、牙齿松动、张口受限、牙齿着色和变色等的情况和心理、社会、文化、经济等状况。

口腔科护理检查是护理诊断及护理计划的基础。检查时注意局部检查的同时,要有整体观念。检查口腔要有充足的光源和合适椅位。使用口镜、探针、镊子等常用器械,采用视、探、触、叩等方法,着重检查病人的牙齿、牙周、口腔黏膜及颌面部组织等。操作时动作轻柔、有序、主次分明,并做好记录。

口腔科常用的护理诊断是口腔科病人需主要防治的护理问题,是制定护理措施的重要依据。

复 习 题

1. 牙齿的松动度是如何划分的？
2. 做口腔检查时如何调整合适的椅位？
3. 简述口腔科病人的常用护理诊断。

（胡卫东）

第三章　口腔科病人的护理

第一节　牙体组织病病人的护理

学习要点：

1. 描述龋病、牙髓炎的病因、护理评估、治疗原则。
2. 说出龋病、牙髓炎的护理诊断，会护理措施。
3. 能够对龋病、牙髓炎病人开展健康指导。

一、龋病

龋病（dental caries or tooth decay）是牙体硬组织在以细菌为主的多种因素影响下，无机物脱钙、有机物崩解，造成牙齿缺损的一种慢性进行性破坏性疾病。龋病是一种多发病和常见病，不仅破坏咀嚼器官的完整性，影响咀嚼功能和美观，继续发展还可会引起牙髓病、根尖周病、颌面部炎症，甚至成为病灶，影响全身健康。WHO 将龋病列为危害人类健康的三大疾病（心血管病、癌症、龋病）之一。根据 1998 年第二次全国口腔健康流行病学调查显示，我国35～44 岁与 65～74 岁年龄组，患病率高达 63.01% 和 64.75%。

牙发生龋病时，牙体硬组织的色、形、质都发生变化。首先牙齿表面的釉质被破坏，形成白垩色斑，然后牙齿的硬组织逐渐脱钙变软。脱钙后的有机物受各种酶的作用而分解，使牙齿原有结构破坏。随着咀嚼食物时的撞击，唾液的冲洗，最终牙体组织崩解而成为龋洞。

（一）病因及发病机制

龋病的病因目前尚不十分清楚，被普遍接受的学说是四联因素论。四联因素论把龋病发生归结为细菌、食物、宿主、时间共同作用的结果，即龋病的发生要有口腔致龋菌的作用、敏感的宿主、适宜的底物，这些底物在口腔又必须停留足够的时间。该理论是 Keyes 根据 Miller 及许多学者的研究成果在 20 世纪 60 年代初期提出来的，比较全面地阐述了龋病的发生基础和根本原因。

1. 细菌因素　大量研究证明：细菌的存在是龋病发生的先决条件。产生龋病的细菌主要是变形链球菌，其次是乳酸杆菌、放线菌属。这些致龋菌靠唾液糖蛋白牢固地黏附在牙面上，形成一种稠密的、不定形的、非钙化的团块，即牙菌斑。牙菌斑的形成是构成细菌致龋的生态环境。

牙菌斑由细菌和基质所组成。致龋菌利用饮食中的蔗糖合成大量的细胞外多糖，构成牙菌斑的菌斑基质，有助于细菌对牙面的附着和细菌间的相互附着，影响菌斑的渗透性，使酸不易扩散出牙菌斑，同时阻止唾液对牙菌斑内酸的稀释和中和作用。在这样的环境下，牙面会逐渐受到酸的腐蚀和破坏,牙齿硬组织发生脱钙、崩解,形成缺损,导致龋病的发生。

2. 食物因素　食物尤其是蔗糖在龋病发生中具有重要作用。大量资料表明患龋率与食糖的消耗水平成正比关系。糖的种类、摄入量、摄糖频率都被证明与龋病发生有关。因糖类食物易被致龋菌利用产酸,从而引发龋病。尤以蔗糖及其他低分子量糖明显。

3. 宿主因素　宿主是指宿主对龋病的易感程度。主要包括牙、唾液和机体的全身状况。牙的形态、结构、成分、排列与龋病发生均有关。牙齿的窝、沟、点隙,排列不整齐、拥挤、重叠有利于龋病的发生;牙的矿化程度、蛋白质含量、一些微量元素均影响牙的抗龋能力。唾液的流速、流量、成分与龋病发生也有关。

4. 时间因素　龋病的发病需要一定时间才能完成。龋病的发生、发展是一个缓慢的过程,从一个浅龋损害发展为一个临床龋洞需要数月甚至数年的时间。

（二）护理评估

1. 健康史　了解病人口腔卫生及饮食习惯。

2. 症状与特征　龋病好发于磨牙,特别是下颌第一磨牙、第二磨牙,好发部位是𬌗面点隙、裂沟处,其次是邻面、牙颈部。通常是由牙釉质或牙骨质表面开始向深层发展,破坏牙本质,临床上根据病变发展阶段和程度将龋病分为浅龋、中龋及深龋(图3-3-1)。

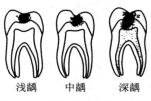

浅龋　中龋　深龋

图3-3-1　龋齿三个阶段及充填术

（1）浅龋:龋损限于牙釉质或牙骨质。无自觉症状。初期在牙表面可有脱钙而失去色泽,呈白垩色,继之成黄褐色或黑色,探诊有粗糙感或钩住探针。邻面龋用探针不易探查,可借助X线进行检查。

（2）中龋:龋损已达到牙本质浅层。龋病发展较快,容易形成龋洞。牙本质脱矿软化呈褐色。冷、热、酸、甜等刺激较为敏感。刺激去除后,症状立即消失。

（3）深龋:龋损达牙本质深层。龋洞较深,距牙髓组织较近,食物嵌入洞中,使牙髓内部压力增高,产生疼痛。对温度变化及化学刺激敏感。探查龋洞时酸痛明显。但无自发性痛。深龋一般可引起牙髓组织的修复性反应。

3. 社会心理因素　龋病早期不易被病人发现,当龋洞较深时,食物嵌塞引起疼痛才来医院就诊。病人对钻牙普遍存在恐惧心理。

（三）治疗原则

终止病变继续发展,保护牙髓活力,恢复牙体的形态与功能。

（四）护理诊断

1. 疼痛　与龋洞受刺激有关。

2. 组织完整性受损 由牙体缺损所致。

3. 潜在并发症 牙髓病、根尖周病、颌面部炎症等,与龋病治疗不及时、抵抗力下降及超敏反应有关。

4. 知识缺乏 与病人对龋病的预防及早期治疗的重要性认识不足,卫生宣教不够有关。

(五)护理目标

1. 疼痛消失。

2. 病人积极配合医生完成治疗,恢复受损牙体组织的完整性。

3. 了解龋病不及时治疗的危害性,加强其防病意识,预防并发症发生。

4. 病人了解口腔卫生保健知识,养成良好的口腔卫生习惯和饮食习惯,掌握正确的刷牙方法。

(六)护理措施

龋病的治疗应根据病变部位、程度、年龄不同,选择不同的方法。早期牙釉质龋未出现组织缺损,可采用非手术治疗。一旦出现组织缺损,需用修复治疗(即充填术)。对于接近牙髓组织的深龋,首先应判断牙髓的生活状态,采取保护性治疗措施,再进行修复治疗。

非手术治疗是应用药物、再矿化、窝沟封闭等技术,终止或消除龋病的方法。

修复治疗是用手术方法去除龋坏组织,制备窝洞,选用适合的充填材料修补组织缺损,以终止龋病发展,恢复牙齿的形态和功能。修复治疗操作包括三个步骤:制备窝洞、隔湿消毒、垫底充填。

修复治疗的护理措施如下。

1. 心理护理 龋病早期病人无自觉症状,不知道已患龋病。当牙齿出现龋洞,有刺激痛时才来就诊,对钻牙存在恐惧心理。护士要以关心、理解、和蔼的态度接待病人,耐心解释病情,详细介绍治疗方法。同时使病人了解所用物品是1人1机,用后灭菌或使用一次性物品,消除病人的顾虑,取得病人的配合,顺利完成各项治疗。

2. 用物准备

(1)消毒药品:丁香油、50%酚甘油、25%麝香草酚酊、樟脑酚合剂、75%乙醇。

(2)垫底、充填材料:氢氧化钙、氧化锌丁香油粘固剂、磷酸锌粘固剂、玻璃离子粘固剂、复合树脂、银汞合金。

(3)器械及用物:口腔检查基本器械包括治疗盘、口镜、探针、镊子、棉卷;窝洞预备器械包括高低速手机、各型车针、挖器;调拌器械、垫底器械、暂封器械、粘固剂充填器、银汞充填器、成形片及成形片夹、咬合纸、橡皮轮等。

3. 病人准备 请病人坐牙科治疗椅,调节椅位、光源。

4. 制备窝洞 医生制备窝洞时,护士协助牵拉口角。如果使用电动牙钻机无冷却装置,用水枪对准钻头缓慢滴水,防止因产热刺激牙髓而引起疼痛。及时吸净冷却液、唾液,保持手术野清晰。注意吸唾时不要损伤软组织。根据制洞情况,更换制洞车针。递挖器去除残存的龋坏牙本质。递探针检查是否去净龋坏牙本质。再递生理盐水冲洗窝洞。

5. 隔湿消毒 充填时唾液、冲洗液进入窝洞会造成污染,影响充填材料与洞壁的密合,故协助医生用棉卷隔湿。注意及时更换棉卷、吸唾,保持术区干燥,术野清晰。递消毒窝洞的小棉球,消毒药物根据医嘱选用,医生涂布于窝洞 1 min。吹干。

6. 垫底充填　按医嘱调拌所需垫底材料。浅龋不需垫底;中龋用磷酸锌粘固剂或玻璃离子粘固剂单层垫底;深龋用氧化锌丁香油粘固剂(第一层)及磷酸锌粘固剂(第二层)双层热底。垫底后选用适合充填材料(复合树脂、玻璃离子粘固剂或银汞合金)作永久充填。

7. 注意事项　银汞合金充填术后,牙齿 24 h 内不能咀嚼食物,以免发生蠕变。金属受持续或间歇的外力作用,缓慢地发生形状改变,称为蠕变。银汞合金充填后 5~6 h 蠕变性最大,24 h 后趋于稳定。

（七）健康指导

1. 宣传预防龋病的有关知识,增强人们的爱牙意识,采用正确的刷牙方法。应使用保健牙刷采用竖刷法。不用牙咬坚硬带壳的食物及开启啤酒瓶盖,防止牙损伤。

2. 指导人们养成早晚刷牙、尤其是睡前刷牙,饭后漱口的习惯。减少菌斑及食物残渣在牙齿上滞留的时间,以保持口腔卫生,减少龋病的发生。

3. 建立合理的饮食习惯,少食蔗糖类食物。儿童和青少年应少吃零食、少吃甜食。可用蔗糖代用品,如木糖醇等。

4. 适当食用含氟食品、使用含氟牙膏及含氟药物、点隙窝沟封闭等提高牙齿的抗龋能力。

5. 早期发现,及时治疗。定期进行口腔检查,一般 2~12 岁每 6 个月 1 次,12 岁以上 1 年 1 次,可预防、降低龋病的发生。

二、牙髓炎

牙髓是一种疏松的结缔组织,被坚固的牙本质包裹在牙髓腔中,仅通过狭窄的根尖孔与根尖周组织相连,所以当牙髓发生炎症病变时,血管扩张、充血,渗出物引流不畅,导致牙髓腔压力增大,压迫牙髓神经,引起剧烈的疼痛。牙髓炎是临床上牙痛的主要原因。因为根尖孔狭小,不利引流,牙髓发生炎症时难以恢复,很容易导致牙髓坏死。

（一）病因及发病机制

牙髓炎(pulpitis)的病因主要有细菌因素、物理因素、化学因素和免疫因素。

1. 细菌因素　细菌感染是最主要的致病因素。主要致病菌是厌氧菌。感染途径有牙本质小管、牙髓暴露、牙周途径、血源感染。牙髓炎是深龋常见的并发症。龋洞内的细菌及毒素可通过牙本质小管侵入牙髓组织或经龋洞直接刺激牙髓,造成牙髓组织的炎症。牙周组织疾病逆行侵入牙髓也可引起牙髓炎。血源感染较少。

2. 物理因素　物理因素主要有创伤、温度、电流与激光刺激。其中最主要因素是创伤。创伤可影响牙髓的血液供应,导致牙髓的变性、坏死,同时使根尖周组织受损。温度过高或骤然改变、临床备洞产热、充填材料和抛光产热。但电流、激光刺激较少。

3. 化学因素　来自于充填材料、酸蚀剂和黏结剂、消毒药物的刺激。

4. 免疫因素　主要由某些根管治疗药物,如甲醛甲酚、樟脑酚等半抗原引起。

（二）护理评估

1. 健康史 了解病人是否有龋齿及牙周病,病牙有无受到物理机化学物质的刺激。

2. 症状与体征 牙髓炎临床上可分为急性牙髓炎和慢性牙髓炎。

（1）急性牙髓炎(acute pulpitis):急性牙髓炎绝大多数属于慢性牙髓炎急性发作。特点是发病急,剧烈疼痛。疼痛主要特点为:① 自发性阵发性疼痛:在未受到外界任何刺激的情况下,突然发生剧烈的尖锐疼痛,阵发性发作或加重。② 夜间痛:疼痛往往夜间发作与加剧,病人难以入眠。③ 冷热刺激疼痛加重:当牙髓化脓或部分坏死时对热刺激极为敏感,而遇冷刺激则疼痛能缓解。④ 疼痛不能准确定位:疼痛呈放射性或牵涉性,可放射至患牙同侧的上下颌牙或头、颞、面部,但不会放射到患牙的对测。病人不能准确指出患牙。

检查患牙有深的龋洞,探诊时剧烈疼痛。温度测验极其敏感或表现为激发痛,刺激去除后,疼痛仍持续一段时间。

（2）慢性牙髓炎(chronic pulpitis):临床上最为常见。① 一般无剧烈的自发性疼痛,有时出现间歇性钝痛或隐痛。有长期冷热刺激痛、咬合不适病史,食物嵌入龋洞可有剧烈疼痛。病人多可指出患牙。② 检查患牙可见深龋,探诊感觉迟钝,深探剧痛并有少量暗色血液渗出。有时可见牙髓息肉,探之无痛,但极易出血。叩诊轻度疼痛。温度测验为迟缓性反应或迟钝。

3. 社会心理因素 当牙髓炎急性发作时,疼痛难忍,常以急诊就医,求治心切,但惧怕开髓。

（三）治疗原则

1. 保存活髓 健康牙髓对维持牙体硬组织的营养和感觉,促进修复性牙本质形成具有重要的作用。

2. 保存患牙 不能保存活髓时,保存患牙。

（四）护理诊断

1. 疼痛 由于髓腔内压力增高,压迫神经引起。

2. 恐惧 与惧怕疼痛、钻牙有关。

3. 睡眠型态紊乱 与疼痛使病人无法获得充分休息有关。

4. 焦虑 与剧烈疼痛反复发作有关。

5. 潜在并发症 根尖周病、颌骨骨髓炎等,与牙髓炎治疗不及时有关。

6. 知识缺乏 与卫生宣教不够,病人对牙病早期治疗的重要性认识不足有关。

（五）护理目标

1. 病人疼痛缓解至消失。

2. 病人能正常入睡。

3. 无并发症发生。

4. 病人能描述牙病早期治疗的重要性。社区人群能了解口腔保健知识。

（六）护理措施

1. 心理护理　治疗前要与病人进行良好而有效的沟通，说明治疗方法，使病人了解治疗程序、预后，消除惧怕疼痛、治疗器械而紧张、焦虑心理，减轻担忧和误解，使病人能够积极配合治疗。

2. 疼痛控制的护理　在牙髓病的治疗过程中，各种操作都会引起疼痛，故应施行无痛技术，使牙髓病的治疗在无痛或尽量减少疼痛下进行。主要方法有局部麻醉法和失活法。

（1）局部麻醉法：是用药物进行麻醉，以减轻病人的痛苦，目前较常用。麻醉剂常用4%阿替卡因（含1:100 000肾上腺素），其次是2%利多卡因。

（2）失活法：是将化学制剂暂封于牙髓创面，使牙髓组织逐渐坏死，失去活力的方法。失活剂有多聚甲醛、亚砷酸、金属砷。多聚甲醛作用缓和，使用安全，封药时间为2周左右，临床上最常使用。亚砷酸是一种剧毒药物。用作失活剂时，应向病人讲明药物的毒副作用，如病人同意再封药。封药后要求在24~48 h按时复诊。用失活剂后可能出现疼痛反应，但数小时后疼痛即可消失，如疼痛难忍时即到医院就诊。

失活法的护理配合如下：

1）用物准备：失活剂、丁香油、氧化锌丁香油粘固剂；口腔检查基本器械、窝洞预备器械、调拌器械、暂封器械。

2）开髓：高速手机装上适合的车针递给医生，及时吸唾，保持术野清晰。

3）封失活剂：协助医生用棉卷隔湿，用探针取适量失活剂，递给医生放于穿髓孔，递丁香油小棉球放于失活剂表面，调拌氧化锌丁香油粘固剂暂封窝洞。用镊子夹一小湿棉球，递给医生除去多余的暂封材料。嘱病人按时复诊。

3. 应急治疗的护理　急性牙髓炎主要是难以忍受的疼痛，故应首先镇痛。

（1）开髓引流：开髓引流是最有效的镇痛方法。在局麻下，医生将髓腔穿通，使髓腔内的炎性渗出物得以引流，以减小压力，疼痛立刻缓解。护士抽吸3%过氧化氢液、2.5%次氯酸钠液交替冲洗髓腔，并协助将丁香油或牙痛水小棉球置于龋洞内。开放引流2~3天后复诊。

（2）消炎镇痛：无条件开髓病人，医生去除龋洞内软化牙本质与食物残渣后，护士将丁香油、樟脑酚或牙痛水棉球置于龋洞内暂时镇痛。同时应用抗生素、镇痛类药物。也可以局部封闭、理疗、针灸止痛。

4. 保存活髓治疗的护理　牙髓炎疼痛缓解后可行牙髓治疗。保存活髓是牙髓炎最理想的治疗，主要方法有盖髓术与牙髓切断术。盖髓术（pulp capping）是保存活髓的方法，即在接近牙髓的牙本质表面或已暴露的牙髓创面上，覆盖能使牙髓病变恢复的制剂。盖髓术包括直接盖髓术、间接盖髓术。牙髓切断术（pulpotomy）是切除炎症牙髓组织，用盖髓剂覆盖牙髓断面，保留正常牙髓组织的方法。

（1）盖髓术病人的护理配合

1）用物准备：局麻药、生理盐水、氢氧化钙、氧化锌丁香油粘固剂、玻璃板、调拌刀；口腔检查基本器械、窝洞预备器械、调拌器械、暂封器械、充填器械。

2）去除龋坏组织：患牙局部麻醉后，递锐利挖匙或球钻供医生去尽龋坏牙本质。及时清除龋洞内牙体组织碎屑。整个治疗过程应严格无菌操作。

3）隔湿消毒：温生理盐水清洗窝洞。协助医生用棉卷隔湿，注意及时更换棉卷、吸唾，保持术区干燥，术野清晰。严密隔湿下递消毒棉球，擦干窝洞。

4）放置盖髓剂：用调拌刀在玻璃板上调拌盖髓剂（如氢氧化钙糊剂）。递探针或充填器供医生取盖髓剂并置于近髓或穿髓区。调拌氧化锌丁香油粘固剂暂封窝洞。用镊子夹一小湿棉球递给医生，除去多余的暂封材料。

5）永久充填：盖髓术后嘱病人 1~2 周复诊，无任何自觉症状，且牙髓活力正常者作永久充填。

（2）牙髓切断术病人的护理配合

1）用物准备：局麻药、75%乙醇、3%过氧化氢液、生理盐水、氢氧化钙、氧化锌丁香油粘固剂、磷酸锌粘固剂；玻璃板、调拌刀、挖匙、口腔检查基本器械、窝洞预备器械、调拌器械、暂封器械、充填器械。

2）隔湿患牙：清洗牙面和窝洞，范围包括邻牙及牙周围组织。患牙局部麻醉后，协助医生用橡皮障或棉卷隔湿，注意及时更换棉卷、吸唾，保持术区干燥、术野清晰。整个治疗过程严格无菌操作，避免牙髓再感染。

3）去除龋坏组织：递锐利挖匙或球钻，供医生去尽龋坏牙本质。及时清除龋洞内牙体组织碎屑。递 3%过氧化氢液清洗窝洞。

4）揭髓室顶，切除冠髓：护士更换高速牙钻机、适合车针，医生揭髓室顶。递锐利挖匙或球钻，医生切除冠髓。护士用生理盐水冲洗断面。若断面出血较多，则用 0.1%的肾上腺素棉球止血。

5）放置盖髓剂：护士在严格消毒、无菌操作下，用调拌刀在玻璃板上调拌氢氧化钙糊剂，协助医生覆盖牙髓断面。调拌氧化锌丁香油粘固剂暂封窝洞。术中避免温度刺激及加压。

6）永久充填：术后可立即行永久充填，或嘱病人 1~2 周后复诊，无自觉症状则除去部分暂封剂，用磷酸锌粘固剂第二层垫底，复合树脂或银汞合金永久充填。

5. 保存牙体的治疗护理　对于牙髓病变严重不能保存活髓的牙，应去除病变牙髓，尽量保存患牙，以维持牙列完整，行使正常的咀嚼功能。治疗方法主要有根管治疗、塑化治疗和干髓治疗。根管治疗、塑化治疗护理参见本章第二节。

干髓治疗是先用失活剂使牙髓失去活力，然后除去冠部的牙髓组织，再用干髓剂覆盖残留根髓断面，使根髓长期保持无菌干化状态，以达到保留患牙的目的。干髓治疗有两种方法：失活干髓法和麻醉干髓法，前者常用，但需二次完成，后者一次即可。

干髓治疗（失活干髓法）的护理配合如下。

（1）用物准备：丁香油、甲醛甲酚合剂、磷酸锌粘固剂、复合树脂、银汞合金；口腔检查基本器械、窝洞预备器械、调拌器械、垫底器械、充填器械等。

（2）取失活剂：病人第一次就诊，放失活剂，第二次复诊时，协助医生去除暂封材料，取出所封失活剂。

（3）揭髓室顶，切除冠髓：去净腐质后，高速手机装上适合的车针递给医生揭髓顶。及时吸唾，保持术野清晰。递锐利挖器协助医生切除冠髓。递生理盐水冲洗窝洞。

（4）放置干髓剂：隔湿，擦干窝洞，递甲醛甲酚小棉球放于牙髓断面 1 min。递干棉球吸去过多的药物。递干髓剂给医生充分接触牙髓断面。

（5）垫底充填：调拌磷酸锌粘固剂垫底，选用适合充填材料（如银汞合金或复合树脂）作永久充填。

（七）健康指导

1. 向社区人群宣传有关口腔保健知识及预防和早期治疗牙病的重要性。
2. 向病人宣传牙髓炎的发生发展过程及治疗目的，避免牙齿缺失。
3. 选用保健牙刷，采用正确的刷牙方法，清除积存于牙体或牙缝中的食物。
4. 定期进行健康检查，发现龋病，及时治疗。低氟地区居民应使用含氟牙膏。

本 节 小 结

牙体组织病主要探讨龋病、牙髓炎。要求能说出龋病的概念、四联因素论、分类、护理评估和治疗原则。能说出牙髓炎的病因、护理评估、治疗原则。重点是修复治疗的概念、操作步骤和护理措施；疼痛控制、应急治疗、保存活髓治疗、保存牙体治疗的方法与护理措施。

复 习 题

1. 病人，女性，37 岁。3 个月来右侧下后牙食物嵌塞后疼痛，不能继续进食，无自发痛。查：龋洞深，探诊酸痛，去腐质后未探及穿髓孔，叩（−），冷测同对照牙。该患牙医生诊断为深龋。问：

（1）何谓深龋？

（2）你认为此病人应选用何种治疗方法？

（3）护理措施有哪些？

2. 病人，女性，30 岁。左上后牙夜间痛 3 天求治。近半月来，左上后牙进食及遇饮冷热水时出现疼痛，近 3 天进食冷热食物时疼痛明显增加。出现食物嵌塞痛、自发痛和夜间痛。口腔检查：左上第一磨牙远中邻面有一黑色龋洞，洞内有大量软化牙本质和食物残渣，洞底可探及穿髓孔，且有脓血溢出；叩诊（−）；冷热诊（＋），刺激去除后疼痛要持续一段时间，牙周健康。问：

（1）该病人可能患有什么牙病？

（2）应做何种应急处理？护理配合有哪些？

（3）急性期后首选的治疗方法是什么？

3. 病人，男性，8 岁。因右下后牙龋洞，冷热刺激痛 1 周就诊。无自发痛病史。查：右下 6 龋洞深，叩诊（−），牙龈未见异常，X 线片显示牙根未形成，无病变。医生去腐质后见穿髓孔约 1 mm，探痛（＋），治疗行牙髓切断术。问：

（1）何谓牙髓切断术？

（2）术中如何护理配合？

4. 病人，男性，12 岁。因左上第一磨牙牙冷热刺激痛 2 周就诊。无自发痛。检查：远中邻面龋深近髓，探酸痛，未探及穿髓孔。冷测一过性疼痛。X 线片示：根尖未完全形成。腐质去尽时穿髓。医生欲行保存活髓治疗。问：

（1）保存活髓治疗方法有哪些？

（2）此时最适合的治疗方法是什么？

（3）护理如何配合？

第二节 根尖周病病人的护理

学习要点：

1. 描述根尖周炎的病因、护理评估、治疗原则。

2. 说出根尖周炎的护理诊断、护理措施。

3. 能够对根尖周病病人开展健康指导。

根尖周病是指牙根尖周围组织的炎症性疾病，又称根尖周炎，多为牙髓病的继发病。临床上将根尖周炎分为急性根尖周炎和慢性根尖周炎，其中慢性根尖周炎多见。

一、急性根尖周炎

急性根尖周炎（acute apical periodontitis, AAP）指牙根尖周围组织的急性感染性炎症，是从根尖部牙周膜出现浆液性炎症到根尖周组织形成化脓性炎症的一系列过程。

（一）病因及发病机制

1. 感染 感染是引起根尖周病的主要原因。感染源来自髓腔的细菌及其毒素、坏死牙髓的分解产物通过根尖孔作用于根尖周组织，产生炎症反应。

2. 创伤 急性创伤如牙体受到外力打击，慢性创伤多见于咬合创伤，医源性创伤多发生于根管治疗器械超出根尖孔等。

3. 机械、化学刺激 如牙髓失活时砷剂用量过大，时间过长，砷剂超出根尖孔。

（二）护理评估

急性根尖周炎根据病变性质和程度不同可分为浆液期和化脓期。

1. 急性浆液期 主要表现为咬合痛。初期患牙有浮起感，咀嚼时疼痛。病变继续发展，炎症加重，可出现自发性、持续性钝痛、明显的咬合痛，病人能明确指出患牙。检查患牙可见深龋，有叩痛，牙髓活力测验无反应。

2. 急性化脓期 多由急性浆液期发展而来，也可由慢性根尖周炎转化而来。此期也常称为急性牙槽脓肿。根据脓液积聚的区域不同，护理评估分为根尖脓肿、骨膜下脓肿和黏膜下脓肿 3 个阶段。

（1）根尖脓肿：患牙自发性剧烈持续的跳痛，伸长感加重，咬合时剧烈疼痛。检查患牙叩痛，牙松动。根尖部牙龈潮红，无明显肿胀，扪诊轻微疼痛，同侧局部淋巴结肿大、压痛。

（2）骨膜下脓肿：患牙剧烈的持续性、搏动性跳痛。影响病人的饮食和睡眠，同时可伴有体温升高、乏力等全身症状。检查病人呈痛苦面容，精神疲惫。患牙叩痛明显，牙松动Ⅲ度。牙龈红肿，龈颊沟变平，压痛明显，扪诊深部有波动感。同侧局部淋巴结肿大、压痛。

（3）黏膜下脓肿：由于黏膜下组织疏松，故压力减低，自发痛、咬合痛减轻。检查患牙轻度叩痛，牙松动Ⅰ～Ⅱ度。黏膜下脓肿为典型的球形隆起，波动感明显，浅表易破溃。（图 3-3-2）。

（三）治疗原则

应急治疗后行根管治疗或牙髓塑化治疗。应急治疗方法有开髓引流、切开排脓、抗感染、镇痛等。

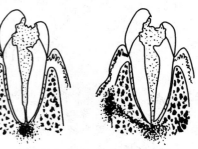

根尖脓肿　　　　黏膜下脓肿

图 3-3-2　急性根尖周炎

（四）护理诊断

1. 疼痛　与根尖周炎急性发作，牙槽脓肿引流不畅有关。

2. 体温升高　与化脓性根尖周炎有关。

3. 睡眠型态紊乱　与剧烈疼痛使病人无法获得充足休息有关。

（五）护理目标

1. 疼痛缓解至消失。

2. 体温恢复正常，面部肿胀及根尖脓肿消退。

3. 病人有充足的睡眠，能进行咀嚼、咬合和正常进食。

（六）护理措施

本节主要介绍应急治疗的护理措施，根管治疗与牙髓塑化治疗的护理见慢性根尖周炎部分。

1. 心理护理　急性根尖周炎病人出现患牙剧烈的疼痛，有时伴有全身症状，焦虑不安，急于求治，但往往应急治疗疼痛缓解后不愿按时复诊。要向病人详细介绍病情、治疗计划，尤其是系统治疗与预后的关系，使病人积极配合，坚持治疗。

2. 开髓引流　开髓引流是控制急性根尖周炎的首要措施。方法同牙髓炎。

3. 切开排脓　对急性根尖周炎骨膜下及黏膜下脓肿，除开髓引流外，为了有效控制炎症，同时切开排脓。护士协助医师对术区进行清洁、消毒、隔湿。准备麻醉药物，若用氢乙烷喷射麻醉，嘱病人闭合双眼，以免药物溅入眼内。切开排脓时位置多在脓肿下极，切口方向与血管神经一致，避免损伤。深部脓肿术后放置橡皮引流条，嘱病人定期换药至伤口清洁、无渗出物。

4. 抗感染、镇痛　按医嘱服用抗生素、磺胺类、镇痛药、维生素药物或清热解毒中药治疗。

5. 饮食护理　嘱病人注意休息，高热病人多饮水，进流质及半流质饮食，保持口腔卫生。

6. 专科治疗　当急性炎症消退后，采取根管治疗或牙髓塑化治疗的方法，才能达到根治目的。如根管治疗失败，考虑拔除患牙。

（七）健康指导

1. 指导病人注意口腔卫生，患牙髓炎及时治疗。

2. 向病人宣传根尖周炎的发生发展过程及治疗目的,提高防范意识。

3. 注意保护牙齿,避免损伤。

二、慢性根尖周炎

慢性根尖周炎(chronic apical perildontitis,CAP)是因根管内长期存在感染及病原刺激物,导致根尖周围组织的慢性炎症反应,表现为肉芽组织的形成和牙槽骨的破坏。

(一)病因及发病机制

主因牙髓感染长期通过根尖孔刺激根尖周组织,或急性根尖周炎未经彻底治疗,也有牙髓治疗不完善所导致的。

(二)护理评估

1. 症状与体征 慢性根尖周炎多无明显自觉症状,偶有轻微的咀嚼痛,有时牙龈红肿。检查患牙可见深龋,牙冠变色,探诊无反应,可有轻微叩痛,牙髓活力测验无反应。根尖区相应的颊侧牙龈上可有瘘管及液体流出。

2. X线检查 显示根尖区有稀疏阴影。根尖肉芽肿在根尖部有边界清楚的圆形影。

(三)治疗原则

1. 根管治疗或牙髓塑化治疗。根管治疗是治疗牙髓病和根尖周病的首选方法,操作步骤包括根管预备、根管消毒和根管充填。如根尖病变范围较大,除根管治疗外,还需配合根尖手术。

2. 无保留价值的牙齿可拔除。

(四)护理诊断

1. 口腔黏膜改变 与慢性根尖周炎形成瘘管有关。

2. 知识缺乏 与病人对疾病的基本知识认识不足有关。

3. 焦虑 与患牙疼痛、龋坏变色、牙髓坏死、根尖瘘管形成等有关。

(五)护理目标

1. 瘘管封闭,使病人口腔黏膜恢复正常。

2. 病人了解本病的病因、治疗过程及目的。能配合医师完成治疗计划。

3. 恢复牙体组织的完整性。

(六)护理措施

1. 心理护理 由于本病治疗过程比较长,所以缺乏治疗耐心、心情烦躁或不能坚持治疗。护士要对病人进行耐心的心理护理,让其配合治疗。

2. 根管治疗 根管治疗原理是利用机械清创和化学消毒的方法,彻底清除髓腔内的感染物质,再经过严格的根管消毒,用根管充填剂严密充填根管,防止根尖周再感染,促进根尖病变的修复。本法适用于不可复性牙髓炎,牙髓坏死和各类根尖周炎。

根管治疗的护理配合如下。

(1) 用物准备:麻醉药(4%阿替卡因和 1/100 000 肾上腺素)、3%过氧化氢液、2.5%次氯酸钠液、生理盐水、甲醛甲酚合剂、樟脑酚合剂、氧化锌丁香油粘固剂;消毒棉捻或纸捻、光滑髓针、根管扩挫针、拔髓针、根管充填器,根充糊剂、各种型号牙胶尖和修复治疗用物。

(2) 根管预备:护士协助医生麻醉下开髓、拔髓后,递 2.5%次氯酸钠液和 3%过氧化氢液交替冲洗根管。递扩孔钻、根管挫给医生反复扩挫管壁,每次更换不同的根管器械时配合根管冲洗,最后一次用生理盐水冲净根管内碎屑。注意及时吸唾。

(3) 根管消毒:将卷好棉捻的光滑髓针递给医生干燥根管。遵医嘱递根管消毒药物棉球,如甲醛甲酚合剂、樟脑酚合剂棉球,供医生放入髓腔;递氧化锌丁香油糊剂暂封窝洞。封药时间因药物种类而异。嘱病人按时复诊。

(4) 根管充填:病人自觉症状消失;检查无叩痛,根尖部牙龈无红肿、无压痛,根管内取出的棉捻无分泌物,就可进行根管充填。护士递调拌好的根充糊剂、光滑髓针,医生导入根管填满。再递送主副牙胶尖、根管充填器,供医生进行根管充填。根管充填完成后,及时递已加热的挖器,医生切断牙胶尖。递氧化锌丁香油糊剂暂封,1 周后复诊。如无明显不适,再用银汞合金或复合树脂永久充填。

注意事项:① 调拌根管充填材料时,要严格按照粉、液比例。② 根管充填后用 75%乙醇棉球清洁调拌用具。③ 操作过程严格遵守无菌原则。递送烧热的挖器时,不要烫伤病人的口腔组织。

3. 塑化治疗　原理是将未聚合的液态塑化液注入已拔除大部分牙髓的根管内,使其与管内残存的牙髓组织及感染物质共同聚合,固定成为无害物质留于根管中,从而达到消除病原体,封闭根尖孔,防治根尖周病的目的。

塑化治疗的护理配合如下。

(1) 用物准备:塑化剂、根管治疗用物

(2) 根管准备:护士协助医生麻醉下开髓、拔除大部分牙髓后,护士协助暴露术区,及时吸唾,递 15~20 号扩大针或根管锉,通畅到达近根尖处即可,无需扩大根管。递冲洗液进行根管冲洗。

(3) 配制塑化剂:根据产品使用说明书,现用现配塑化剂,抽吸到注射器内备用。

(4) 塑化:隔湿并用棉卷保护口腔黏膜,干燥髓腔,遵医嘱递光滑髓针或扩大针,每个根管注入塑化剂后,反复提拉导入。递干棉球吸出髓腔中塑化剂,反复 3~4 次,最后一次导入塑化剂后不再吸出。如果发现有塑化剂外溢,应立即协助医生用干棉球擦除或用生理盐水进行冲洗,局部涂敷碘甘油。

(5) 封闭根管口,充填窝洞:调拌氧化锌丁香油粘固剂暂封,递蘸有塑化剂的棉球按压暂封糊剂,以防将根管内塑化剂吸出,封闭髓腔。调拌磷酸锌粘固剂垫底,再用银汞合金或复合树脂永久充填。

注意事项:① 塑化液调配比例要恰当,否则影响塑化效果。各液滴管口径大小要一致,分别盛于棕色瓶中备用。② 塑化上颌牙时,为防止药液流向咽部黏膜,先调整好椅位,让病人平卧,头部后仰,使塑化液顺利进入根管。操作时要防止器械掉入咽喉部的事故发生。③ 上颌邻面洞塑化时,护士配合医生在远中面用暂封材料作好临时的洞壁后再塑化。④ 装用塑化液的注射器使用前应干燥,以免影响塑化剂质量。使用后立即冲洗干净,以免塑化剂凝固,使注射器内管无法抽出。

4. 拔牙 对无保留价值或以上治疗失败的牙齿可拔除。

(七)健康指导

1. 向病人宣传根尖周炎的发生发展过程及治疗目的,提高预防意识。
2. 积极治疗牙髓炎、急性根尖周炎或牙槽脓肿,防止转为本病。
3. 进行治疗时,指导病人按医嘱及时复诊,保持治疗的连续性,达到最佳治疗效果。

本 节 小 结

根尖周病病人的护理主要探讨急性根尖周炎与慢性根尖周炎的病因、护理评估、治疗原则、护理诊断和护理措施。重点是护理措施。要求能说出根尖周炎的概念、分类、治疗原则。需要掌握根管治疗、牙髓塑化治疗的原理、治疗步骤、护理配合;应急治疗的护理配合。

复 习 题

病人,女性,35 岁。右下后牙咬合不适半年。近 1 周来不敢咬硬物,且有自发性、持续性钝痛。1 天前出现持续性跳痛,咬合剧痛,无放散痛。口腔检查:深龋已穿髓,探诊(-),叩诊(+++),松动Ⅱ度,牙髓活力测验无反应,无牙周袋形成。牙龈扪诊感轻微痛。问题:

(1)该病人应诊断为什么疾病?
(2)急诊应首先做的处理是什么?
(3)若急诊处理症状消失后复诊,应首选什么治疗?
(4)护理如何配合?

第三节 牙周组织病病人的护理

学习要点:

1. 描述牙龈炎与牙周炎的病因、护理评估、治疗原则。
2. 说出牙龈炎与牙周炎的护理诊断、护理措施。
3. 能够对牙周组织病病人开展健康指导。

牙周组织病多为牙周组织的慢性、非特异性、感染性疾病,根据侵犯部位的不同,分为牙龈炎和牙周炎。牙龈炎早期一般无明显症状,发展到牙周炎时导致牙周组织破坏,牙齿松动、脱落,目前牙周病是我国成年人拔牙的首位原因。牙周病还可以成为病灶感染,引起心脑血管疾病、糖尿病等,对人体健康造成危害。牙周病与龋病为口腔两大常见病和多发病,其发病率达80%以上。

一、牙龈炎

牙龈炎（gingivitis）是指病变局限牙龈组织的炎症。牙龈炎病变缓慢可逆转，一旦病因被除去，其炎症可完全消退，牙龈可恢复正常，延误治疗则牙龈炎可发展成牙周炎。

（一）病因及发病机制

1. 局部因素

（1）牙菌斑：牙菌斑是最主要的局部因素，是引发牙周病必不可少的始动因子。

（2）牙石：是沉积在牙面或修复体上的钙化的或正在钙化的菌斑及沉积物，由唾液或龈沟液中的矿物盐逐渐沉积而成。牙石为菌斑的进一步积聚和矿化提供理想的表面，去除牙石是牙周治疗和疗效维护的基本原则。

（3）食物嵌塞：不仅破坏牙龈乳头导致牙龈炎症，还可以引起牙周炎。

（4）咬合创伤：咬合关系不正常或𬌗力不协调引起的牙周组织损伤。

（5）其他：不良习惯、医源性因素、解剖因素等。

2. 全身因素　内分泌紊乱、维生素 C 缺乏、营养障碍、某些药物等也可引起或加重牙龈炎。

（二）护理评估

1. 健康史　了解病人口腔卫生情况及身体状况。

2. 症状与体征　牙龈炎种类很多，以慢性龈炎最为常见。

（1）症状：偶有牙龈发痒、发胀等不适感，当刷牙、咀嚼等局部刺激时可出血，伴口臭。

（2）体征：检查见病人口腔卫生不良，软垢与牙石堆积。牙龈边缘或龈乳头充血呈暗红色，组织水肿，局部点彩消失，质地松软，龈沟探诊易出血。龈乳头增生肥大，向牙冠方向覆盖，形成假性牙周袋，袋内可挤压出炎性分泌物。

3. 社会心理因素　牙龈炎一般不被人们重视，当有牙龈出血或口臭时才就诊。

（三）治疗原则

1. 消除局部刺激　通过洁治术彻底清除附着在牙体表面的菌斑、牙石；矫治食物嵌塞，去除不良修复体等局部刺激因素。

2. 局部药物治疗　牙龈炎症较重者配合药物含漱、牙龈冲洗、牙龈涂药等治疗。常用药物有 3%过氧化氢液、0.2%氯己定液、碘制剂等。

3. 全身治疗　必要时口服抗生素及维生素，积极治疗全身性疾病。

4. 手术治疗　牙龈增生明显者可行牙龈切除术。

（四）护理诊断

1. 口腔黏膜改变　与牙龈组织炎症有关。

2. 自我形象紊乱　与口腔异味影响正常社交活动有关。

3. 知识缺乏　缺乏口腔卫生保健知识，对牙龈炎病、牙周病的危害认识不足。

（五）护理目标

1. 牙龈组织炎症消退,口腔无异味,口腔黏膜恢复正常。
2. 了解口腔卫生保健知识,掌握正确的刷牙方法和清洁口腔的措施。
3. 了解牙龈炎的特点、治疗的意义,充分认识牙周病的危害。

（六）护理措施

1. 局部药物治疗　协助医生用3%过氧化氢溶液与生理盐水交替冲洗龈沟,并涂布碘甘油。指导病人用1:5 000高锰酸钾溶液或硼砂溶液漱口。

2. 消除局部刺激　协助医生取下病人口内不良修复体或消除食物嵌塞。行龈上洁治术或龈下刮治术,去除附着在牙体表面的牙石和菌斑。

龈上洁治术是用龈上洁治器械去除龈上牙石和菌斑,并磨光牙面,防止牙石和菌斑再沉积,防治牙周病的措施。有手用器械洁治术和超声波洁牙机洁治术两种。

龈上洁治术的护理配合如下。

（1）术前准备：① 常规查血,排除急性感染或血液性疾病。② 嘱病人含漱0.2%氯己定液或3%过氧化氢液1 min,护士用1%碘酊消毒手术区。③ 备龈上洁治器或超声波洁牙机、磨光用具。

（2）术中护理

1）保持术野清晰：术中护士协助牵拉口角,及时吸净口内液体。出血较多时用0.1%肾上腺素棉球止血。

2）病情观察：随时观察病人的一般情况,如表情、面色、张口情况、牙龈是否疼痛等,如果病人过于疲劳,休息后再行洁治。

3）磨光：牙石去净后备磨光膏,低速手机装上橡皮杯递给医生细磨牙面。

4）局部用药：递生理盐水或3%过氧化氢液交替冲洗洁治区,隔湿,以干消毒棉球拭干牙龈,镊子夹持碘甘油涂于龈沟内。

（3）术后护理：① 嘱病人30 min内不能漱口、饮水、进食,以保证局部上药的疗效。② 指导病人正确的刷牙方法,巩固疗效。

（七）健康指导

1. 定期进行口腔保健,预防牙龈炎的发生。同时向牙龈炎病人讲明定期复查、巩固治疗效果的重要性。

2. 注意口腔卫生,养成早晚刷牙和饭后漱口的良好习惯,指导掌握正确的刷牙方法及牙签与牙线的正确使用等。

二、牙周炎

牙周炎(periodontitis)是指牙周组织的慢性进行性破坏性疾病。牙周膜、牙槽骨和牙龈均有改变。现有的治疗手段不能使已破坏的牙周组织恢复到原有水平,故危害性严重。牙周炎是临床上最为常见的牙周病。

（一）病因与发病机制

与牙龈炎相同。由于多种因素的共同影响,造成单个或多个牙的周围组织发生病理性损害,临床上表现为牙龈炎症、牙周袋形成、牙周溢脓、牙槽骨吸收和牙齿松动等病理性改变。

（二）护理评估

1. 牙龈红肿与出血　表现为牙龈颜色暗红,明显肿胀,点彩消失,触之易出血。

2. 牙周袋形成　因牙周膜破坏,牙槽骨吸收,使牙龈的结合上皮向根方移位,龈沟加深超过 3 mm,即形成病理性牙周袋。

3. 牙齿松动　因牙周组织炎症加重,牙槽骨逐渐被吸收,牙根失去支持而发生松动。

4. 牙周溢脓或牙周脓肿形成　牙周袋内因细菌感染形成慢性化脓性炎症,轻压牙周袋外壁,有脓液溢出,并伴有口臭。当脓性分泌物排出不畅时,炎症急性发作而形成牙周脓肿。表现为患牙的颊侧或舌侧牙龈近龈缘处,局限隆起、红肿,触痛明显,探有深牙周袋(图 3-3-3)。如果出现多个脓肿,病人有体温升高,区域性淋巴结肿大,全身不适等表现。

5. X 线检查　显示牙槽骨不同程度的吸收。

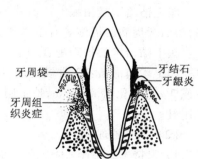

牙周袋　　　　　　　　　牙结石
　　　　　　　　　　　　牙龈炎
牙周组
织炎症

图 3-3-3　牙周炎与牙龈炎

（三）治疗原则

1. 局部治疗　清除局部刺激,清理牙周袋,固定松动牙,拔除患牙。

2. 全身治疗　积极治疗全身性疾病,加强营养,提高机体抵抗力。必要时给予抗生素类药物控制厌氧菌感染。

（四）护理诊断

1. 口腔黏膜改变　与牙龈组织炎症有关。
2. 自我形象紊乱　与牙齿缺失影响面容、口臭影响正常社交有关。
3. 知识缺乏　缺乏口腔卫生保健知识和对牙周炎危害性的认识。

（五）护理目标

1. 牙龈组织炎症消退。
2. 消除口臭,整复缺失牙齿,树立自信心。
3. 了解口腔卫生保健知识,认清牙周炎的危害,主动配合治疗。

（六）护理措施

1. 心理护理　由于牙周组织破坏严重,牙齿松动、脱落,影响咀嚼功能和面容,病人十分自卑、苦恼。要耐心介绍牙周炎的防治知识,解释治疗方法、操作过程及预后,举出同类疾病疗效好的病例,消除病人的心理压力,使病人以良好的心态配合治疗。

2. 基础治疗 协助医生完成各项基础治疗,如龈上洁治术或龈下刮治术等清除菌斑、牙石等,减缓牙周袋形成,消除殆创伤与食物嵌塞。松动牙以牙周夹板或不锈钢结扎丝固定,若松动达 3 度及以上时,则应予拔除。

3. 遵医嘱用药 指导病人局部应用漱口药物 0.1%氯己定液、1%过氧化氢液、消毒收敛药物碘甘油等;服用螺旋霉素、甲硝唑、牙周宁及补充维生素 A、维生素 B、维生素 C、维生素 D 等药物。

4. 牙周病手术治疗 通过手术方法,彻底清除病灶,从而保持牙周组织的健康,维护牙列的完整。牙周手术包括牙龈切除术及牙龈成形术、翻瓣术等。龈翻瓣术是切除部分牙周袋及袋内壁,翻起牙龈的黏膜骨膜瓣,直视下刮净龈下牙石和肉芽组织,必要时修整牙槽骨,然后复位缝合牙龈瓣,达到消除牙周袋或使牙周袋变浅的手术方法。

龈翻瓣术护理配合如下。

(1)心理护理:病人术前有紧张、恐惧心理。往往担心术中出血多、疼痛,术后影响饮食等。针对病人的具体情况做好解释工作,让病人有安全感,帮助病人了解手术的目的、预后、费用等,指导病人术中配合,顺利完成手术。

(2)术前准备:① 病人术前一周完成牙周基础治疗;血常规、出凝血时间功能正常;男性刮胡子,女性避开月经期。② 准备灭菌手术衣、手套、口罩、帽子,牙周手术包;局麻药、0.2%氯己定液、生理盐水、牙周塞治剂、X 线平片等物品。③ 调节椅位,充分暴露术野,协助局部麻醉。④ 嘱病人含漱 0.2%氯己定液 20 mL 约 1 min,消毒手术区及口周。

(3)术中护理:① 巡回护士打开无菌手术包,铺孔巾。② 护士协助牵拉口唇,压迫止血,及时吸净积血和积液。拭干手术区,保持术区清洁,术野清晰。③ 递 0.2%氯己定液、生理盐水交替冲洗创面,及时清除手术中刮除的结石、炎性组织。④ 协助龈瓣复位,用湿纱布压迫,使与根面贴合。⑤ 协助缝合,剪线。⑥ 调拌牙周塞治剂,置于创面,用棉签蘸水轻轻加压,使其覆盖整个术区以保护创面。

(4)术后护理:① 清查器械敷料,确保无误。② 嘱病人术后 24 h 内不漱口、不刷牙。术后 1 周避免用术区侧咀嚼,手术部位不能刷牙。进软食,注意保护手术创口,若牙周塞治剂脱落随时复诊。③ 术后 1 周拆线。

(七)健康指导

1. 加强卫生宣教,增强人群对牙周炎预防意识,提高自我保健和维护牙周健康的能力。
2. 教会病人正确的刷牙方法,养成良好的口腔卫生习惯,保持口腔卫生。
3. 保持健康的生理和心理状态,树立战胜疾病的信心。
4. 注意口腔卫生保健,定期接受口腔医生的检查和指导,巩固疗效,防止疾病发展。

本节小结

牙周组织病病人的护理主要探讨牙龈炎与牙周炎的病因、护理评估、治疗原则、护理诊断、护理措施和健康指导。重点是治疗原则和护理。要掌握龈上洁治术与龈翻瓣术的术前准备、术中护理和术后护理。

复习题

病人,男,35岁,主诉牙龈出血半年余求治。口腔检查:口内牙龈缘红肿发亮明显,龈缘变圆钝,附着龈点彩消失,下前牙舌侧牙石、软垢沉积较多,探查龈沟出血,无附着丧失,口腔卫生较差。

(1)根据资料该病人可能患有哪种疾病?最主要的病因是什么?

(2)彻底去除牙菌斑和牙石的方法是什么?术中护理应如何配合?

(3)如果不及时治疗,该病人最容易发展成什么疾病?有哪些表现?

第四节 口腔黏膜病病人的护理

学习要点:

1. 描述口腔黏膜病的病因、护理评估、治疗原则。

2. 说出口腔黏膜病的护理诊断、护理措施。

3. 能够对口腔黏膜病病人开展健康指导。

口腔黏膜病是指发生于口腔黏膜及软组织,除肿瘤以外的多种疾病的统称。该病病因复杂,病变繁多,护理评估多种多样。口腔黏膜病既可以是口腔黏膜本身的疾病,也可以是某些全身或系统性疾病在口腔黏膜上的表现。本节介绍几种常见的口腔黏膜病。

一、复发性口疮

复发性口疮(recurrent aphthae)又称复发性口腔溃疡(recurrent oral ulcer,ROU)或复发性阿弗他溃疡(recurrent aphthous ulcer,RAU)等,具有周期性复发性自限性的特点。是一种最常见的口腔黏膜疾病,患病率高达20%。

(一)病因与发病机制

迄今为止,复发性口疮的确切病因尚不完全明确,可能与多种因素有关。

1. 免疫 免疫功能异常,或免疫缺陷而形成的自身免疫性疾病。

2. 遗传 临床观察具有家族性遗传倾向。

3. 系统性疾病 消化系统功能紊乱或消化不良,内分泌功能失调。

4. 环境条件 心理环境、生活工作环境、社会环境等的影响。

5. 营养缺乏 某些微量元素或B族类维生素摄入不足。

6. 其他 感染、疲劳与睡眠不足、精神刺激等也是导致发病的因素。

(二)护理评估

1. 健康史 询问病人近期有无疲劳过度、上呼吸道感染等诱因。

2. 症状与体征 目前常见的分类为轻型口疮、重型口疮、疱疹样口疮。

（1）轻型口疮：最常见，约占80%，多见于青壮年。好发于角化程度较差的区域，如唇、颊黏膜、舌缘、前庭沟处。初起时感黏膜局部不适，灼痛或触痛，继而黏膜出现丘疹状小红点。随之破溃形成圆形或椭圆形溃疡，单个或多个散在分布，直径2～4 mm。溃疡具有"红、黄、凹、痛"的特征，即溃疡中央凹陷，基底平坦，表面覆以一薄层淡黄色假膜，周边黏膜有约1 mm的充血红晕带，疼痛明显，遇刺激疼痛加剧。溃疡愈后不留瘢痕，病程一般持续7～10天。若溃疡数目超过5个，并累及口腔各部位，则称为口炎型口疮。

（2）重型口疮：又称腺周口疮。溃疡大而深，呈弹坑状，深达黏膜下层甚至肌层，直径可达10～30 mm，边缘红肿隆起，基底部较硬。溃疡常单个发生。常初发于口角，继而向后部移行达咽旁、软腭、腭垂等处。病程可长达数月，愈后留瘢痕。溃疡疼痛较重，常伴区域淋巴结肿大、低热、头痛等不适。

（3）疱疹样口疮：也称口炎型口疮。溃疡小，直径<2 mm；数目可多达数十个，散在分布于口腔黏膜，疼痛剧烈，可伴有头痛、低热、全身淋巴结肿大等。

复发性口疮同时或先后交替出现虹膜睫状体炎、角膜炎或前房积脓、外生殖器溃疡、皮肤结节性红斑等病变时，称为白塞综合征。

3. 社会心理因素　复发性口疮因反复发作，病人感觉十分痛苦。且溃疡发作期间，因食物刺激、咀嚼使疼痛加重，病人惧怕进食，要求治疗。

（三）治疗原则

1. 局部治疗　以消炎、镇痛、促进愈合为原则，方法为局部应用消炎镇痛、腐蚀性药物，局部封闭，物理疗法等。

2. 全身治疗　以对因治疗、减少复发、促进愈合为主要原则。给予肾上腺皮质激素或其他免疫抑制剂、免疫增强剂、中医药、补充维生素和微量元素等调整机体内环境。

（四）护理诊断

1. 口腔黏膜改变　与口腔黏膜充血、水肿、溃疡有关。
2. 疼痛　与口腔黏膜病损及进食刺激有关。
3. 焦虑　与溃疡反复发作，口腔黏膜刺激痛有关。

（五）护理目标

1. 口腔黏膜恢复正常，疼痛消失。
2. 消除焦虑情绪。

（六）护理措施

1. 心理护理　复发性口腔溃疡因溃疡反复发作、疼痛，病人十分痛苦，进食时疼痛加剧，病人常惧怕进食，求治心切。告知病人本病具有自限性，溃疡可自然愈合，以减轻病人的心理负担。帮助病人寻找病因，以良好的心态积极治疗。

2. 指导或协助完成各项局部治疗。

（1）镇痛：以0.5%盐酸达克罗宁液、1%丁卡因溶液涂布溃疡处有迅速麻醉镇痛作用，利于病人进食。

（2）消炎：0.1%高锰酸钾溶液、0.1%依沙吖啶溶液等含漱，每日 4~5 次，每次 10 mL，含于口中 5~10 min；药膜（由抗生素、激素、表面麻醉剂等组成）贴敷溃疡，每日 2~3 次；抗生素加激素类软膏或中药散剂涂布患处，每日 3~4 次；西地碘或溶菌酶含片，每日 3 次，每次 1 片含化。

（3）烧灼：用 50%三氯醋酸或 10%硝酸银等烧灼溃疡面，使蛋白凝固，形成假膜，促进愈合。烧灼时注意压舌，隔离唾液，切勿伤及周围正常黏膜。

（4）局部封闭：用于腺周口疮，以激素加局麻药等在溃疡部位作黏膜下封闭注射，每周 1~2次，有镇痛促进愈合的作用。

（5）理疗：利用激光、微波等治疗仪，有减少渗出促进愈合的作用。

3. 遵医嘱执行全身药物治疗。

4. 提倡健康的生活工作方式，调解情绪，合理饮食，少吃刺激性食物，减少和避免诱发。

（七）健康指导

1. 注意口腔卫生，防止刷牙损伤黏膜。喝热开水不宜太烫。

2. 科学合理膳食，注意微量元素和 B 族类维生素摄入，不喝烈性酒。

3. 建立良好的生活习惯，避免过劳和精神刺激，学会自我调整，保证充足睡眠。

4. 锻炼身体，增强体质，提高机体抗病能力，防止疾病复发。

二、疱疹性口炎

疱疹性口炎又称口腔单纯性疱疹，是由单纯疱疹病毒引起的急性传染性口腔黏膜疾病。人类是单纯疱疹病毒的天然宿主，口腔、皮肤、眼、会阴、神经系统是易受侵犯的部位。

（一）病因与发病机制

本病主要由 Ⅰ 型单纯疱疹病毒引起。被病毒感染的病人或病毒携带者为传染源，主要通过飞沫、唾液及疱疹液接触传染。疱疹病毒接触宿主的易感细胞，引起急性发作的称原发性疱疹性口炎；单纯疱疹病毒常潜伏于正常人体细胞内，当机体抵抗力下降或存在局部因素刺激时，可活跃繁殖，导致发病，称为复发性疱疹性口炎。原发性感染多见于婴幼儿，复发性感染多见于成年人。

（二）护理评估

1. 健康史　了解病人近期有无上呼吸道感染、疲劳等导致抵抗力下降的诱因，是否有同类病人的接触史。

2. 症状与体征

（1）原发性疱疹性口炎（primary herpetic stomatitis）：以 6 岁以下儿童多见，尤其是 6 个月至 2 岁。发病前 2~3 天患儿有流涎、啼哭拒食、躁动、发热、头痛、颌下和颈上淋巴结肿大、压痛等表现。随后口腔黏膜充血、水肿，出现较多针尖大小透明水疱，散在或成簇分布于唇、颊、舌、腭等处。水疱很快破溃形成表浅小溃疡或融合成较大溃疡，边缘不整齐，覆以浅黄色假膜。

本病呈自限性,病程 7~10 天,愈后不留瘢痕。

（2）复发性疱疹性口炎(recurrent herpetic stomatitis)：原发性疱疹性口炎中 30%~50% 的病例可能发生复发性损害。一般复发感染的部位在唇部,特别是唇红与口周皮肤交界处,故又称复发性唇疱疹。初起时病人感轻微疲乏与不适,很快口唇部出现灼痛、痒、张力增加等症状,10 h 内出现成簇小水疱,周围有轻度红斑,24 h 左右水疱破裂、糜烂、结痂。病程约 10 天,愈合后不留瘢痕。

3. 社会心理因素　患病时患儿出现哭闹、拒食等,家长也表现出烦躁、焦虑的情绪。且唇疱疹病人口腔局部不适,易反复发作,十分苦恼。

（三）治疗原则

1. 全身治疗　应用抗病毒和免疫调节药,辅以支持、对症处理。
2. 局部治疗　局部给予消炎镇痛药物涂擦或物理治疗,促进溃疡愈合。

（四）护理诊断

1. 体温升高　与病毒感染有关。
2. 口腔黏膜改变　与黏膜充血、水肿、溃疡有关。
3. 疼痛　与口腔黏膜病损有关。

（五）护理目标

1. 体温恢复正常。
2. 口腔黏膜炎症消退,溃疡愈合。
3. 局部疼痛消失,进食无障碍。

（六）护理措施

1. 心理护理　原发性疱疹性口炎患儿多数无法用语言表达自我感受,常表现为哭闹、躁动、拒食;复发性疱疹性口炎病人全身症状较轻,但口腔局部不适,影响进食,加之反复发作,病人十分焦虑。告知本病具有自限性,溃疡可自然愈合,不留瘢痕,减轻病人的心理负担,积极配合治疗。

2. 全身治疗的护理　遵医嘱执行全身药物治疗:口服阿昔洛韦、利巴韦林,重者肌内注射聚肌胞或干扰素。

3. 局部治疗的护理　指导与协助完成各项局部治疗:指导含漱剂等局部用药,0.2% 氯己定液湿敷后涂擦阿昔洛韦软膏等。

4. 对症护理　婴儿高热可采取冰敷、酒精擦浴等物理疗法,或遵医嘱用水杨酸钠类药物;疼痛剧烈者可用镇痛药局部涂擦或口服。

5. 生活护理　协助家属对病人进行日常生活护理。让病人充分休息,给予高能量、易消化的清淡流食或软食。

（七）健康指导

1. 本病具有传染性,传播途径为唾液、飞沫接触,应注意隔离。

2. 加强锻炼,增强体质,避免局部刺激因素　防止疾病发生。

三、口腔念珠菌病

口腔念珠菌病(oral candidiasis)亦称雪口病或鹅口疮,是由念珠菌感染引起的口腔黏膜传染性疾病。多发于婴幼儿及体弱儿童。

（一）病因与发病机制

病原菌为白色念珠菌,此菌常存在于正常人的口腔、肠道、肛门、阴道及皮肤等部位,一般不致病。当口腔生态环境变化,如口腔不洁,全身慢性消耗性疾病,长期大量使用广谱抗生素等导致菌群失调,该菌大量繁殖而致病。婴幼儿多为分娩时经产道感染,或污染的哺乳用具、乳头传染。

（二）护理评估

1. 症状和体征　患儿常烦躁不安、啼哭、拒食,偶有低热,全身反应较轻。病损好发于唇舌、颊、软腭等处黏膜。初发时黏膜上出现针头大小的白色凝乳状小点,微突起。很快融合成界限清楚的白色丝绒状膜,并逐渐向四周蔓延。与黏膜紧密相连,不易剥脱,强行擦除时可见潮红溢血的糜烂面。

2. 涂片检查　将白色斑块状物涂片培养时,显微镜下可见致病菌丝或孢子。

（三）治疗原则

1. 查明病因,消除致病因素　如长期使用抗生素或激素者,应停药或调整,注意哺乳乳头,哺乳用具的卫生等。

2. 局部治疗　改变口腔酸碱度、控制感染,促进病损组织修复。

3. 全身治疗　重症病人全身给予抗真菌药物、增强机体免疫力药物。

（四）护理诊断

1. 口腔黏膜改变　与黏膜充血、白色斑块形成或表浅糜烂溢血有关。

2. 吞咽困难　与口腔黏膜病损不适有关。

3. 知识缺乏　与患儿家长对婴幼儿口腔保健知识和本病的防治知识缺乏有关。

（五）护理目标

1. 患儿口腔黏膜恢复正常。

2. 患儿正常进食。

3. 患儿家长能陈述口腔保健知识和本病的防治知识。

（六）护理措施

1. 心理护理　向患儿及家属介绍本病的发病原因,治疗原则和过程,解除他们的顾虑。能够保持良好的卫生习惯,自觉树立战胜疾病的信心,早日痊愈。

2. 局部治疗的护理　口腔念珠菌病人以局部治疗为主,护士指导或协助完成各项局部治疗。

（1）2%～4%碳酸氢钠溶液哺乳前后漱洗口腔,使口腔呈碱性环境以抑制白色念珠菌的生长繁殖。也可用本药哺乳前后擦拭乳头。轻症患儿用药2～3天病变可消失,但仍需继续用药数日,防止复发。

（2）用0.2%氯己定液、1%克霉唑液清洗口腔,再用0.05%甲紫或亚甲蓝涂搽病灶,每日3～4次。

3. 全身治疗　重症者遵医嘱执行全身药物治疗,如抗真菌药物酮康唑、制霉菌素等;增强机体免疫力药物胸腺肽、转移因子等。

4. 生活护理　告知患儿家属要重视喂养卫生,采取必要的预防措施。

（七）健康教育

1. 注意保持口腔清洁卫生,经常用温开水洗涤婴幼儿口腔。哺乳期间注意妇幼卫生,哺乳用具及母亲乳头要经常清洗消毒。

2. 加强营养,平衡膳食,增强体质。

3. 对长期使用广谱抗生素与皮质类固醇者,应注意避免发生真菌感染。

四、口腔白斑病

口腔白斑病即口腔白斑（oral leukoplakia,OLK）,是口腔黏膜上一种不能诊断为其他疾病的白色损害,属于癌前病变。发病率约为10%,癌变者约5%。口腔白斑好发于中年以上,男性多于女性。

（一）病因与发病机制

1. 局部刺激　如吸烟、饮酒、喜食烫食和酸辣,口腔内的残冠、残根、过锐的边缘嵴和牙尖、不良修复体等局部因素刺激,其中吸烟是最常见的原因。白斑的发生率与吸烟时间的长短与吸烟量呈正比关系。

2. 白色念珠菌感染　我国口腔白斑病人中,白色念珠菌检出率高达34%左右,推测白色念珠菌感染与口腔白斑密切相关。

3. 全身因素　微量元素、微循环改变、遗传因素等也与口腔白斑的发病有关。

（二）护理评估

口腔白斑可发生于口腔黏膜的任何部位,但颊部最多,唇舌部次之。

病人一般无明显的自觉症状,可有局部不适、粗糙或发涩感。发生糜烂或溃疡时有自发痛及刺激痛,味觉减退。检查口腔黏膜上可见白色斑片,稍高出黏膜表面,质地紧密,边界清楚,范围大小不等。在白色病变中夹杂一些发红的区域。局部弹性及张力减低。

斑块表面微有高低起伏如白色皱纸,称皱纹状白斑。表面呈刺毛状或小结节状,厚而高起,易发生皲裂及溃疡,称疣状白斑。在充血的黏膜上,有细小颗粒样白色损害,高出黏膜,易发生糜烂或溃疡,疼痛明显,称颗粒状白斑。

(三)治疗原则

1. 去除一切刺激因素,对症治疗,定期复查。
2. 必要时手术切除,如白斑治疗过程中,有增生、硬结、溃疡等改变时,应及时手术切除。
3. 冷冻治疗:没有条件手术切除的白斑可用冷冻治疗。

(四)护理诊断

1. 口腔黏膜改变　与疾病造成的口腔皲裂、糜烂、溃疡有关。
2. 恐惧　与疾病可能癌变有关。
3. 疼痛　与口腔黏膜病损有关。
4. 知识缺乏　与疾病发生的有关因素认识不足有关。

(五)护理目标

1. 病人口腔黏膜恢复正常,疼痛消失。
2. 消除恐惧情绪　白斑属于癌前病变,但不是所有的白斑都一定癌变。
3. 病人了解本病发生的有关因素。

(六)护理措施

1. 心理护理　由于该病是癌前病变,病人了解后常常产生焦虑、恐惧心理。护士应让病人了解口腔白斑的发病因素,给予病人积极的心理支持,能够正确对待疾病,树立治愈疾病的信心,配合治疗。
2. 去除一切刺激因素　了解病人的生活习惯,劝其戒烟、戒酒;少食辛辣、过热食物,改正不良的饮食习惯;去除残冠、残根、不良修复体等。
3. 药物治疗护理　指导病人遵医嘱用药:0.1%~0.3%维A酸软膏局部涂擦;50%蜂胶玉米朊复合药膜或含维生素A、维生素E的口腔消斑膜局部敷贴;鱼肝油可局部涂擦或口服。密切观察病人用药反应。
4. 手术治疗护理　术前向病人解释手术的必要性和手术过程,遵医嘱准备手术所需用物。术中正确传递器械,注意维持视野清晰。术后常规护理。

(七)健康指导

1. 开展流行病学调查,尽可能早期发现口腔白斑病人。
2. 口腔黏膜白斑的预防重点是卫生宣教,进行必要的健康保健。建立良好的生活习惯,戒烟、戒酒是预防口腔白斑的有效措施。注意口腔卫生,消除一切局部刺激因素。
3. 嘱病人遵医嘱定期复查,一般半年或1年复查1次,以便及早发现复发,及早给予治疗。

本 节 小 结

口腔黏膜病的护理主要探讨四种口腔黏膜病:复发性口疮、疱疹性口炎、口腔念珠菌病、口腔白斑病。要求掌握其概念、病因、护理评估、治疗原则,能够做出准确的护理诊断,处理护理问题,进行健康指导。

复 习 题

1. 病人,女性,出生 7 天。母亲代诉患儿烦躁不安、啼哭,拒绝进食。口腔检查见左颊部有散在分布的雪白色柔软小斑点,基底黏膜充血明显。稍用力可擦去,留下出血的糜烂面。初步诊断为

（1）根据病例资料该患儿初步诊断为什么病?

（2）局部治疗的护理有哪些?

（3）如何进行健康指导?

2. 病人,女性,25 岁。下唇痛、痒,出现成簇小水疱 2 天。口腔检查:下唇唇红部有多个针头大小成簇分布的小溃疡,部分形成痂壳。患病前 1 周曾有感冒发热史。问:

（1）临床可诊断为什么疾病?

（2）本病的病因是什么?

（3）主要的治疗护理有哪些?

第五节　口腔颌面部炎症病人的护理

学习要点:

1. 能说出颌面部解剖结构特点与颌面部间隙感染的病变关系。

2. 描述口腔颌面部炎症的病因、护理评估、治疗原则。

3. 说出口腔颌面部炎症的护理诊断、护理措施。

4. 能够对口腔颌面部炎症病人开展健康指导。

口腔颌面部处于消化道与呼吸道的起端,通过口腔、鼻腔与外界相通。口腔、鼻腔、鼻窦的腔隙,牙、牙龈和扁桃体的特殊解剖结构及这些部位所处的温度与湿度,均有利于细菌的生长、繁殖,所以正常时即有大量的细菌存在。面部皮肤的毛囊、汗腺和皮脂腺也是细菌最常寄居的部位。在这些部位遭受损伤、机体抵抗力低下时,可导致一些非致病菌成为引起感染的致病菌。

口腔颌面部存在较多相互连通的潜在性筋膜腔隙,其间含疏松结缔组织,形成感染易于蔓延的通道。颜面部血液循环丰富,鼻唇部静脉又常缺少静脉瓣,致使两侧口角至鼻根连线区域内发生的感染,易向颅内扩散,因而称之为面部"危险三角区"。

面颈部具有丰富的淋巴组织,口腔、颜面及上呼吸道感染易顺相应的淋巴引流扩散,发生

区域性淋巴结炎。

由于口腔颌面部的解剖生理特点,容易发生感染并导致扩散。但口腔颌面部器官多位于浅表,感染易于早期发现;同时血液循环丰富,抗感染能力强,是控制感染发展的有利条件。

一、智齿冠周炎

冠周炎(pericoronitis)是指牙在萌出过程中,牙冠周围软组织发生的炎症。冠周炎多发生于下颌第三磨牙,下颌第三磨牙冠周炎又称为智齿冠周炎(pericoronitis of the wisdom tooth),18~25岁发病率最高,是口腔科的常见病和多发病。

(一)病因与发病机制

导致智齿冠周炎的主要原因是下颌第三磨牙阻生。由于牙槽骨长度与牙列所需长度不相适应,使第三磨牙萌出位置不足,导致不同程度的阻生。牙冠可部分或全部为龈瓣覆盖,在龈瓣与牙冠之间形成较深的盲袋,易致食物残渣积存,为细菌定居、繁殖提供了良好的温度、湿度环境,加之咀嚼时对牙殆牙的咬伤,使龈瓣及附近软组织易感染(图3-3-4)。当机体抵抗力下降、局部细菌毒力增强时则引起冠周炎的急性发作。

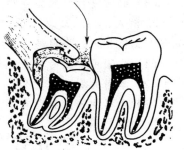

图 3-3-4 下颌第三磨牙
牙冠盲袋形成

(二)护理评估

1. 健康史 多见于 18~25 岁,可有反复发作的牙痛病史。

2. 症状 智齿冠周炎常表现为急性炎症过程。早期多无明显全身症状,仅感患侧磨牙后区胀痛不适,牙龈轻微肿痛,进食咀嚼、吞咽、张口活动时疼痛加重。如病情发展,可出现局部自发性跳痛并放射至同侧耳颞区。当炎症波及咀嚼肌时,则有不同程度的张口受限。由于口腔不洁,口臭明显,自觉牙龈袋处有咸味分泌物溢出。可出现畏寒、发热、头痛、食欲减退等全身症状。患慢性智齿冠周炎时,病人多无明显自觉症状,仅局部有轻度压痛。

3. 口腔检查 可见下颌第三磨牙萌出不全,用探针在肿胀的龈瓣下方可触及未全萌出的牙或阻生牙,周围软组织充血、水肿,龈瓣边缘糜烂、触痛明显,或可从龈袋内压出脓性分泌物,重者可形成冠周脓肿;或炎症波及腭舌弓及咽侧壁,伴有明显的张口困难。患侧颌下淋巴结肿大、触痛。反复发作者智齿周围的龈瓣可见苍白色瘢痕组织。

4. 冠周炎症可以直接蔓延或经淋巴管扩散,引起邻近组织器官或筋膜间隙的感染;如向磨牙后区扩散,引起骨膜下脓肿,该脓肿沿咬肌前缘与颊肌后缘间的薄弱处向外扩散,形成皮下脓肿。当脓肿穿破皮肤,可形成经久不愈的面颊瘘。

5. 社会心理因素 智齿冠周炎急性发作时有明显的疼痛,影响进食及睡眠等,病人急于求医。症状缓解后,病人认为本病不严重,不再继续治疗,以至于病情进一步加重,出现局部或全身反应。

（三）治疗原则

急性期以消炎、镇痛、建立引流、增强全身抵抗力治疗为主；慢性期根据阻生情况处理，若为无法萌出的阻生牙，尽早拔除，防止再发感染。

（四）护理诊断

1. 语言沟通障碍　与疼痛、张口受限有关。
2. 疼痛　与冠周炎症导致组织充血、水肿、糜烂有关。
3. 潜在并发症　颌周间隙脓肿或瘘管的形成，与机体抵抗力下降，细菌毒力强，引流不畅，治疗不及时有关。

（五）护理目标

1. 病人语言交流自如。
2. 局部疼痛减轻至消失。
3. 无并发症发生。

（六）护理措施

1. 局部护理　智齿冠周炎的治疗重点是局部处理。局部又以清除龈袋内食物碎屑、坏死组织、脓液为主。

（1）局部冲洗：急性炎症时，协助医生对冠周盲袋用3%过氧化氢液和生理盐水反复冲洗，至溢出液清亮为止。然后在隔湿条件下，擦干局部，用探针蘸碘酚或碘甘油送入龈袋内，每日1~3次。

（2）保持口腔清洁：用高渗温盐水或含漱剂漱口，每日数次，以保持口腔清洁。

（3）切开引流：龈瓣附近形成脓肿，应在局麻下及时切开，置入橡皮条或碘仿纱条引流。

（4）手术：协助医生完成冠周龈瓣切除术或拔牙术；瘘管搔刮术等。当急性炎症消退后，对有足够萌出位置、牙位正常的第三磨牙，可切除冠周龈瓣，消除盲袋。对于第三磨牙牙位不正、无法正常萌出、或虽可萌出但无对𬌗牙者，为避免冠周炎的复发，均应尽早拔除第三磨牙。

2. 全身治疗　按医嘱做好用药指导，如抗生素、解热镇痛药等。
3. 支持疗法　适当休息，进高营养易消化的流质饮食，不吃辛、辣、咸食物。

（七）健康指导

1. 儿童应多食粗粮，促进颌骨发育，使牙有正常位置。
2. 加强体育锻炼　增强机体抵抗力，避免冠周炎及冠周脓肿发生。
3. 定期进行健康检查，发现智齿冠周炎及时治疗。

二、颌面部间隙感染

颌面部间隙感染（fascial space infection of maxillofacial region）是指颌面和口咽区潜在间隙

化脓性炎症的总称,炎症呈弥散性者称蜂窝织炎,局限性者称脓肿。

正常人体颌面部存在多个潜在的筋膜间隙,其间为疏松结缔组织或脂肪所充填。当感染发生时,常沿这些阻力薄弱的结构扩散,使炎症产物充满间隙。因这些间隙之间相互连通,故炎症既可局限于单个间隙,亦可扩散到相邻间隙,形成多个间隙感染。

（一）病因与发病机制

口腔颌面部感染均为继发性,常见牙源性或腺源性感染,损伤性、医源性、血源性较少见。

1. 牙源性感染　如下颌第三磨牙冠周炎、根尖周炎、颌骨骨髓炎等。
2. 腺源性感染　如扁桃体炎、淋巴结炎等,多见于婴幼儿。

病原菌以溶血性链球菌和金黄色葡萄球菌为主,常为混合感染,厌氧菌所致的感染少见。

（二）护理评估

1. 健康评估　通过询问病史和口腔检查确定感染来源。腺源性多见于小儿,牙源性多见于成人。
2. 症状与体征　通常为急性炎症过程,依据感染的性质、部位不同,其护理评估各有所异。牙源性感染,起病急、发展快,早期即有脓液形成。腺源性感染则较缓,早期为浆液性炎症,继而进入化脓阶段。成人护理评估相对较轻,婴幼儿有时表现极为严重。

（1）一般局部表现为红、肿、热、痛及功能障碍。重者伴高热、寒战、食欲减退、甚至脱水。腐败坏死性感染的局部红、热不如化脓性感染明显,但局部软组织有广泛性水肿,甚至皮下气肿。全身中毒症状较化脓性感染重,可引起严重并发症。浅层间隙感染时局部表现极为明显,炎症局限时可扪及波动感。深层间隙感染局部体征多不明显,即使脓肿形成也难扪及波动感,但局部可有凹陷性水肿和压痛点。若感染累及咀嚼肌,则张口受限,进食困难。炎症侵及喉头、咽旁、口底等处,可因局部组织水肿使咽腔缩小或压迫气管、或舌体抬高后退,造成不同程度呼吸和吞咽困难。

（2）穿刺抽脓检查:化脓性感染脓液呈黄色稠脓,腐败坏死性感染脓液稀薄呈暗灰色且有恶臭。

（3）血常规检查:中性粒细胞升高,腐败坏死性感染全身中毒症状严重时,白细胞计数可低于正常。

3. 社会心理因素　因病人有不同程度的红肿、疼痛、高热、寒战,易产生焦虑、紧张的情绪,迫切希望得到及时治疗。

（三）治疗原则

1. 全身治疗　给予抗生素和支持治疗。
2. 局部治疗　外敷、针灸、封闭和理疗,以促进炎症消散。一旦脓肿形成,应及时切开引流。必要时拔除病灶牙,并做瘘道或死骨刮除。

（四）护理诊断

1. 体温过高　与急性炎症有关。
2. 有窒息的危险　与炎症性组织肿胀使咽腔缩小或压迫气管有关。
3. 急性疼痛　与颌面部间隙感染，炎症渗出物刺激有关。
4. 焦虑　与局部疼痛、全身不适、担心预后不佳有关。

（五）护理目标

1. 体温恢复正常。
2. 无窒息发生。
3. 局部疼痛减轻至消失。
4. 消除焦虑心理，积极配合治疗与护理。

（六）护理措施

1. 心理护理　耐心向病人介绍病情及治疗计划，使病人消除顾虑，积极配合治疗。
2. 一般护理　提供安静的、舒适的休息环境。供给高营养易消化的流质饮食。吞咽困难或张口受限者采用吸管进食。多饮水，保持大便通畅。
3. 口腔护理　保持口腔清洁，用温盐水或漱口液漱口，重者进行口腔护理。
4. 病情观察　注意生命体征和病情变化，高热病人物理降温。按医嘱给予全身支持疗法，输液输血维持电解质平衡。
5. 治疗护理　协助医生完成各项治疗，并保证呼吸道通畅。
6. 处理病灶牙　对无保留价值的病灶牙，给予拔牙术。拔牙前必须向病人解释治疗的方法与目的，争取病人的配合。做好拔牙术前准备、术中配合和术后护理。

（七）健康指导

1. 口腔保健　向病人介绍口腔保健常识，常看牙医。
2. 早期就医　颌面部间隙相互通连，常因治疗不及时使感染扩散，引起多个间隙感染，甚至危及生命。因此，一旦发生颌面部间隙感染，应及时就医，彻底治愈。
3. 卫生宣教　加强口腔卫生意识，防止病从口入，餐后用高渗盐水或含漱剂漱口。

三、颌骨骨髓炎

颌骨骨髓炎（osteomyelitis of the jaws）是指包括颌骨骨膜、骨密质、骨髓及骨髓腔内的血管、神经等整个骨组织的炎症。根据临床病理特点和致病因素的不同，可分为化脓性、特异性、物理性和化学性。

（一）病因与发病机制

颌骨骨髓炎以化脓性感染为多见，金黄色葡萄球菌、链球菌为常见致病菌。感染途径多为牙源性，如急性根尖周炎或第三磨牙冠周炎。特异性者为结核、梅毒、放线菌的感染。物理性者主要是放射线引起的。据报道,放射性骨髓炎近年逐渐增多,而化学性者罕见。

(二)护理评估

1. 健康史　病人多有反复发作的牙痛或颌面部疼痛的病史。

2. 症状与体征　化脓性颌骨骨髓炎多发生于下颌骨,青壮年居多,16~30 岁发生率最高。男性多于女性,约为 2:1。根据感染的病因和病变特点,临床上将颌骨骨髓炎分为中央性颌骨骨髓炎和边缘性颌骨骨髓炎。

(1)中央性颌骨骨髓炎:病变始发于颌骨中央的骨髓者,称为中央性颌骨骨髓炎。多在急性化脓性根尖周炎或根尖周脓肿的基础上发生。

1)急性期:起病急剧,全身中毒症状明显,表现为高热、寒战、脱水等。多由根尖周炎发展而来。患牙持续性剧烈疼痛,并沿三叉神经分布区放射,牙松动,叩痛,前庭沟变浅,面颊肿胀。病变发生在上颌骨者,脓液容易穿破骨壁,形成引流,炎症逐渐消退。病变位于下颌骨时,脓液不易穿破骨壁引流,则形成弥散性骨髓炎。严重者伴发颌周多间隙感染,面部肿胀,有不同程度的张口受限。白细胞总数和中性分类增高,约 3 周后 X 线片显示骨质广泛破坏。

2)慢性期:急性期若未及时、彻底的治疗,炎症在颌骨内进行性发展而转入慢性期。此时病人相应部位仍有炎症浸润块,瘘管长期流脓,有时混杂有小块死骨。重者则大块死骨形成或发生病理性骨折,出现咬合错乱及面部畸形。病变可迁延数月或数年。

(2)边缘性颌骨骨髓炎:病变始发于颌骨周围的骨膜和骨密质者,称为边缘性颌骨骨髓炎。好发部位为下颌骨的下颌支及下颌角。常在颌周间隙感染的基础上发生,感染来源多为智齿冠周炎。

1)急性期护理评估与颌周间隙感染相似。

2)慢性期表现为下颌角区或腮腺咬肌区出现炎症浸润性硬块,压痛、凹陷性水肿,张口受限。有时可见长期溢脓的瘘管,脓液内混杂有死骨碎屑。瘘管探查可触及粗糙骨面。晚期 X 线片可见骨皮质不光滑,死骨形成或骨质增生。

3. 社会心理因素　本病有不同程度的发热、疼痛、瘘管存在,病人多急于求医,期望早日康复。

(三)治疗原则

急性期以全身支持和药物控制感染、配合必要的外科手术治疗为主,外科手术的目的是引流排脓,除去病灶。慢性期应用手术除去已形成的死骨和病灶。

(四)护理诊断

1. 体温过高　与炎症引起的全身反应有关。
2. 组织完整性受损　与颌骨化脓性感染、骨组织坏死、瘘管形成有关。
3. 疼痛　与颌骨急性化脓性感染,炎症渗出物刺激有关。
4. 功能障碍性悲哀　与牙齿松动、叩痛,颌骨坏死等影响咀嚼功能有关。

(五)护理目标

1. 体温恢复正常。

2. 控制感染,清除坏死骨组织,促进瘘管愈合。

3. 疼痛减轻或消失,能正常咀嚼。

(六)护理措施

1. **心理护理** 急性颌骨骨髓炎一般来势急,病情重,病人及家属均紧张,无措。慢性颌骨骨髓炎病程迁延,时好时坏,病人缺乏治疗信心。如果出现颌骨骨折,病人出现咬合错乱,面部畸形,将导致自我形象紊乱,严重影响其正常生活和社会交往,要与病人进行有效的交流,减轻心理压力,介绍认识患同种疾病的恢复期病人,现身说法,增强病人的治愈信心,以顺利完成治疗。

2. **控制感染护理** 遵医嘱使用足量抗生素,控制感染,对病人的引流液及时观察记录色、质、量,发现异常及时报告医生。

3. **营养支持** 提供安静舒适的环境,保证足够的休息及睡眠。给予营养丰富的流汁或软食,对高热失水者嘱多饮水,静脉补液维持电解质平衡。病情轻者嘱用温盐水或含漱剂漱口,每日数次。

4. **重症或颌骨手术固定者应施行口腔护理** 可采用口腔清洗法,用温生理盐水或 1:5 000 呋喃西林溶液,边冲洗边吸引,并鼓励病人冲洗时,用舌头舔净牙齿内侧面,同时用幼儿牙刷刷洗病人牙齿的外侧面。

5. **手术治疗护理** 协助完成各项手术治疗,如切开引流、拔除病灶牙、清除肉芽组织、摘除死骨、处理瘘管。做好手术前后护理。

(七)健康指导

1. 建立牙齿的保健意识,积极防治牙病,降低颌骨骨髓炎的发病率。

2. 树立口腔疾病防治意识,患颌骨骨髓炎后应及时、彻底治愈,避免并发症发生。

3. 颌骨手术后恢复期应注意加强功能锻炼,介绍张闭口运动练习方法,加强咀嚼与咬𬌗力恢复训练。

本 节 小 结

口腔颌面部炎症的护理主要探讨智齿冠周炎、颌面部间隙感染、颌骨骨髓炎三种疾病。要求能够理解颌面部间隙感染与解剖结构的关系,正确描述这三种炎症的病因、护理评估、治疗原则,能够做出准确的护理诊断,正确处理护理问题。

复 习 题

病人,女性,22 岁。因左下颌第三磨牙阻生出现疼痛及张口受限就诊,以往有三次相同病史。检查可见左下颌第三磨牙萌出不全,龈瓣触痛阳性,龈袋内有脓性分泌物。医生确诊为智齿冠周炎。问:

(1)你认为智齿冠周炎的治疗原则是什么?

(2)智齿冠周炎的局部护理措施有哪些?

第六节　口腔颌面部损伤病人的护理

学习要点：

　　1. 说出颌面部损伤的特点。

　　2. 会进行颌面部损伤的急救。

　　口腔颌面部是人体的暴露部分,在平时和战时都易遭受损伤。颌面部既是人体重要感官集中的区域,又是呼吸道和消化道的入口,且与颅脑相连。一旦损伤,则可引起解剖结构的破坏、颜面畸形或多个器官的功能障碍,颜面畸形必然加重病人精神和心理上的创伤。因此救治伤员时,应早期、正确地判断伤情,及时、有效地进行急救处理,使病人转危为安,再根据伤势的轻重采取相应的救治方法,减少致残率和死亡率,提高治愈率。

一、口腔颌面部损伤的特点

　　口腔颌面部损伤后,受伤部位出现肿胀、疼痛、出血和功能障碍及程度不同的全身反应,这是损伤的共同特点。但由于口腔颌面部的解剖生理特点,损伤后又有其特殊性。

　　1. 血运丰富对颌面部损伤的利弊　口腔颌面部富于血管,皮下组织疏松,筋膜间隙多,损伤后出血较多或易形成血肿,组织水肿反应快而重,甚至引起窒息。由于血管丰富,组织再生修复和抗感染能力强,伤口愈合较快。因此,伤后 48 h 或稍长时间,在无明显感染时,仍可清创一期缝合。

　　2. 容易发生窒息　口腔颌面部位于呼吸道上端,损伤时可因血肿、水肿、组织移位、舌后坠、血凝块和分泌物的阻塞而发生呼吸道阻塞,甚至窒息。救治伤员时,应首先保持呼吸道通畅,防止窒息。

　　3. 容易并发颅脑损伤　颌面部与颅脑相毗邻,尤其是上颌骨与颅底紧密连接,故上颌骨或面中 1/3 部位损伤时常并发颅脑损伤,如脑震荡、脑挫伤、颅内血肿和颅底骨折等。主要特征是伤后有昏迷史。当颅底骨折时,可伴有脑脊液从鼻孔或外耳道流出。

　　4. 容易发生感染　口腔颌面部腔、窦多。而腔、窦内寄生多种病原菌,伤后创口常与这些腔、窦相通,容易发生感染。

　　5. 影响功能和面部的美观　口腔颌面部特殊组织器官较集中,当鼻、唇、眶、颊等部位开放性损伤时,若处理不当常发生组织器官的移位变形和功能障碍。如颌骨骨折并移位时,引起咬合关系错乱,导致咀嚼功能障碍。面神经损伤出现面瘫。因此,整复面部外形和恢复功能是治疗的关键。

二、口腔颌面部损伤的急救

(一)窒息

　　口腔颌面部损伤导致呼吸道梗阻而发生窒息,分为阻塞性窒息和吸入性窒息两类,是一种危及生命的并发症。阻塞性窒息常因外伤后异物(血凝块、游离组织、牙齿、碎骨等)、组织移位(舌后坠、上颌骨体向后下方移位)、组织肿胀压迫等均可造成呼吸道阻塞而引起窒息。吸入性窒息因意识障碍或昏迷,病人将口内血液、分泌物或其他异物误吸入呼吸道而发生窒息。

窒息的前驱症状是病人烦躁不安、出汗、鼻翼扇动、吸气时间长或伴有喉鸣,严重时出现发绀、吸气期三凹征、呼吸急促而表浅。晚期则脉弱、脉快、血压下降、瞳孔散大,最后昏迷、呼吸心搏停止而死亡。窒息的急救措施是迅速判断窒息原因,及时解除呼吸道阻塞,保持呼吸道通畅。

1. 立即解除呼吸道阻塞　迅速用手指抠出、止血钳取出或吸引器吸出阻塞物。如有舌后坠时,则应迅速将舌牵出,并在距舌尖 2 cm 处用粗丝线或别针穿过全层舌组织,将牵拉线固定于绷带或衣服上。上颌骨骨折及软腭下坠时,可用木棍、筷子等横放于上颌双侧前磨牙处将上颌托起,两端悬吊固定在头部绷带上。

2. 改变病人体位　解开衣领,神志清楚的伤员常采用头低侧卧位。昏迷的伤员采取俯卧位,垫高额部,以防止血凝块聚积阻塞与舌后坠,便于唾液和分泌物自然流出。

3. 放入通气管　对血肿、组织肿胀压迫呼吸道者,可安置任何形式的通气管。

4. 手术　以上方法都不能使呼吸道通畅时,应果断进行环甲膜切开术或气管切开术。

(二)出血的急救

口腔颌面部血运丰富,损伤后一般出血较多,伤及大血管,则有生命危险。应迅速判断出血的部位与出血的来源(动脉、静脉或毛细血管出血),估计出血量,依据现场条件立即采取相应的止血措施。

1. 压迫止血

(1)指压止血法:在紧急情况下,对出血部位主要动脉的近心端用手指压向邻近的骨骼,以暂时止血。如颞、额和头顶部位的出血可压迫耳屏前的颞浅动脉。颜面部出血可压迫下颌骨体下缘与咬肌前缘交界处的颌外动脉(面动脉)。头颈部大出血时,可在下颌角下方与胸锁乳突肌前缘之间压迫颈总动脉于第 6 颈椎横突上,但压迫时间每次不超过 3 min,此法有可能导致心律失常,甚至心搏骤停,非紧急时一般不采用。

(2)包扎止血法:适用于头皮、颜面等处毛细血管、小动脉、小静脉血管出血。首先对移位组织大致复位,随后以消毒纱布覆盖加压包扎。包扎的压力要适度,避免造成骨折断端移位或阻塞呼吸。

(3)填塞止血法:适用于开放性和洞穿性创口,先用无菌纱布块填塞,再以绷带加压包扎止血。

2. 结扎止血　临床是常用而可靠的止血方法。对创口内出血的血管断端用止血钳夹住,结扎止血。紧急情况下先用止血钳夹住血管断端,连同止血钳一起妥善包扎后送医院。出血严重且局部不易止血时,可在远处结扎出血动脉的近心端。

3. 药物止血　适用于组织渗血或小静脉和小动脉出血,局部应用止血粉、止血药棉、明胶海绵外敷止血。全身可应用酚磺乙胺、卡巴克洛、氨基己酸等止血药物。

（三）休克

口腔颌面部损伤发生休克主要有创伤性休克和失血性休克两种。休克的本质是组织灌流量和有效循环血量的不足。创伤性休克的处理原则是镇静、镇痛、止血、补液,可用药物协助恢复和维持血压。失血性休克以补充血容量为主要措施。

（四）颅脑损伤

口腔颌面部损伤常伴发不同程度的颅脑损伤,特别是上颌骨骨折的病人。病人应卧床休息,减少搬动,严密观察病人的神志、脉搏、呼吸、血压、瞳孔。如鼻腔、外耳道有脑脊液外流时,禁止做耳、鼻内填塞与冲洗,以防引起颅内感染。如有脑水肿、颅内压增高时,可用20%甘露醇或50%葡萄糖快速滴注,地塞米松静脉推注。对烦躁不安的病人,使用镇静药。如病情恶化,及时请神经外科会诊。

口腔颌面部损伤急救过程中,应首先确定有无颅脑损伤,并预防和控制感染,防止因创伤疼痛、失血所引起的休克。

（五）包扎

包扎是口腔颌面部损伤重要的急救措施之一,既可止血、止痛、暂时固定骨折、保护创面;又能防止或减少污染。常用的包扎方法有三角巾风帽式包扎法、三角巾面具式包扎法、头颌绷带十字包扎法和四尾带包扎法(图3-3-5)。

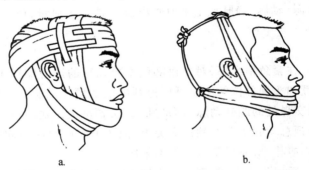

a.   b.

图 3-3-5　颌面部损伤包扎示意图

a. 头颌绷带十字包扎法;b. 四尾带包扎法

三、损伤的分类与护理

口腔颌面部组织结构复杂,损伤类型很多,一般分为软组织损伤、牙和牙槽骨损伤、颌骨骨折、颧骨与颧弓骨折四种类型。按体表的完整与否,软组织损伤又分为闭合性损伤和开放性损伤。

（一）病因与发病机制

口腔颌面部软组织闭合性损伤多为钝物打击或碰撞致伤,组织表面完整无破损。开放性损伤多为锐器致伤。碰撞、跌倒和其他意外损伤是造成牙与牙槽骨损伤的常见原因。颧骨与颧弓位于面部突出部位,易遭受直接暴力打击而发生骨折,尤以颧弓骨折多见。

（二）护理评估

口腔颌面部各类损伤有其临床特点,但因损伤的程度不同,亦可多种损伤合并存在。

1. 口腔颌面部软组织损伤　口腔颌面部软组织损伤居颌面部损伤首位,常单独发生或合并骨折。

（1）闭合性损伤:常见的闭合性损伤是挫伤。可合并骨折、较大神经和血管断裂。表现为疼痛、肿胀、血肿、淤斑及受损器官的功能障碍。血肿较大时可继发感染,甚至形成脓肿。

（2）开放性损伤:常见的开放性损伤是擦、刺割伤、撕裂或撕脱伤、咬伤。其特点是具有开放性伤口,组织损伤与游离,血管损伤与出血,伤口污染与感染,创口内致伤物存留,伴开放性骨折。

2. 牙及牙槽骨损伤　损伤多发生于前牙区,依据护理评估分为牙挫伤、牙脱位、牙折断,并可伴发牙槽骨骨折。

（1）牙挫伤:直接或间接外力撞击引起的牙周膜和牙髓损伤。表现为牙松动、疼痛、伸长、对咬合压力和冷热刺激敏感。牙龈同时受累时可伴有出血,肿胀。严重者可致根尖孔处血管破裂,造成牙髓缺血坏死,牙齿逐渐变为灰褐色。

（2）牙脱位:较大暴力的撞击使牙部分或完全脱出,或向内嵌入牙槽窝深部。牙脱位常伴有牙龈或牙周膜撕裂、根尖周组织损伤,甚至牙槽骨骨折。

（3）牙折断:可分为冠折、根折及冠根联合折断。冠折未穿髓者仅有不同程度感觉过敏,穿髓者疼痛剧烈。根折则有明显牙松动和叩痛。

3. 颌骨骨折　颌骨骨折分为上颌骨骨折与下颌骨骨折,由于颌骨解剖生理上的特点,下颌骨骨折发生率较高。

（1）上颌骨骨折:按 Le Fort 分型法将上颌骨骨折分为 Le Fort Ⅰ 型骨折(低位骨折)、Le Fort Ⅱ 型骨折(中位骨折)和 Le Fort Ⅲ 型骨折(高位骨折)三型。主要表现是𬌗关系错乱。双侧骨折时,可出现前牙开𬌗,后牙早接触;一侧骨折时,伤侧牙早接触,健侧牙开𬌗状。伴有面部形态改变;复视、眼眶青紫、球结膜下淤斑;脑脊液耳漏或鼻漏,以及脑挫伤等。

（2）下颌骨骨折:骨折好发于正中联合部、颏孔区、下颌角、髁突等解剖结构比较薄弱的部位。可为单发、多发或粉碎性骨折。骨折发生后表现为局部肿胀、疼痛、出血,牙龈及黏膜撕裂、出血和血肿,骨折处明显压痛和咬合错乱,骨折段移位与活动异常,咀嚼、吞咽和语言等功能障碍。伴下牙槽神经损伤时,下唇会出现麻木感。

4. 颧骨与颧弓骨折　表现为骨折区出血和淤血,局部塌陷致面部畸形,复视,张口受限。

（三）治疗原则

1. 闭合性损伤治疗首先是止血、镇痛,预防感染,促进血肿吸收,恢复功能。

2. 开放性损伤应积极进行全身治疗,在病人机体情况好转时,尽早施行清创缝合术。

3. 口腔颌面部硬组织损伤治疗是首先抢救伤员的生命,待全身情况稳定或好转后,再行颌骨骨折的处理。尽早进行骨折的复位与固定。

（四）护理诊断

1. 疼痛 与外伤、皮肤黏膜破损、骨折有关。

2. 组织完整性受损 与外伤有关。

3. 口腔黏膜改变 与损伤、骨折、下颌制动致口腔护理障碍有关。

4. 吞咽困难 与疼痛、咬合错乱、咀嚼功能障碍、下颌制动有关。

5. 恐惧 与突发的伤害及手术有关。

6. 潜在并发症 出血、感染、窒息等，与伤口渗血或污染，手术创伤，局部严重肿胀，口腔内血凝块未及时清除等有关。

（五）护理目标

1. 疼痛减轻或消失。

2. 恢复正常的𬌗关系和咀嚼功能。

3. 恐惧、悲观情绪减轻。

4. 避免发生并发症，病人顺利康复出院。

（六）护理措施

口腔颌面部组织损伤起病突然，进展快，常因窒息、出血、休克及合并颅脑损伤而致病情加重。因此，关键在于明确诊断，及时作出处理与护理，防止并发症，促进伤口愈合。

1. 急救护理

（1）观察生命体征：测量体温、脉搏、呼吸、血压，观察神志及瞳孔变化。

（2）依据伤情配备急救物品：氧气筒、吸引器、气管切开包、急救药品、输液架。

（3）保持呼吸通畅：及时清除口腔和鼻腔分泌物、呕吐物、异物与血凝块，防止窒息。必要时给氧和协助医生进行气管插管或气管切开术。

（4）遵医嘱输液、输血、抗休克治疗与护理。

2. 一般护理

（1）心理护理：关心爱护病人，耐心疏导解释病情，稳定病人情绪，正确对待伤情，争取病人积极配合治疗与护理。

（2）病人体位：一般取仰卧头偏向一侧位，以利口内液体自行流出。对失血不多或合并颅脑损伤的病人可取半卧位，以利血液回流，减轻局部组织水肿。

（3）饮食护理：病人正常摄食困难，故科学合理膳食尤为重要。依据伤情决定饮食的性质与种类，能进食者给予高热量、高蛋白质、高维生素和矿物质丰富饮食。根据医嘱给予用流质、半流质、稀软食品。

（4）口腔护理：因口腔损伤或颌间固定而咀嚼困难时，口腔失去自洁功能，食物残渣易聚积于牙间隙。因此，此类口腔护理十分重要。进食后，以冲洗器、棉签或小牙刷进行口腔清洗，或以1%过氧化氢溶液冲洗或擦拭口腔，以保持口腔清洁卫生。

3. 治疗护理

（1）局部治疗观察：对有骨折复位固定的病人，应定期检查是否有钢丝松动或黏膜刺伤。

观察并记录伤口愈合、淤血吸收、面部感觉、表情肌运动状况。特别要注意殆关系是否正常。

（2）遵医嘱全身药物治疗：必要时全身应用抗生素、支持疗法、对症用药治疗与护理。

（七）健康指导

1. 对口腔颌面部损伤病人，全身状况良好者，鼓励早期下床活动，早期进行功能锻炼，以改善局部和全身血液循环，促进伤口愈合，防止并发症。

2. 对颌骨骨折病人，应指导其掌握张口训练的时机与方法，促进咬合与咀嚼功能的恢复。

3. 宣传口腔颌面部损伤对健康的危害，提高人们的预防保健意识。保持口腔清洁与健康，预防口腔疾病，防止感染。

本 节 小 结

口腔颌面部损伤病人的护理主要探讨口腔颌面部损伤的特点、急救、分类与护理。要求充分认识到颌面部损伤容易发生窒息、感染、并发颅脑损伤、影响功能和面部的美观。掌握窒息、出血、休克、颅脑损伤、包扎的急救。对损伤能够分类，进行及时而准确的护理。

复 习 题

病人，男性。车祸面部创伤 2 小时后急诊。病人 2 小时前右侧面部被汽车撞伤。检查：病人意识清，口内牙列完整，张口困难，复视，颌面部左右不对称，右侧面部眶下区塌陷、触痛明显，有台阶感和骨摩擦音，触诊时病人疼痛难忍。

（1）该病人可能损伤了颌面部哪个部位？

（2）在日常生活中，容易发生口腔颌面部损伤。你认为口腔颌面部损伤有哪些特点？治疗原则是什么？急救护理有哪些？

（张 颖）

第四章 口腔科护理管理及常用护理技术操作和口腔卫生保健

学习要点：

1. 说出口腔科护理人员应具备的素质；口腔门诊、住院病人的护理管理措施。

2. 能进行口腔局部用药和口腔清洁护理技术操作。

3. 学会四手操作技术，口腔常用材料的调拌方法及拔牙术、小手术、清创术的护理配合，学会正确的漱口及刷牙方法。

4. 说出保持口腔卫生的方法和普通及特殊人群的口腔卫生保健；口腔癌的警告标志。

第一节 口腔科护理管理

一、门诊室护理管理

口腔疾病大部分在门诊进行，因此做好门诊护理十分重要。口腔门诊护理的主要工作任务是做好开诊前准备、病人的分诊、椅旁护理及健康教育等，并协助医生对疾病进行检查、治疗。

1. 做好开诊前的准备　诊疗室内应清洁、明亮、整齐、通风良好，备好肥皂、洗手消毒液、毛巾等。

2. 备好所需的物品　如无菌棉球及纱球、弯盘、窝洞消毒药物、丁香油、牙钻、牙胶类、复合树脂、氧化锌粉、磷酸锌粉、酒精灯、火柴、漱口杯及漱口水等。同时备好各种表格处方，检查器械充足齐全，摆放位置固定。

3. 分诊病人　分诊工作是口腔科的主要工作。优先安排急、重症和年老体弱者、残疾人就诊，维持好候诊秩序，保持诊室安静，做好候诊宣教。

4. 协助治疗　即做好椅旁护理和四手操作。椅旁护理指病人坐在牙科椅上，医生为其诊治时，护士在椅旁对医生的操作密切配合。指导就座，调整好椅位、灯光，系好胸巾，准备好检查器械及漱口杯等。诊治上颌牙时，应使病人张口后上颌牙𬌗平面与地面约成45°，高度稍高于医生的肘关节；诊治下颌牙时，使病人张口后下颌牙𬌗平面与地面平行，其高度与医生的肘部平齐。诊治过程中，应积极、主动的配合医生进行操作，及时主动地递送调好的材料及药品。治疗后整理诊桌、治疗台上的物品，保持桌面干净、整齐，并及时补充各种消耗物品。

5. 护诊　病人诊疗完毕离开前，指导其用药及自我护理；必要时登记预约复诊时间。

6. 常用器械的维护和保养　及时清点器械，一般每周检查和保养器械一次。

7. 宣传教育 利用板报、挂图、电视等向病人宣传口腔常见疾病的防治知识及指导病人就诊诊疗等。

二、消毒隔离制度

口腔疾病的多种治疗绝大部分操作在口腔内进行,而口腔内寄居了大量的微生物,如就诊病人中可能有乙型肝炎、艾滋病等传染病或病毒携带者,若处理不当,可能导致交叉感染或医源性感染,因此应加强门诊管理,严格执行消毒隔离制度。具体措施在于抓好诊疗环境、器械、物品的消毒管理,规范操作流程,做好污染物的处理工作及监督检测工作。

1. 医务人员在为病人治疗、护理前后均应认真用肥皂和流动清水,按"六步法"洗手,必要时应用高效消毒液浸泡消毒后再洗手。

2. 进入病人口腔的所有器械必须做到一人一用一消毒,若使用一次性牙科检查器械,应集中销毁。操作过程中使用的高速手机、牙钻、扩大针等被病人的血液、唾液污染的器械,均采用高温高压蒸汽灭菌消毒。诊疗的全过程中,医护人员应穿工作服、戴口罩、帽子、一次性手套、佩戴防护眼镜等。污染后的敷料,应装入密封袋,集中焚烧处理。

3. 对无菌物品应贴灭菌日期标签,与非无菌物品分开放置,专人负责管理,定期检查更换。

4. 做好诊疗室内空气消毒,桌椅、地面用含氯消毒剂或 0.2% 过氧乙酸溶液消毒,防止交叉感染。

三、口腔科护理人员应具备的素质

1. 具备良好的职业道德,对病人有高度的责任感、同情心,掌握丰富的专业理论知识。

2. 熟悉本学科常见病、多发病的病因、诊断、防治方法,并熟练掌握各种疾病治疗过程中的每个步骤,以利主动配合参与治疗。

3. 熟悉现代化口腔科医疗器械设备的性能、操作步骤、注意事项、维修保养等,做好器械、材料、药品的准备工作,如常用麻药、冲洗液、辅料、引流条等放在固定位置,并熟练掌握其使用方法。

4. 在配合医生的工作中,要做到手勤、嘴勤、眼勤,积极主动,心中有数。

四、住院病人的护理管理

(一)手术前护理

1. 一般护理

(1)了解病人的病情、思想,恰当的介绍治疗方案、手术效果、注意事项,消除病人疑虑和恐惧心理,保持良好的心理状态,积极配合手术。

(2)入院后指导病人用漱口液漱口、清洁口腔。

(3)完善手术前必要的化验检查。

(4)帮助病人练习床上使用便器、训练小儿使用汤匙或滴管喂食等。

2. 术前一日护理

(1)病人应洗澡、理发、换衣,搞好个人卫生。

（2）护士根据手术要求备皮。

（3）根据手术需要，按医嘱配血。

（4）做好普鲁卡因、青霉素皮肤过敏试验，并记录结果，阳性者应通知医生。

（5）全麻者应在睡前清洁灌肠。

（6）术前晚要保证病人的最佳睡眠，必要时服用镇静安眠药。

3. 术晨护理

（1）全麻病人术前 8 h 禁食、术前 4 h 禁水；小儿术前 6 h 禁食，术前 2 h 禁水。

（2）遵医嘱给术前用药。

（3）进手术室前嘱病人排空大小便。

（二）术后护理

1. 病人术后回病房应与医师、麻醉师、手术室护士做好交接班，了解手术过程，连接好各种引流管，并注意观察引流物色、量、性状的变化。

2. 全麻未清醒病人应有专人护理，严密观察体温、脉搏、呼吸、血压、神态、瞳孔变化，血压每 15～30 min 测 1 次，待全麻清醒或血压平稳后可酌情减少测量次数。病人应去枕平卧，头偏向健侧，及时清除口、鼻、咽腔、气管分泌物、呕吐物及血液，保持呼吸道通畅，防治误吸。

3. 根据提高营养价值、促进伤口愈合的饮食原则，给予流质、半流质、软食及普食；根据手术情况的不同和医嘱，决定进食的方法如匙喂法、鼻饲法、管喂及自食。全麻病人清醒后 6 h 无呕吐者，可进少量温开水或流质饮食。

4. 观察手术伤口是否渗血、组织肿胀情况、引流管是否通畅及引流物的量和质的变化等。

5. 每日口腔护理 2 次，保持口腔湿润、清洁。

6. 病人恢复期做好健康教育，指导病人学会自我护理。

五、四手操作技术

口腔四手操作技术是在口腔设备、器械不断更新发展，为保护口腔科医生、护士体力及健康前提下逐步完善发展起来的国际化标准化口腔科操作模式，是指病人平卧在牙科综合治疗台上，医生和护士取坐位，使用高速涡轮机、强力吸引器、三用枪等，医生在护士的协助下，在病人口腔内进行的各项操作。该技术极大地提高了医疗质量和工作效率，相对减轻了医生的压力和疲劳，缩短了病人的诊疗时间，促进了医患之间的沟通，有利于更好地为广大病人提供优质的服务。

（一）四手操作技术所需的设备

1. 综合治疗台　牙椅、牙用灯、手机、三用枪、吸唾器、强力吸引器。

2. 座椅　医生座椅、护士座椅。

3. 活动器械柜　可放置治疗中所需的器械和材料。

4. 固定器械柜　用来储存不常用的器具。

5. 洗手池　是口腔治疗中预防医院感染不可缺少的设备。最好用脚踏或自动控制开关，以减少洗手后的再污染。

（二）医、护、患的体位与位置关系

四手操作中为了让医、护、患在一定的范围内活动,常以病人口腔为圆心,将病人仰卧周围分为四个活动区,用时钟法来表示各自不同的区域。

1. 7~12 点位为医生工作区　医生在此区域可来回移动,获得比较理想的诊治入口及清晰的操作视野。医生在右下后牙区工作时,多在 7~9 点位置,在前牙区工作时,多在 12 点工作位。此区也是病人到达和离开椅位的通道,不能放置任何用物。

2. 12~2 点位为静态区　此区放置活动器械柜及其他常用器械材料。

3. 2~4 点位为护士工作区　在该区域内护士即可接近传递区又便于在静态区取所需要的器械和材料。

4. 4~7 点位为器械传递区　是医生和护士传递器械和材料的区域。

（三）四手操作技术的基市技能

四手操作技术的基本技能包括器械传递和保持清晰的治疗区域。

1. 器械的传递　器械传递前应做好治疗所需的器械准备,口镜、探针、镊子是口腔治疗必备的器械,应按使用的先后顺序排列整齐。

器械传递应在传递区内使用标准的平行传递法:即在病人的颏下和上胸之间传递;护士左手上臂轻贴身体,肘部平行,左手置于病人口腔附近,将器械传递于医生手中。传递过程中,护士右手可使用吸引器吸走唾液、水和碎屑等。为保障病人的安全,禁止在病人头面部传递器械。

2. 器械的交换　为保证器械传递和交换的平稳与准确,护士必须提前了解医生每步治疗所需器械。当医生将器械离开病人口腔 2 cm 左右,护士应及时准确传递下一步治疗所需器械。在器械传递过程中,护士传递的器械与医生使用完的器械进行交换时,应把器械工作端递给医生,两种器械应彼此平行,不能相互碰撞。

3. 保持清晰的治疗区域　口腔治疗是在狭小的区域内进行,为了使治疗工作顺利进行,保持清晰的诊疗视野十分重要。在诊疗过程中,护士应根据治疗的需要,随时调节牙用灯,使光线直接达到治疗区域,避免刺激病人眼睛。可用手指牵拉,口镜牵拉,也可用吸引器牵拉病人颊、唇及舌部组织,暴露手术部位。使用橡皮防水障可充分暴露牙位,保持牙体干燥,安全地进行口腔内治疗。

要顺利地进行四手操作,重要的是调节好各自的位置,护士必须熟练掌握器械的传递方法,保持清晰的手术区域,才能有效地提高工作效率及工作质量。

第二节　口腔科常用护理技术操作

一、常用材料及调拌方法

（一）银汞合金的调拌方法

银汞合金是银合金粉与汞调和后形成的合金,该合金固化后具有最大的硬度和抗压强度,耐磨损,能承担咀嚼力,为永久性充填材料。由于该合金具有银质光泽,故常用于后牙的修复。银汞合金分手工调拌和机器调拌两种。

1. 手工调拌　用天平称取适量的银合金粉与汞(重量比 5∶8),放入洁净的乳钵中,用乳棒以 1.5 kg 的压力,以每 120~150 r/min 的速度按顺时针方向研磨 1~2 min,至合金呈膏状。将调好的银汞合金放至橡皮布中,将多余的汞挤至饱和盐水中;揉搓合金 20~40 s,直至看到合金表面呈银质光泽、质地细腻,易附着于乳钵体上,具有良好的可塑性,指压可见指纹,揉搓有握雪感或捻发音时,即可使用。

2. 机械调拌　取一商品银汞合金胶囊,敲击挤破其中的粉液中隔,然后将胶囊放入银汞搅拌器的固定卡中,开动机器振荡 10~20 s;取下并拧开胶囊,将其中调好的银汞合金倒至橡皮布中即可使用。用该方法调制出来的银汞合金,充填前不需挤出多余的汞,减少了汞对环境的污染,具有安全、方便,合金粉、汞比例适当等优点。

(二)磷酸锌粘固粉的调拌方法

将适量粉和液分别置于清洁干燥玻璃板的两端,用调拌刀将粉分成若干份,逐份加入液体,采用旋转推开法进行调拌。调匀后再加入一份粉,直至磷酸锌粘固粉(水门汀)呈拉丝状,此时可用作黏结剂;继续逐份加入粉,调拌成面团状,可用于窝洞垫底。整个调制过程应在 1 min 内完成,5~8 min 固化。调拌时不可有水分混入,否则将会破坏粘固粉结晶而影响性能。

(三)玻璃离子体粘固粉的调拌方法

将粉、液按体积比为 1 匙粉∶1 滴液(或粉液重量比为 2.5∶1)的比例置于清洁玻璃板上,用塑料调拌刀进行调制,方法与调制磷酸锌粘固粉相似,必须分次加粉。用于粘接的材料调成拉丝状糊剂;用于充填的调制成软面团状,表面有光泽。整个调制过程应在 1 min 内完成,3~5 min 固化。

(四)氧化锌丁香油粘固粉的调拌方法

将氧化锌粉和丁香油按(1.5~1.8) g∶0.5 mL 的比例放在清洁干燥的玻璃板上,用粘固粉调拌刀进行调制,方法与调制磷酸锌粘固粉相似,必须分次加粉,用旋转法进行调拌,直至成膏状或所需的稠度。整个过程大约需 1 min。材料使用后用 75%酒精棉球清洁调拌工具。

(五)聚羧酸锌粘固粉的调拌方法

主要由氧化锌粉和聚丙烯酸液组成。先将适量粉剂置于玻璃板上,分 3 次加入液体,使用折叠式方法调拌,在 1 min 内调拌成黏稠的面团状,不粘玻璃板即可。聚羧酸锌粘固粉易失去或吸收水分,因此液体不能过早取出,调制需在清洁干燥玻璃板上进行。该粘固粉对牙髓刺激性小,为暂时性充填材料。

(六)氢氧化钙双糊剂的调拌方法

氢氧化钙双糊剂一套(基础糊剂和催化糊剂各一支),根据需要按 1∶1 的比例取适量糊剂置于玻璃板上,用旋转折叠法迅速将两种糊剂充分调拌均匀,调拌时间不超过 10 s。用 75%酒

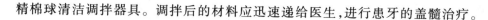

精棉球清洁调拌器具。调拌后的材料应迅速递给医生,进行患牙的盖髓治疗。

二、口腔局部用药法

(一)涂、喷药法

涂、喷药直接将药物涂或喷撒到口腔病变处以发挥治疗作用。如用复方碘液、碘甘油涂于牙周袋内;用维甲酸鱼肝油糊涂黏膜白斑、扁平苔藓黏膜;用 10% 硝酸银涂在初起的溃疡面上;用 5% 5-氟尿嘧啶霜剂(5-FU)涂黏膜白斑;用菠萝蛋白酶糊剂涂在口疮的溃疡面上等都为口腔科常用的治疗方法。

(二)牙周袋和冠周盲袋冲洗法

牙周袋和冠周盲袋冲洗是一种治疗牙周炎和冠周炎有效的方法。常用的冲洗液是 1%~3% 过氧化氢溶液、生理盐水、1:5 000 高锰酸钾液、1:5 000 呋喃西林溶液等。方法:用自制的钝弯针头慢慢地插入盲袋或牙周袋内进行冲洗,反复 2~3 次,冲洗完毕后擦干局部再于盲袋内上碘甘油。

三、口腔清洁法

(一)含漱法

用各种漱口液,如 0.12%~0.2% 氯己定溶液含漱,每日 2 次。用于牙周手术及其他口腔内手术或长期卧床不能自理口腔卫生者,可减少口腔的细菌数目及菌斑形成,预防伤口感染,促进愈合。

(二)擦洗法

在保持病人口腔清洁中,擦洗法是常用的方法。其具体操作方法是用无菌换药碗盛适量无菌干棉球,倒入适量 1%~3% 过氧化氢溶液浸湿棉球,用无菌镊夹取棉球,将病人口腔各部擦洗干净,然后再用生理盐水棉球擦洗一遍;也可只用生理盐水棉球擦洗,每日 2~3 次。

四、口腔科常用治疗操作的护理配合

(一)牙拔除术的护理

1. 术前准备

(1)详细询问病史,了解病人有无手术禁忌证及药物过敏史,必要时做药物过敏试验。并向病人解释拔牙术后可能出现的不适,消除恐惧心理,争取以较佳的心理配合手术。嘱咐病人勿空腹拔牙。

(2)调整好病人的体位。拔除上颌牙,病人头后仰,上颌𬌗平面与地面呈45°;拔除下颌牙时,下颌𬌗平面与地面平行。

(3)拔牙前用漱口液漱口,清除口内食物残渣,减少术中感染机会。用 2% 碘酊消毒麻醉注射区及手术区。

（4）根据医生准备拔除牙齿位置准备好相应的牙钳、牙挺及麻醉药品。对于复杂的牙拔除术增加所需器械，如骨凿、骨锤、咬骨钳、高速涡轮机等。

2. 术中配合

（1）拔牙前再次核对病人要拔的牙齿，及时使用吸引器，使拔牙手术视野清晰，并随时传递医师所需用的器械。拔除复杂牙时应协助医生劈牙，必要时做好缝合准备。

（2）协助医生做好拔牙及创面的处理。

（3）在拔牙过程中密切观察病人的呼吸、脉搏、血压等情况，如病人出现晕厥时应及时调整椅位，让其平卧，解开衣领，协助医生处理。

3. 术后护理

（1）嘱病人拔牙创口处所咬棉纱球应在 30~60 min 取出，过早取出易导致创面出血，而留置过长，则会增加感染和出血的机会。

（2）拔牙后 24 h 内不要漱口、刷牙，避免使用拔牙侧咀嚼或进食过硬、过热食物，以免引起感染或出血。术后 2 h 后可进冷的软食或流质饮食。必要时使用抗生素，预防感染。

（3）术后 24 h 内唾液中出现淡红色血水是正常现象；不要用舌舔吸伤口或反复吐唾液，以免造成伤口出血。拔牙术后若有出血、剧烈疼痛、肿胀、发热、张口困难等，应及时复诊。

（4）注意休息。拔牙术后 1~2 天不要做剧烈运动或重体力劳动。

（5）伤口有缝线者，嘱术后 4~5 天拆线。

（二）小手术的护理配合

口腔黏液囊肿切除、颜面部小的良性肿瘤摘除术、根尖切除、唇舌系带延长术等，在医生进行手术操作时，护士应做好配合。

1. 术前准备　协助医生做好术前检查，对病人作必要的解释，消除其紧张情绪，争取病人的配合以利手术顺利完成。准备好无菌手术器械、物品消毒等，如清创缝合包、敷料、注射器及麻药，做麻醉药过敏试验。根据不同手术选择合适体位，嘱病人取下义齿、眼镜等。用氯己定漱口液漱口，系好胸巾，对好照明灯。

2. 术中配合　手术中协助医生完成必要的操作，如拉钩、传递器械、冲洗、剪线、放引流条、包扎等。

3. 术后处理　交代术后用药及注意事项。嘱病人按时复诊、换药、拆线等，并做好健康教育。

（三）清创术的护理配合

颜面部小的创伤应尽快进行清创缝合，预防感染。护士应根据清创术的方法步骤、术中的实际需求，协助医生做好器械准备，创口清洗，麻醉及术中的操作配合等。清创术的方法步骤如下：

1. 清洁伤口　用清水、肥皂水或生理盐水清洗伤口周围的泥土、油污、血痂等，并注意保护创面。

2. 消毒麻醉　用 2% 碘酊、75% 乙醇消毒皮肤（黏膜用 0.75%~1% 碘酊）后，用普鲁卡因或 2% 利多卡因局部浸润麻醉。用 1%~3% 过氧化氢溶液、生理盐水冲洗创口，去净伤口内异物,并止血。

3. 缝合伤口 用细针细线对位整齐缝合。

4. 包扎伤口 用 75% 乙醇浸湿纱布覆盖伤口,再用无菌敷料包扎,胶布固定。口腔内的缝合不需包扎。

5. 拆除缝线 嘱病人 5~6 天后拆线。

(四)口腔科换药

1. 普通换药 普通伤口清创术后、脓肿切开引流后更换敷料换药,同普通外科换药技术,但要注意严禁挤压,防止感染扩散。

2. 根管治疗换药 有保留价值的根尖周炎的牙齿,应行根管开放,取出根管内刺激物,冲洗根管,用细棉捻吸干根管内液体后,敷以丁香油酚或樟脑酚、碘仿糊剂。每 2~3 天换药 1 次,最后做根管充填。

第三节　口腔卫生保健

一、口腔卫生

口腔卫生的重点在于控制菌斑,消除软垢和食物残渣,增强生理性刺激,以使口腔和牙颌系统有一个清洁健康的良好环境,从而达到发挥其生理功能,增进口腔健康的目的。

(一)漱口

口腔卫生从漱口开始,漱口是保持口腔卫生最简便易行的方法,能除去口腔内食物残渣,并减少口腔内微生物的数量。方法:口含适量漱口液,用力鼓动两侧腮部与唇部,使漱口液在口腔内充分与牙齿、牙龈接触,并反复地冲洗口腔各个部位。提倡用温开水漱口,也可用含氟漱口液、氯已定、甲硝唑等漱口液。

(二)刷牙

刷牙是保持口腔卫生最有效的方法,良好的牙刷与正确的刷牙法能消除菌斑,软垢,食物碎屑与部分色素,还能按摩牙龈,促进牙周组织的血液循环,对于预防和治疗龋病和牙周病有重要的作用。

1. 刷牙工具 牙刷是刷牙的主要工具,最好使用保健牙刷。保健牙刷刷头短而窄,在口内旋转灵活,刷毛细致,顶端经过磨毛处理。

2. 洁牙剂 以牙膏最常用。含氟化物的牙膏可用于防龋。中草药牙膏对牙龈出血、口臭有一定作用。牙膏不宜常用一种,应轮换使用。

3. 刷牙方法 竖刷法是一种比较方便合理的刷牙方法。先将牙刷头斜向牙龈,稍加压,顺牙间隙刷向冠方。刷上牙时,从上往下;刷下牙时,从下牙往上刷。

4. 刷牙次数和时间 即"33 工程"。每天刷 3 次牙,每次 3 min,每个牙的 3 个面均刷到。

5. 保持牙刷的清洁 甩干水分,牙刷头朝上置于漱口杯中放在干燥通风处,3~6 个月更换一把牙刷。

（三）牙间清洁器

常用牙签、牙线去除牙间隙的菌斑及白垢,帮助消除邻面菌斑,防止邻面龋的发生。

（四）牙龈按摩

适当的牙龈按摩可改善牙龈组织的血液循环,增进牙龈组织的健康。可用手指或专门的牙间按摩器进行。

（五）龈上洁治术

能去除牙石、牙菌斑,磨光牙面,防治牙周病,根据所用器械不同分为手用器械洁治法和超声波洁治术。对牙龈炎的病人,每 6~12 个月做 1 次洁治,可有效防治牙周病。

二、口腔保健

口腔保健是整体健康保健的组成部分。1981 年 WHO 制定的口腔健康的标准是为"牙清洁,无龋洞,无疼痛感,牙龈颜色正常"。根据这一标准,口腔必须具有良好的卫生,健全的功能及无口腔疾病等三大内容,为达此目的,必须作好口腔的预防保健。

（一）普通人群的口腔保健

1. 定期口腔健康检查　做到有病治病,无病防病。成年人每 6 个月或 1 年检查 1 次,儿童每 3~6 个月检查 1 次。

口腔癌的警告标志:① 2 周以上尚未愈合的口内溃疡。② 口腔黏膜有白色、红色或发暗的斑。③ 局部不正常的肿胀和不明原因的淋巴结肿大。④ 反复不明原因的牙龈出血;牙龈炎、牙周炎、肝炎、血液系统方面疾病。⑤ 口腔、咽部不明原因的麻木与疼痛。

2. 纠正不良习惯　长期偏向一侧的喂奶,单侧咀嚼,张口呼吸,吮唇,咬舌,咬笔杆,筷子等。

3. 消除影响口腔卫生的不利因素　① 治疗和预防龋齿:第一恒磨牙萌生后可进行窝沟封闭,充填龋坏。② 拔除阻生或额外多生牙、残根、残冠。③ 制作间隙维持器。④ 及时修复口内缺失牙,以免邻牙移位、对殆牙伸长引起食物嵌塞。

4. 合理营养　加强胎儿期、婴幼儿期、少年期的营养,特别注意钙、磷、维生素及微量元素的供应。教育儿童在两餐之间尽量少吃或不吃糕点、糖果,睡前禁吃甜食。

5. 改善劳动环境　在有害物质环境中工作的工人,尤应注意防护。如定向通风、穿防毒隔离服、戴防护面罩和手套等。

（二）特定人群的口腔保健

1. 妊娠期妇女的口腔保健　主要是预防妊娠期龈炎发生及慎重用药,防止胎儿畸形。
2. 婴幼儿的口腔保健　注意口腔卫生及补充钙,氟化物。
3. 学龄前儿童的口腔保健

（1）家庭口腔保健:2岁后儿童趋于自己刷牙,需父母帮助和指导。

（2）氟化物的应用:合理使用氟化物。

4. 中小学生口腔保健　又称学校口腔卫生保健。

（1）第一恒磨牙萌出进行窝沟封闭。

（2）定期检查充填龋。

（3）牙龈出血者应看医师、进行牙周炎的早期治疗。

5. 老年人口腔保健

（1）提高自我口腔保健能力:更年期妇女的替代疗法。

（2）改善营养状况:注意补充钙、磷、维生素A、维生素D。

（3）定期口腔健康检查:根面龋、磨损、牙周炎、口腔黏膜病。

（4）康复口腔基本功能:修复缺失牙,恢复咀嚼功能,延年益寿。

本 章 小 结

本章主要介绍了口腔科门诊及住院病人的护理管理、口腔科的消毒隔离制度、口腔科对护理人员的素质要求及临床上非常适用的四手操作技术等的基本知识和口腔科常用材料的调拌方法、口腔局部用药法、口腔清洁法、口腔常用治疗操作的护理配合等基本知识。简单介绍了口腔卫生及口腔保健方法。

本章重点是口腔科对护理人员的素质要求、对门诊病人的护理管理、消毒隔离制度及四手操作技术和口腔口腔科常用材料的调拌方法、拔牙术的配合、清创术的配合等及口腔癌的警告标志、漱口及刷牙的正确方法、口腔健康的标准及普通和特殊人群口腔保健的基本方法。难点是四手操作技术的基本技能,口腔常用材料的调拌方法。

复 习 题

1. 影响口腔卫生的不利因素有哪些?

2. 如何进行普通人群的卫生保健?

3. 口腔科门诊开诊前后护理管理有哪些?

4. 口腔科常用的消毒隔离措施有哪些?

5. 口腔科病人手术前后如何进行护理?

6. 说出四手操作技术医、护、患的体位与位置关系。

7. 口腔科常用治疗操作的护理配合有哪些? 怎样进行拔牙术的配合?

（王文涛）

参考文献

[1] 惠延年.眼科学.北京:人民卫生出版社,2004.

[2] 李凤鸣.中华眼科学.2版.北京:人民卫生出版社,2005

[3] 李文华.眼科影像学.北京:人民卫生出版社,2004.

[4] 李美玉.眼科学.北京:北京医科大学出版社,2003.

[5] 刘家琪.实用眼科学.北京:人民卫生出版社,2010.

[6] 田勇泉.耳鼻咽喉-头颈外科学.7版.北京:人民卫生出版社,2008.

[7] 李敏.眼耳鼻咽喉口腔科护理学.2版.北京:人民卫生出版社,2011.

[8] 孟祥珍.五官科学.北京:人民卫生出版社,2003.

[9] 黄选兆,汪吉宝.实用耳鼻喉科学.北京:人民卫生出版社,2005.

[10] 席淑新.眼耳鼻咽喉口腔科护理学.3版.北京:人民卫生出版社,2013.

[11] 吴慧云.眼耳鼻咽喉口腔科护理学.北京:人民卫生出版社,2004.

[12] 马燕兰.实用耳鼻咽喉-头颈外科护理及技术.北京:科学出版社,2008.

[13] 丁淑珍.临床五官科护理细节.北京:人民卫生出版社,2008.

[14] 张志愿.口腔科学.8版.北京:人民卫生出版社,2013.

[15] 葛嫄丰.口腔临床护理.北京:人民卫生出版社,2008.

[16] 孟焕新.牙周病学.北京:人民卫生出版社,2008.

[17] 李秉琦.口腔黏膜病学.北京:人民卫生出版社,2004.

[18] 邱蔚六.口腔颌面外科学.6版.北京:人民卫生出版社,2006.

[19] 牛东平.口腔内科学.3版.北京:人民卫生出版社,2006.

[20] 李翠兰.口腔临床护理操作技术.北京:军事医学科学出版社,2002.

[21] 潘蕴倩.系统化整体护理临床应用.济南:山东科学技术出版社,1998.

[22] 王宝珠.实用临床整体护理健康教育指南.太原:山西科学技术出版,2002.

[23] 罗艳华.临床护理诊断及措施.北京:人民卫生出版社,2006.

郑重声明

高等教育出版社依法对本书享有专有出版权。任何未经许可的复制、销售行为均违反《中华人民共和国著作权法》，其行为人将承担相应的民事责任和行政责任；构成犯罪的，将被依法追究刑事责任。为了维护市场秩序，保护读者的合法权益，避免读者误用盗版书造成不良后果，我社将配合行政执法部门和司法机关对违法犯罪的单位和个人进行严厉打击。社会各界人士如发现上述侵权行为，希望及时举报，本社将奖励举报有功人员。

反盗版举报电话　　(010)58581897　58582371　58581879
反盗版举报传真　　(010)82086060
反盗版举报邮箱　　dd@hep.com.cn
通信地址　　北京市西城区德外大街4号　高等教育出版社法务部
邮政编码　　100120

护理微信教学平台

护理专业教材均配套建设基于微信的教学平台。您可以打开手机微信，查找公众号"护理专业资源库"，或者扫描教材封底的二维码添加关注。

该微信平台融医护最新信息推送与护理专业资源库教学内容于一身，对应护理专业多门主干课程，可直接查询各知识点、技能点对应的微课、图片、动画、视频、虚拟仿真等全媒体资源，并支持学生在线自测以及错题汇总，能有效服务于移动教学的需求。